国家级技工教育规划教材
全国技工院校医药类专业教材

中药制剂技术

徐桃枝　张云坤　主编

中国劳动社会保障出版社

图书在版编目（CIP）数据

中药制剂技术/徐桃枝，张云坤主编. --北京：中国劳动社会保障出版社，2023
全国技工院校医药类专业教材
ISBN 978 - 7 - 5167 - 5851 - 9

Ⅰ. ①中… Ⅱ. ①徐… ②张… Ⅲ. ①中药制剂学 - 技工学校 - 教材 Ⅳ. ①R283

中国国家版本馆 CIP 数据核字（2023）第 103508 号

中国劳动社会保障出版社出版发行

（北京市惠新东街 1 号 邮政编码：100029）

*

北京市科星印刷有限责任公司印刷装订 新华书店经销

787 毫米×1092 毫米 16 开本 18.75 印张 404 千字
2023 年 6 月第 1 版 2023 年 6 月第 1 次印刷
定价：52.00 元

营销中心电话：400 - 606 - 6496
出版社网址：http://www.class.com.cn

《中药制剂技术》编审委员会

主　　编　徐桃枝　张云坤

副 主 编　周　瑜　高　颖　赖春花　娄　芸

编　　者　（以姓氏笔画为序）

汤　丽（杭州第一技师学院）

杨　芳（湖南食品药品职业学院）

杨　纺（河南医药健康技师学院）

吴蜀瑶（江西中医药大学）

张云坤（湖南食品药品职业学院）

张心宇（湖南食品药品职业学院）

周　瑜（安徽阜阳技师学院）

赵美连（江西省医药技师学院）

娄　芸（深圳技师学院）

徐桃枝（江西省医药技师学院）

高　颖（江苏省常州技师学院）

郭历波（江西省医药技师学院）

赖春花（南昌市第三医院）

主　　审　张晓军（杭州第一技师学院）

李　娟（湖南中医药大学）

总前言

为了深入贯彻党的二十大精神和习近平总书记关于大力发展技工教育的重要指示精神，落实中共中央办公厅、国务院办公厅印发的《关于推动现代职业教育高质量发展的意见》，推进技工教育高质量发展，全面推进技工院校工学一体化人才培养模式改革，适应技工院校教学模式改革创新，同时为更好地适应技工院校医药类专业的教学要求，全面提升教学质量，我们组织有关学校的一线教师和行业、企业专家，在充分调研企业生产和学校教学情况、广泛听取教师意见的基础上，吸收和借鉴各地技工院校教学改革的成功经验，组织编写了本套全国技工院校医药类专业教材。

总体来看，本套教材具有以下特色：

第一，坚持知识性、准确性、适用性、先进性，体现专业特点。教材编写过程中，努力做到以市场需求为导向，根据医药行业发展现状和趋势，合理选择教材内容，做到“适用、管用、够用”。同时，在严格执行国家有关技术标准的基础上，尽可能多地在教材中介绍医药行业的新知识、新技术、新工艺和新设备，突出教材的先进性。

第二，突出职业教育特色，重视实践能力的培养。以职业能力为本位，根据医药专业毕业生所从事职业的实际需要，适当调整专业知识的深度和难度，合理确定学生应具备的知识结构和能力结构。同时，进一步加强实践性教学的内容，以满足企业对技能型人才的要求。

第三，创新教材编写模式，激发学生学习兴趣。按照教学规律和学生的认知规律，合理安排教材内容，并注重利用图表、实物照片辅助讲解知识点和技能点，为学生营造生动、直观的学习环境。部分教材采用工作手册式、新型活页式，全流程体现产教融合、校企合作，实现理论知识与企业岗位标准、技能要求的高度融合。部分教材在印刷工艺上采用了四色印刷，增强了教材的表现力。

本套教材配有习题册和多媒体电子课件等教学资源，方便教师上课使用，可以通过技工教育网（http://jg.class.com.cn）下载。另外，在部分教材中针对教学重点和难点制作了演示视频、音频等多媒体素材，学生可扫描二维码在线观看或收听相应内容。

本套教材的编写工作得到了河南、浙江、山东、江苏、江西、四川、广西、广东等省（自治区）人力资源社会保障厅及有关学校的大力支持，教材编审人员做了大量的工作，在此我们表示诚挚的谢意。同时，恳切希望广大读者对教材提出宝贵的意见和建议。

本书前言

《中药制剂技术》是药物制剂中级工和高级工层次制药类专业通用教材。本教材涵盖了初中起点和高中起点制药类专业基础课程内容，教材中相关技术内容及符号等都采用最新国家标准。

本教材以中药常用剂型为主线，依据《药物制剂工国家职业技能标准》，组织全国各技师学院教师和行业专家编写，突出培养学生的职业技能和就业能力，充分体现教材内容的科学性和实用性。本书按照企业实践岗位对学生综合技能的要求，以中药制剂基础知识与技能，中药制剂基本单元操作为基础；引出常见中药剂型的生产及质量控制，以及中药新剂型开发与研究，从而达到提高学生中药制剂生产的技能水平、培养学生严谨细心的工作态度、增强质量风险防范管理意识和 GMP 意识等目的，为学生今后走上工作岗位奠定扎实的基础。

参与编写本书的编者既有教学经验丰富的教师，也有奋战在生产一线的工程师，还有资深的临床药学专家，分别从药物生产的教学、研究、生产与临床等不同角度编写。本书由徐桃枝统稿，第一章由吴蜀瑶编写，第二章、第三章由徐桃枝编写，第四章由赵美连编写，第五章第一、第二节以及第九章由郭历波编写，第五章第三、第四节由周瑜编写，第五章第五、六节由高颖编写，第六章第一、第二节由娄芸编写，第六章第三、第四节由杨芳编写，第六章第五、第六节由杨纺编写，第七章第一节由张心宇编写，第七章第二、第三节由汤丽编写，第八章由张云坤编写，第十章由赖春花编写。

在此向本书编写过程中所参阅相关书籍的作者表示感谢。编写过程得到各编者所在单位的全力支持，在此表示深深的感谢。由于主编和编者水平有限，疏漏及不足之处在所难免，恳请各位同行专家批评指正。

编者

2023 年 6 月

目　录

第一章

中药制剂技术基础知识

中药制剂技术是以中医药理论为指导，运用现代科学技术，研究中药剂型、配制理论、生产技术、质量控制和临床应用技术的学科。其内容不仅与医药类专业的基础课程及专业课程有联系，而且与临床医疗用药实践和中药工业化生产实践密切相关，是与医药工业及临床用药最接近的一门课程。中药制剂的发展已有几千年的历史，从最初放在口中咀嚼吞咽，到丸、散、膏、丹、汤剂等传统剂型逐步出现，直到如今的中药制剂向着现代化、新工艺、新技术、新设备、新辅料迈进，因此学好中药制剂技术，最大限度地开发并利用现代剂型，保留药物的有效成分，发挥药物的最佳疗效，保证药物的最低毒副作用，从而满足人们日益提高的生活水平需求。

§1－1 认识中药制剂技术

学习目标

1. 掌握中药制剂技术中的常用术语；
2. 了解中药制剂技术。

一、中药制剂的发展与任务

1. 中药制剂的发展

我国的中医药是在人类防病治病的长期实践中形成并发展起来的，距今已有数千年的历史。中药制剂是中医药的重要组成部分，其制备理论与工艺技术随着医药水平的提高、科学技术的发展和社会的进步，得到了不断的发展和完善。

我国自古以来就有“神农尝百草，始有医药”的传说，这里就包含了“咀嚼”的用药方法，不过这种服药方式十分原始，一方面不卫生，疗效差，口感也不好；另一方面也限制了患者用药的依从性和药效的发挥。夏禹时代，人们已经掌握了酿酒的技术，有当时多种药物浸制成药酒的记载。而酿酒又需要用到曲，曲剂也慢慢发展起来，它属于一种复合酶制剂，至今仍在使用。到了商汤时代，有一个叫伊尹的人，既通晓药性又擅于烹饪，他创立了将药物加水煎煮取汁服用的方法，这便是汤剂。即使在现代，汤剂仍然是在中医临床上应用较为广泛的剂型。它不仅服用方便，能快速发挥药效，而且扩大了药物的应用范围，降低了药物的毒副作用，保证了临床用药的安全。这在中药制剂上是很大的进步，也是医学史上一项重要发明。

20 世纪 70 年代至 80 年代中期，在国家的大力支持下，我国的中药研究开始迅猛发展，发掘了大批有效中草药及其有效部位和成分，研制出许多新制剂和新剂型。抗疟药青蒿素及其相关制剂便是这个时期的优秀代表。近年来，随着新研究手段及现代技术的应用，中药制剂突破了常规制剂的传统观念，品种进一步发展，工艺技术不断优化，成品质量稳步提高。今后中药传统制剂应该向着高效、速效、长效和低毒方向改进，同时加强中药新剂型、新工艺、新辅料的应用基础研究，对于中药制剂的现代化和中药走向世界都具有十分重要的意义。

【知识链接】

青蒿素的发现

长期以来，人类饱受疟疾之害。1969 年，中医研究院中药研究所的实习研究员屠呦呦接到一项任务——“523 任务”：以课题组组长的身份，研发抗疟疾的中草药。自此她开始了征服疟疾的艰难历程。1971 年，屠呦呦和课题组筛选了 100 余种中药的水提物和醇提物，样品有 200 余个，结果却令人大失所望。问题到底出在哪里呢？屠呦呦重新翻阅古代文献，终于在东晋葛洪的《肘后备急方》中受到了启发：“青蒿一握，以水二升渍，绞取汁，尽服之。”为什么古人用“绞汁”？是不是加热破坏了青蒿里的有效成分？屠呦呦决定改用沸点只有 34.6 ℃的乙醚来提取青蒿。一个月后，青蒿乙醚提取物的动物实验证明，对疟原虫的抑制率达到 100%！1972 年，在屠呦呦和团队成员的努力下，最终分离得到具有抗疟作用的有效单体青蒿素。

2. 中药制剂的任务

中药制剂的基本任务是以中医基本理论为基础，密切联系医疗及生产实践，研究中药制剂的制备技术和理论及其在医疗上的合理应用，保证以质量优良的药品满足医疗卫生事业的需要。

（1）继承和整理中药传统制剂的理论和技术

中药历来是在中医基本理论和辨证论治的指导下应用的。要遵照“古为今用”“取其精华、去其糟粕”和“推陈出新”的方针，努力发掘我国医学遗产，认真继承和整理中药传统制剂的内容，并运用有关的现代科学知识，结合临床研究，将传统剂型的理论和技术逐步总结成系统的理论和技术，为创立我国新型的中药制剂学作出贡献。

（2）研究各种剂型的特点和作用机理

传统中药制剂是在长期的临床工作中，通过亿万次反复实践才总结出疗效确切、服用方便的制剂和各种剂型的，这些剂型都各具特点。在继承我国传统药学的基础上，研究各种剂型的特点，探索作用机理，以正确评价制剂的制备工艺、给药途径和给药方法，了解用药的安全性、稳定性和有效性，从而为制剂提高质量、增强疗效和改进制备方法提供理论基础。

（3）运用和推广制剂工作中的新理论和新技术

中药传统剂型在医学上虽各有其独到之处，但生产工艺和卫生都比较落后。因此，在制剂制备上应大力运用和推广新技术、新工艺和新设备，如采用低温喷雾干燥、冷冻干燥、微波干燥、薄膜过滤、薄膜浓缩、沸腾薄膜包衣以及微型包囊和固体分散等方法，并努力研究改进包装材料和包装工艺以保证制剂质量。

（4）中药制剂质量控制与贮存稳定性的研究

中药制剂的质量控制，是当前比较突出的难题之一。为了确保中药产品安全有效和扩大出口品种的国际竞争力，其标准规格的研究制定，以及贮存稳定性的研究，是中药制剂现代化的重点研究课题。

（5）寻找制剂的新赋形剂和新附加剂

赋形剂不仅是中药制剂的组成部分，而且对主药的释放与吸收、疗效的发挥、制剂的稳定性等都有很大的影响。每种剂型对赋形剂的选择都有特殊和具体要求。因此，研究和寻找理想的赋形剂是提高制剂疗效和稳定性的关键之一，为了提高制剂质量，使其安全有效，亦常需要加入各种附加剂。寻找对机体安全、不影响药效，并对检验不产生干扰的各种新附加剂，亦是提高制剂质量的有效措施。

（6）研究新的制药设备和生产管理

先进的制药设备和生产管理是提高生产效率、减少成本、降低劳动强度和保证制剂质量的必要条件。研究新设备必须符合中药制剂原理，进行工艺革新，逐步实现中药生产机械化、半机械化，可有效提高生产率。

二、中药制剂技术性质和常用术语

1. 中药制剂技术性质

中药制剂技术是以中医药理论为指导，运用传统制药技术与现代科学技术，将中药原料与辅料加工制成适宜剂型，以适应中医临床需要的一门综合性应用技术。它是中医药学中的一个重要组成部分，并随着中医药学的发展和现代科学技术的进步而日趋发展完善。中药制剂技术是培养中药制药高级技能型人才的主干专业课程。

中药制剂技术的重点是：研究各种剂型的制备理论、处方组成、生产技术、质量标准以及在中医药理论指导下的临床合理应用；按照中医临床用药的要求和中药的性质来制备各类制剂，使患者能服用到安全、有效、便捷的药品；这些药品在经过临床实践后所收集到的信息，又反馈到生产实践中，以便于不断地改进和提高制剂质量。所以，中药制剂技术是一门综合性的应用技术，具有密切联系现代生产实践和临床医疗用药实践的特点。

2. 中药制剂技术常用术语

（1）药物

药物是指用于预防、治疗或诊断疾病的物质，包括原料药物与药品。

（2）药品

药品是指用于预防、治疗、诊断人的疾病，有目的地调节人的生理机能并规定有适应证或者功能主治、用法和用量的物质，包括中药材、中药饮片、中成药、化学原料药及其制剂、抗生素、生化药品、放射性药品、血液制品和诊断药品等。

（3）中药原料药物

中药原料药物是指饮片、植物油脂、提取物、有效成分或有效部位等。

（4）饮片

饮片是指药材经过炮制后可直接用于中医临床或制剂生产使用的药品。

（5）中药药剂

中药药剂是指原料药物经调剂、制剂技术操作后得到的成品。

（6）中药剂型

中药剂型是指原料药物加工制成适合于医疗或预防所需要的应用形式。目前临床上常用的中药剂型有汤剂、散剂、丸剂、片剂、胶囊剂、煎膏剂、注射剂、气雾剂等40多种。比如，蛇胆陈皮散是“散剂”剂型，云南白药气雾剂是“气雾剂”剂型。

（7）中药制剂

中药制剂是指根据国家药品标准或药品监督管理部门批准的中药处方，将原料药物加工制成具有一定规格的，可直接用于临床的中药药剂，如六味地黄丸、小柴胡颗粒等。中药制剂的生产多在药厂内进行，部分院内制剂也会由医院制剂室生产。

（8）中药调剂

中药调剂是指按中医师的处方专为某一患者配制的，并注明用法、用量的中药药剂。此操作一般在中药房、中药调剂室内进行。

（9）中成药

中成药是指在中医药理论指导下，以中药饮片为原料，根据疗效确切、应用广泛、稳定性较好的中医处方而大量生产的中药制剂。一般给予中成药通俗的名称，适当加以包装，标明功能主治及用法用量。

（10）处方药和非处方药

必须凭医师处方才可调配、购买，在医师、药师或其他医疗专业人员监督或指导下方可使用的药品，称为处方药。不需要凭医师处方即可自行判断、购买和使用的药品，称为非处方药，又称为柜台发售药品（OTC）。非处方药来源于处方药，这类药品在临床上使用多年，具有安全、有效、价廉和使用方便的特点，如维生素C片、川贝枇杷糖浆等。非处方药分为甲、乙两类，乙类使用更安全。

（11）药物剂量

药物剂量是给药时对机体产生一定反应的药量，通常是指患者服用药物的数量。一定剂量的药物被机体吸收后，在体内可达到一定的药物浓度，此时就会出现药物作用即临床上所称的药物疗效。如果剂量过小，在体内不能获得有效浓度，药物就不能发挥其临床药效。但如果剂量过大，超过一定限度，药物的作用可出现质的变化，对机体可能产生不同程度的毒副作用。因此要发挥药物的有效作用，同时又要避免其不良反应，我们就要严格掌握用药的剂量。《中华人民共和国药典》（以下简称《中国药典》）（2020 年版，一部）中规定："涉及国家秘密技术的，处方和制法从略；或只写出部分药味，不注明药量；或写出处方药味和简要制法，不注明药量。"这说明药物剂量在中药制药技术中的作用非常重要。

（12）特殊药品

特殊药品是麻醉药品、精神药品、医疗用毒性药品、放射性药品等的总称，属于特殊管理药品，在管理和使用过程中，应严格执行国家有关管理规定。

（13）细料药

细料药是指用量小而疗效高或作用特异，价格较高的药品，如人参、牛黄、鹿茸等。

（14）标准操作规程（SOP）

标准操作规程是指经批准用以指导制剂生产操作的通用性文件或管理办法，包括生产操作、辅助操作以及管理操作规程。

（15）有效期

有效期是指药品在规定的贮藏条件下质量能够符合规定要求的期限，它是控制药品质量的指标之一。有些药品（如柠檬烯胶囊）的稳定性不够理想，无论采用何种贮藏方法，若放置时间过长会产生变化，降低疗效；有些药品甚至可增加毒性或刺激性。因此，为保证药品的安全有效，对不稳定的药品须规定有效期，以免失效或诱发不良反应。

【知识链接】

中药制剂生产中的相关术语

半成品：各类制剂生产过程中的中间品，并需进一步加工的物料。

成品：完成全部制造过程后的最终合格产品。

批：在规定限度内具有同一性质和质量，并在同一生产周期中生产出来的一定数量的药品。

批号：用于识别一个特定批的具有唯一性的数字和/或字母的组合。

批记录：用于记述每批药品生产、质量检验和放行审核的所有文件和记录，可追溯所有与成品质量有关的历史信息。

控制点：为保证工序处于受控状态，在一定的时间和一定的条件下，在产品制造过程中需要重点控制的质量特性、关键部位或薄弱环节。

岗位操作法：经批准用以指示生产岗位的具体操作的书面规定。

生产工艺规程：规定为生产一定数量成品所需起始原料和药包材的数量，以及工艺、加工说明、注意事项，包括生产过程中控制的一个或一套文件。

§1－2　中药剂型

学习目标

1. 熟悉中药剂型在临床医疗上的作用；
2. 熟悉中药剂型的选用依据；
3. 了解中药剂型的分类。

一、中药剂型的分类

中医药在数千年的临床用药实践中，不仅形成了完整的中医药理论体系，同时也创制了汤剂、酒剂、丸剂、散剂、茶剂、丹剂等极为丰富的传统剂型，如我国明代伟大的医药学家李时珍（1518—1593年）编著的《本草纲目》中就收载了近40种中药剂型。到了近现代，随着科学技术的进一步发展，出现了一些改进后的剂型和新创制的剂型，如合剂（含口服液）、颗粒剂、胶囊剂、片剂、滴丸剂、橡胶膏药、气雾剂、注射剂等。由于中药剂型种类繁多，为了便于学习、应用，对中药剂型的知识加以系统化分类是有必要的。

1. 按分散体系分类

根据中药剂型的内在分散特征和制法要求不同，可分为真溶液型、胶体溶液型、乳状液型、混悬液型、气体分散型、固体分散型、微粒分散型七类。例如，芳香水剂、溶液剂、糖浆剂、甘油剂及部分注射剂等为真溶液型；溶胶剂、胶浆剂、涂膜剂等为胶体溶液型；口服乳剂、静脉乳剂、部分搽剂等为乳状液型；合剂、洗剂、混悬剂等为混悬液型；气雾剂、喷雾剂、粉雾剂等为气体分散型；散剂、丸剂、片剂、颗粒剂、胶囊剂等为固体分散型；微囊制剂、微球制剂、纳米囊制剂等为微粒分散型。

按分散体系分类对阐明各类制剂特征有一定的指导意义。

2. 按形态分类

根据中药剂型的物理性质不同进行分类，可分为固体、半固体、液体和气体四类。例如，丸剂、散剂、胶剂、曲剂、丹剂、胶囊剂、片剂、茶剂、锭剂等，成品处于干燥或近干燥状态，为固体剂型；煎膏剂、黑膏药、软膏剂等，成品处于半流体稠厚状态，为半固体剂型；汤剂、酒剂、注射剂、合剂（含口服液）、酊剂、糖浆剂、露剂等，成品处于易流动状态，为液体剂型；气雾剂成品处于气体状态，为气体剂型。

按形态分类对中药制剂的制备、贮藏和运输有一定的指导意义。

3. 按给药途径分类

（1）经胃肠道给药的剂型

经胃肠道给药的剂型，即口服给药的剂型，是最安全、便捷的给药方法，应用也最为普遍，包括汤剂、合剂（含口服液）、糖浆剂、煎膏剂、酒剂、流浸膏剂、散剂、胶囊剂、颗粒剂、丸剂、片剂等。

（2）经直肠给药的剂型

常用的有栓剂、灌肠剂等。直肠给药吸收较口服迅速，大多数药物可不经肝脏进入大循环而呈现全身作用。

（3）注射给药的剂型

注射给药的剂型，即注射剂，包括静脉注射、肌内注射、皮下注射、皮内注射、穴位注射等药剂。注射剂起效迅速，适用于急救、不能口服给药的患者和不宜口服的药物。

（4）呼吸道给药的剂型

常用的有气雾剂。呼吸道给药吸收面积大，作用快，药物不受肝脏破坏。

（5）皮肤给药的剂型

皮肤给药的剂型包括大部分外用剂型，如软膏剂、硬膏剂、橡胶膏药等，一般只在皮肤上产生局部作用，有些药物亦可透皮吸收。

（6）黏膜给药的剂型

常用的有眼用软膏、舌下含片、栓剂等。黏膜给药吸收快，同时产生局部作用。

按给药途径分类对指导临床用药有一定的指导意义。

4. 按制备方法分类

将主要工序的制备方法相同的剂型归为一类。例如，汤剂、合剂（含口服液）、酊剂、酒剂、浸膏剂、流浸膏剂、糖浆剂等均采用浸出方法制备，归为浸出制剂；注射剂、滴眼剂等均采用灭菌方法或无菌操作法制备，归为无菌制剂。

按制备方法分类对中药制剂的制备有一定指导意义，但归纳不全，从而导致有一定局限性。

二、中药剂型的选用

1. 中药剂型在临床医疗中的作用

药物临床疗效的发挥主要取决于原料药物本身，而原料药物是以不同剂型的形式应用于临床中的，所以在一定条件下，剂型对药物疗效的发挥也可起到关键性作用。中药制成不同剂型可以起到不同作用，具体如下：

（1）可以调节药物的作用速度

如注射剂、气雾剂等较口服制剂起效快，可用于急重症；丸剂、缓控释制剂等较液体制剂作用缓慢、持久，可用于慢性病。

（2）可以减轻或消除药物的毒副作用或刺激性

如水银可以制成丹剂，毒性药物可制成蜡丸剂等。

（3）可提高中药的稳定性

一般而言，固体制剂的稳定性要高于液体制剂，对于含有易发生水解成分的中药，可以将其制成固体制剂。

2. 中药剂型选用的意义和要求

（1）选用的意义

应最小限度地控制药品的毒副作用，最大限度地发挥药品的疗效，最好地保证药品的稳定性，同时保证质量可控、方便应用和价格低廉。因此，合理选择剂型是中药制剂研究与开发的重要内容。

（2）选用的要求

中药制剂应符合“三效”“三小”“三定”和“五方便”的要求。“三效”是指高效、长效、速效；“三小”是指剂量小、不良反应小、毒性小；“三定”是指定时、定位、定量；“五方便”分别为生产方便、运输方便、贮藏方便、携带方便、服用方便。

3. 中药剂型选用的原则

（1）适合临床医疗的需要

中医用药，讲究三因制宜、辨证论治、对症下药。病证不同，对药物的剂型要求也就不同。一般而言，实热病、急重症宜采用速效剂型，如汤剂、口服液、注射剂、气雾剂；慢性病宜选用缓效剂型，如水丸、膏剂、缓释片剂或长效制剂；对于虚证患者，还可选用兼有滋补作用的缓效剂型，如蜜丸、煎膏剂。此外，为适应给药部位的特点需要，也应有不同的剂型，如皮肤疾病宜选用软膏剂、膏药、涂膜剂、糊剂及贴膏剂等；痔疮、溃疡、瘘管等一些腔道疾病，则宜选用栓剂、膜剂、条剂、线剂或钉剂等。

（2）根据饮片本身的性质

中药制剂以复方制剂为主。由于中药饮片品类繁多，且成分极为复杂，性质各异，故而在选择中药剂型前，必须认真进行处方前的研究，充分考虑所设计剂型对主要药物活性成分的溶解度、稳定性和刺激性的影响。一般而言，普通饮片处方多制成汤剂应用；细料药、矿物类饮片宜制成散剂应用，这样既可减少饮片的消耗，又利于饮片的吸收；动物类饮片多制成胶剂应用；具滋补功效的饮片多制成煎膏剂、蜜丸、口服液应用；具有祛风除湿、通经活络功效的饮片宜制成酒剂应用；芳香挥发性饮片或为保持鲜药疗效的饮片则应制成露剂、饮剂应用；含刺激性饮片、毒剧类饮片或需要在体内作用时间较长的处方可制成糊丸、蜡丸、缓释胶囊、缓释片剂应用；遇胃酸容易分解失效或对胃肠道有刺激性的饮片，应制成肠溶胶囊或肠用片剂应用。

（3）根据生产条件和“五方便”要求

在满足防治疾病需要以及根据中药本身性质选择剂型的根本前提下，还应充分考虑生产企业的技术水平和生产条件。生产不同剂型，所采用的工艺路线是不同的，因而所需的技术、生产环境、设备，包括员工素质的要求都是不同的。剂型设计还应充分考虑生产、运输、携带、服用及贮藏方便（“五方便”）的要求。汤剂为典型的液体剂型，虽广泛地应用于临床，但须临时煎煮，且服用量大，味苦，生产、运输、贮藏皆不方便，相对而言，固体剂型在这方面会更优于液体剂型。对于儿童患者，还要尽量考虑色香味美，量小、高效的要求，如在制剂中加糖或包衣染色等方式制成具有色、香、味俱全的糖浆剂或糖衣片，可改善儿童服用困难的情况，提高患者依从性。

§1-3　中药制剂技术的指导性文件

学习目标

1. 熟悉《中国药典》（2020 年版）的组成；
2. 能正确使用《中国药典》（2020 年版）；
3. 了解中药制剂技术的指导性文件。

药品是人们防病治病的武器，与其他消费品不同，它是一种特殊商品，具有特别的性质和用途。如果在制备过程中不按操作规程进行生产、含量不准确、完全失效、产生有毒物质等，则直接影响患者的健康和生命安危。为了保证药品质量，增进疗效，保障用药安全、有效，每个国家都要颁布政策法规等来指导制剂的生产、销售、使用，相关人员都要严格遵守执行这些指导性文件，以确保广大人民群众的用药安全有效。

一、药品标准

药品标准是根据药物来源、制药工艺等生产及贮存过程中的各个环节所制定的，用以检测药品质量是否达到用药要求并衡量其是否稳定均一的技术规定。药品标准是保证药品质量，进行药品研发、生产、检验、供应、监督管理必须共同遵守的法定依据。药品标准包括药典和其他药品标准，主要内容包括质量指标、检验方法、生产工艺等技术要求。

1. 药典

（1）药典的性质与作用

药典是一个国家规定药品标准、规格的法典，一般由国家药典委员会组织编纂，并由政府颁布、执行，具有法律的约束力。药典中所收载的药品及其制剂具有药效确切、毒副作用小、质量稳定的特点，对其处方、制备要求、性状、鉴别、杂质检查及含量测定做出了明确规定，并注明适应证或功能主治、用法用量等，制剂通则中还规定了各种剂型的有关标准、检查方法等，作为药品生产、检验、供应、监督与使用的依据。

由于医药科学的不断发展，新的药物和制剂不断出现，检验项目及方法也在不断更新，为使药典的内容能及时反映医药学方面的新成就，各国药典都需要经常修订。往往在下一版新药典出版前，国家药典委员会还会出版一些增补本，增补本与药典具有相同的法律效力。不同时代的药典在一定程度上反映了一个国家当时药品生产、医疗和科学技术水平，同时也在保证人民用药安全有效，促进药品研究和生产上发挥了重要作用。

（2）中国药典

我国药典的全称为《中华人民共和国药典》，一般简称为《中国药典》，其后以括号注明是哪一年版，如可以简称为《中国药典》（2020 年版），如图 1-3-1 所示。中华人民共和国成立后，于1953年颁布了首部《中国药典》（1953年版），至今我国已颁布了《中国药典》共11版，即1953年版、1963年版、1977年版、1985年版、1990年版、1995年版、2000年版、2005年版、2010年版、2015年版以及2020年版。

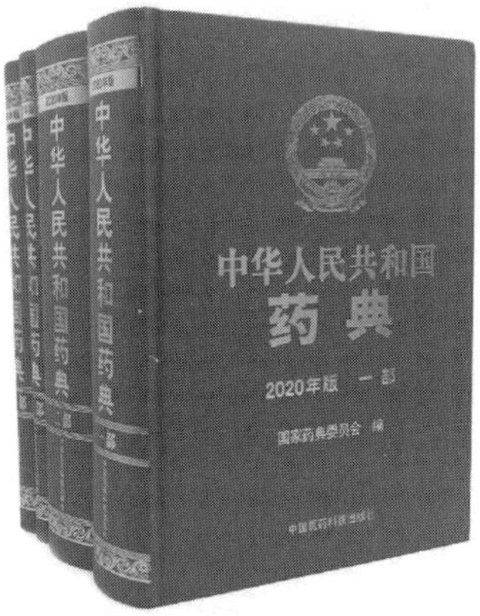

图1－3－1 《中国药典》（2020年版）

历次《中国药典》版本中，1953年版只有一部，收载各类药品品种531种；1963年版开始分为一部、二部，一部收载中药材、中药成方制剂，二部收载化学药品、抗生素、生物制品及其制剂；1963年版共收载品种1 310种；1977年版共收载品种1 925种，并增加了气雾剂、冲剂、滴丸剂和滴耳液等剂型；1985年版共收载品种1 489种，并且所收载品种的质量标准均有一定的提高，如药品的理化鉴别就增加了薄层扫描法、高效液相层析法、紫外光谱法、红外光谱法、荧光分析法和原子吸收分光光度法等；1990年版共收载品种1 751种；1995年版共收载品种2 375种，其中新增641种，并增加了茶剂、颗粒剂、口服液和缓释制剂等剂型，其中收载的品种有较大的更新，检验的项目和方法也日趋科学，对制剂的检验标准也更加严格；2000年版共收载品种2 691种，其中一部收载992种，二部收载1 699种；2005年版和2010年版分为一部、二部、三部，一部收载中药材及饮片、植物油脂和提取物、成方制剂和单味制剂等，二部收载化学药品、抗生素、生化药品、放射性药品及药用辅料等，三部收载生物制品；2005年版共收载品种3 217种，2010年版共收载品种4 567种；2015年版开始分为一部、二部、三部和四部，收载品种总计5 608种，其中新增1 082种。

现行版《中国药典》（2020年版）共收载品种5 911种，分为四部：一部包括两部分，收载2 711种，第一部分收载药材和饮片、植物油脂和提取物，第二部分收载成方制剂和单味制剂；二部也包括两部分，收载2 712种，第一部分收载化学药品、抗生素、生化药品，第二部分收载放射性药品及其制剂；三部收载生物制品153种；四部也包括两部分，第一部分收载通则361个（含制剂通则38个、检测方法及其他通则281个、指导原则42个），第二部分收载药用辅料335种。

药典的内容一般分为凡例、正文、索引三部分。凡例是解释和正确使用药典、正确进行质量检查的基本原则，并且把与正文品种、附录及质量检查有关的共性问题加以规定，避免在全书中重复说明；正文是药典的主要内容，叙述本药典收载的所有药品和制剂，按中文名称笔画顺序排列，原料药在前，制剂及生物制剂在后；索引用于查找，除了可按笔画顺序查阅外，书末还分别列有中文索引和英文索引。

（3）其他国家药典

世界上近40个国家都颁布了自己的药典，此外还有国际和区域性药典。在国际上有较高影响力的有《美国药典》，简称USP；《英国药典》，简称BP；《日本药局方》，简称JP；《欧洲药典》，简称EP；《国际药典》，简称Ph. Int等。其中，《欧洲药典》由欧洲药品质量管理局负责出版和发行，为欧洲药品质量检测的指导文献，所有药品和药用原料的生产厂家在欧洲范围内销售和使用的过程中，必须遵循《欧洲药典》的质量标准；《国际药典》由联合国世界卫生组织（WHO）组织编纂，目的是统一世界各国的药品质量标准和控制质量的方法，但它没有直接的法律约束力，仅供各国修订药典时作参考标准。

2. 其他药品标准

其他药品标准主要包括部颁药品标准和局颁药品标准。

（1）部颁药品标准

在原卫生部负责药品管理的时期，由原卫生部颁布的药品标准，即《中华人民共和国卫生部药品标准》，简称部颁标准。包括中药材分册、中药成方制剂分册等20册，共计收载品种4 052种。

（2）局颁药品标准

由药典委员会编纂、国家药品监督管理部门颁布施行的药品标准，简称局颁标准。

局颁药品标准收载的内容包括：

1）国家药品监督管理部门审批的国内创新品种、国内生产的新药以及放射性药品、麻醉药品、中药人工合成品、避孕药品等；

2）前版药典收载，而现行版未列入的疗效肯定，且国内仍在生产、使用并需要修订标准的药品；

3）疗效肯定，但质量标准需进一步改进的新药。

二、药政法规

药政法规是有关药品生产、经营、管理和应用的国家政策法令、条例、管理规定等的统称。制定和实施药政法规，对促进药品生产、提高药品质量、保证用药安全和维护人民健康具有重大意义。所有从事中药制剂工作的人员，必须在严格遵守国家药品标准的同时，切实贯彻执行药政法规的各项内容。

1. 药品管理法

《中华人民共和国药品管理法》，以下简称《药品管理法》。其宗旨在于加强药品监督管理，保证药品质量，保障人体用药安全，维护人民身体健康和用药的合法权益。第一部《药品管理法》自1985年7月1日起施行，2001年进行过一次修订，2019年8月26日，中华人民共和国第十三届全国人民代表大会常务委员会第十二次会议审议通过了第三部《药品管理法》，自 2019 年 12 月 1 日起施行。

2. 药品生产质量管理规范（GMP）

《药品生产质量管理规范》（以下简称 GMP）是在药品生产全过程中，用科学、合理、规范化的条件和方法来保证生产优良药品的一整套系统的、科学的管理规范，是药品生产和质量全面管理的基本准则。适用于药品制剂生产的全过程和原料药生产中影响成品质量的关键工序，也是新建、改建和扩建医药企业的依据。推行和实施 GMP 认证制度是为了最大限度地避免药品生产过程中的污染及交叉污染，降低各种差错的发生，提高药品质量。

我国自 1982 年由中国医药工业公司制定《药品生产管理规范（试行稿）》，至今已 40 多年，其间经历几次修改及修订，截至 2004 年 6 月 30 日，已实现了所有原料药和制剂均在符合 GMP 的条件下生产的目标。虽然自 2019 年 12 月 1 日起，国家药品监督管理局取消了 GMP 认证行政许可事项，不再发放药品 GMP 证书，但是这并不意味着放松监管，相反，药品监管部门对制药企业实行了更加严格的动态管理，渗透到了药品生产、经营生命周期的各个环节，由过去 5 年 1 次的认证检查，改为随时对 GMP 执行情况进行检查，对企业持续符合 GMP 提出了更高的要求。

3. 药物非临床研究质量管理规范（GLP）

药物非临床研究是指非人体研究，也称为临床前研究。药物非临床研究质量管理规范（以下简称 GLP）是在规定试验条件下，进行药理、动物试验（包括体内和体外试验）的准则，包括单次给药的毒性试验、反复给药的毒性试验、生殖毒性试验、致突变试验、致癌试验、各种刺激性试验、依赖性试验以及与药品安全性的评价有关的其他毒性试验。制定 GLP 的主要目的是严格控制化学品安全性评价实验的各个环节，即严格控制可能影响实验结果准确性的各种主客观因素，降低实验误差，确保实验结果的真实性。

4. 药物临床试验管理规范（GCP）

药物临床试验是指在包括病患或健康志愿者在内的任何人体进行的药品系统性研究，以证实或揭示试验用药品的作用及不良反应等。药物临床试验管理规范（以下简称 GCP）内容包括新药临床试验的条件，受试者权益和风险的保障，试验方案制定，研究者、申办者和监视员的主要职责，质量保证系统等。制定 GCP 的目的是保证临床试验过程规范，结果科学可靠，保证受试者的权益并保障其安全。

此前，我国一直对药物临床试验机构实行资格认定，自 2019 年 12 月 1 日起，药物临床试验机构实施备案管理，不再进行审批，只需要按照规定进行备案即可。备案管理的实施，简化了监管流程，但并不意味着降低了临床试验的要求，而是更强调对临床试验项目质量进行全过程监管。

5. 中药材生产质量管理规范（GAP）

中药材生产质量管理规范（以下简称 GAP）是中药材生产和质量管理的基本准则，是在中药材栽培、采收等过程中为保证药材质量而实施的管理制度，适用于中药材生产企业生产中药材（含植物、动物药）的全过程。实施中药材 GAP 的目的是规范中药材生产全过程，保证中药材质量，从源头上控制中药饮片、中成药的质量，促进中药标准化、现代化，以达到药材“真实、优质、稳定、可控”的目的。药厂生产成药的原料原则上应采用 GAP 基地生产的药材。

6. 中药提取生产质量管理规范（GEP）

中药提取生产质量管理规范（以下简称 GEP）是指将中药提取进行标准化管理。GEP 过程涉及提取、分离、浓缩、层析、萃取、结晶、过滤、干燥等单元操作，通过对中药原料、提取过程各个单元的有效控制，解决 GAP 不能解决的中药材自有毒性的分离，以及 GAP 难以克服的重金属含量和农药残留问题，实现标准可控、质量稳定、成分相对明确的中药提取物生产目标。

【知识链接】

我国药典的历史沿革

我国是世界上最早颁布全国性药典的国家，早在唐显庆四年（659 年）就颁布了《新修本草》，又称《唐本草》，这是我国最早的药典，也是世界上最早出现的一部全国性药典，比欧洲 1498 年出版的地方性药典《佛洛伦斯药典》早 800 多年，比欧洲第一部全国性药典《法国药典》早 1 100 年。《太平惠民和剂局方》是我国第一部官方颁布的成方规范，也具有药典的性质。新中国成立以来，我国已经颁布了 11 版药典，药典基本上每 5 年修订 1 次，现行版为《中国药典》（2020 年版）。

实训一　《中国药典》的查阅

一、实训目的

1. 熟练使用《中国药典》；
2. 了解国家药品标准的主要内容。

二、器材准备

1. 实训场地：图书馆；
2. 实训材料：《中国药典》（2020 年版，一部）、记录纸（实训报告）。

三、实训内容和步骤

从《中国药典》（2020 年版，一部）凡例、药材和饮片、植物油脂和提取物、成方制剂和单味制剂中各选出若干项，记录查阅结果，并写出所在部、页，将其填入表 S－1－1 中。

表 S-1-1　《中国药典》(2020 年版，一部) 查阅结果及评分标准

班级：　　姓名：　　学号：　　实训名称：

顺序	查阅项目	查阅结果	药典部页	分值	实得分
1	植物油脂和提取物的含义			10	
2	最细粉的含义			10	
3	溶解的表示			10	
4	恒重的含义			10	
5	精密称定的含义			10	
6	芪明颗粒的制法			10	
7	广藿香油的检查			10	
8	玉竹的性状			10	
9	知母的检查			10	
10	九一散的处方			10	
合计				100	

考核教师：　　时间：　　年　　月　　日

§1-4　中药制剂生产的辅助材料

学习目标

1. 熟悉药用辅料和药包材的类型；
2. 能正确选择药用辅料和药包材；
3. 了解中药制剂生产的常用辅助材料。

一、药用辅料

1. 认识药用辅料

中药饮片在加工成各种类型的制剂时，若没有其他附加物质的加入是不能成型的，如制备水丸须用水、酒、醋等，有时还要用处方中某些药材的煎汁；制作蜜丸，应加入蜂蜜；制备片剂，需要加入填充剂、黏合剂、崩解剂、润滑剂等；制备酒剂，应添加蒸馏酒作溶剂才能制成药酒。由此可见，在中药制剂的成型过程中，除了原料药物作为生产原料外，还须附加一些其他物质共同成为中药剂型品种的组成部分，这里所添加的其他物质，就是我们所称的药用辅料。

《中国药典》(2020 年版，四部) 将药用辅料定义为：药用辅料系指生产药品和调配处方时使用的赋形剂和附加剂；是除活性成分或前体以外，在安全性方面已进行合理评估，一般包含在药物制剂中的物质。

2. 药用辅料的用途和作用

药物制剂是由活性成分的原料和辅料所组成，因此辅料是制剂生产中必不可少的重要组成部分。不同剂型需要不同的药用辅料，而不同的药用辅料有不同的具体用途，但它们的基本作用是一致的，归纳起来主要有以下几个方面：

（1）使制剂具有形态特征，如软膏剂、栓剂中加入基质，片剂中加入稀释剂、黏合剂等使其具有一定形态。

（2）使制备过程顺利进行，如液体制剂中加入助溶剂、助悬剂、乳化剂等；片剂制备中加入助流剂、润滑剂可改善物料的粉体性质，使压片顺利进行。

（3）提高药物的稳定性，如加入化学稳定剂、物理稳定剂（助悬剂、乳化剂等）、生物稳定剂（防腐剂）等。

（4）降低药物毒副作用，如芸香草油肠溶滴丸以硬脂酸钠和虫蜡为基质制备，既能掩盖药物的不良气味，又可避免对胃的刺激。

（5）调节药物作用，如使制剂具有速释性、缓释性、肠溶性、靶向性、热敏性、生物降解性的各种辅料。

（6）提高患者用药的依从性，如使用矫味剂，可改善药物口味，提高患者用药依从性。

3. 药用辅料的分类

（1）按来源不同

可分为天然物、半合成物和全合成物。

（2）按在处方中的组成

1）处方内的药用辅料。中药制剂中的辅料常具有“药辅合一”的特点，处方中适宜的饮片经过加工，可兼作药用辅料用，以减少其他辅料用量和减少服用剂量。如处方中含黏液质或糖分较重及含纤维多的饮片，不易粉碎成细粉，可煎煮取汁作为黏合剂；在压制片剂时选取粉性强的饮片加工制成细粉作赋形剂等。由于这类药用辅料来源于处方中的组成部分，所以在选择应用时，不得任意更换品种和剂量。

2）处方外的药用辅料。根据医疗需要、饮片性质以及剂型和制备要求，另外选择其他适宜的物质作药用辅料。如根据医疗需要选择蜂蜜、姜汁、红糖、饴糖、胆汁等，根据饮片性质选择蒸馏酒、醋、蜂蜡等，根据剂型和制备要求选择水、油脂、铅粉、红丹、淀粉等。

（3）按作用与用途

可分为溶剂、抛射剂、增溶剂、助溶剂、乳化剂、着色剂、黏合剂、崩解剂、填充剂、润滑剂、润湿剂、渗透压调节剂、稳定剂、助流剂、抗结块剂、助压剂、矫味剂、抑菌剂、助悬剂、包衣剂、成膜剂、芳香剂、增黏剂、抗黏着剂、抗氧剂、抗氧增效剂、螯合剂、皮肤渗透促进剂、空气置换剂、pH 调节剂、吸附剂、增塑剂、表面活性剂、发泡剂、消泡剂、增稠剂、包合剂、保护剂、保湿剂、柔软剂、吸收剂、稀释剂、絮凝剂与反絮凝剂、助滤剂、冷凝剂、基质、载体材料等。

（4）按给药途径

可分为口服、注射、黏膜、经皮或局部给药、经鼻或口腔吸入给药和眼部给药等辅料。

同一药用辅料可用于不同给药途径、不同剂型，且有不同的用途。

4. 药用辅料的选择

通过合理、科学的选用药用辅料，可以改变药物的作用方式、作用范围、药效强弱和给药途径，并降低其不良反应；可以实现药物定时、定位、定速的释放和发挥作用，获得更为理想的疗效；可增强药物的稳定性，实现社会化生产，提高货架指数，延长制剂的有效期；方便贮藏、运输和使用等。

5. 药用辅料在生产、贮藏和应用中应符合的规定

药用辅料国家标准应建立在经国务院药品监督管理部门确认的生产条件、生产工艺以及原材料的来源等基础上，按照药用辅料生产质量管理规范进行生产。生产药品所用的药用辅料必须符合药用要求；注射剂用药辅料应符合注射用质量要求；药用辅料应经安全性评估，确定对人体无毒害作用；化学性质稳定，不易受温度、pH、保存时间等影响；与药物成分之间无配伍禁忌，不影响制剂的检验，或可按允许的方法除去对制剂检验的影响，且尽可能用较小的用量发挥较大的作用。药用辅料的包装上应注明“药用辅料”，且药用辅料的适用范围（给药途径）、包装规格及贮藏要求应在包装上明确标识，药品中使用到的辅料应写入药品说明书中。

二、药包材

1. 认识药包材

药包材是指药品生产企业生产药品或医疗机构配制制剂所使用的直接与药品接触的包装材料、容器及辅助物。

药品无论在贮存、运输和销售环节，还是在分发、使用过程中，都必须有适当而完好的包装，这是保证药品安全、有效的重要条件。以前制剂生产中只注重制剂本身的质量，但随着包装材料和包装技术的高速发展，药品包装已不再单纯地被认为是盛装药品的附属工序和辅助项目，而是成为药品的一部分，成为保证药品质量和安全用药，为消费者提供方便、为生产者创造价值的重要手段。《中华人民共和国药品管理法实施条例》明确规定，直接接触药品的包装材料和容器必须符合药用要求，符合保障人体健康的安全标准，并由药品监督管理部门在审批药品时一并审批。药包材是由一种或多种材料制成的包装组件组合而成，应具有良好的安全性、适应性、稳定性、功能性、保护性和便利性，在药品的包装、贮藏、运输和使用过程中起保证药品质量、安全、有效，实现给药目的（如气雾剂）的作用。

为加强药包材的监督管理，保证药包材质量，根据《药品管理法》及《中华人民共和国药品管理法实施条例》，原国家食品药品监督管理局于 2004 年 7 月 20 日颁布了《直接接触药品的包装材料和容器管理办法》，对药包材实施注册管理。

2. 药包材的分类

（1）按作用分

可分为内包装和外包装。内包装是指直接与药品接触的包装材料和容器（如安瓿、输液瓶、泡罩等）；外包装是内包装以外的包装，其目的是将小包装的药品进一步集中于较大

的容器内，以便药品的贮存和运输，如容纳已用铝塑包装好的胶囊、片剂的纸盒，容纳小包装药品的包装箱等。

（2）按材质分

可分为塑料类、金属类、玻璃类、陶瓷类、橡胶类和其他类（如纸、干燥剂等），也可以由两种或两种以上的材料复合或组合而成（如复合膜、铝塑组合盖等）。

（3）按用途和形制分

可分为输液瓶（袋、膜及配件）、安瓿、药用（注射剂、口服或外用剂型）瓶（管、盖）、药用胶塞、药用灌封注射器、药用滴眼（鼻、耳）剂瓶、药用硬片（膜）、药用铝箔、药用软膏管（盒）、药用喷（气）雾剂泵（阀门、罐、筒）、药用干燥剂袋等。

3. 药包材的作用

（1）保护作用

药品生产出来后，经各种流通渠道到患者手中，一般需要几个月，甚至更长时间。储运条件的变化，如温度、湿度等都会对药品质量产生影响，药品包装可避免药品受周围环境因素的影响，如灰尘、空气、水分、微生物、异物以及日光等。此外，药品的外包装应当有一定的机械强度，能耐受运输过程中的堆码、撞击、震动，还应具备一定的防潮功能，这样可以避免药品在搬运、运输过程中受到破坏。

（2）识别作用

药品的品种、规格、用途等可用不同的包装来区别。如剧毒、易燃、易爆等药品的包装材料上应当加特殊鲜明的安全警示标识；在外用药品标签上标示“外用”等，以防止不当处理和使用。此外，药品包装也是传达产品信息的重要渠道，优质的、差异化的包装可使产品更易辨识，提高产品吸引力，促进销售。

（3）方便应用

药品包装有多种形式，选择合适的包装材料和形式，可以达到与各类药物剂型的临床应用要求和方法相适应的目的。如儿科用药的包装经过特殊设计，可实现既方便给药，又能阻止儿童轻易打开误食的目的；输液药物配带输液管和针头的配套包装，不仅便于使用，还能有效防止交叉污染。

4. 药包材的性能要求

（1）力学性能

药包材应能有效地保护药品，因此应具有一定的强度、韧性、塑性和弹性等力学性能，以适应压力、冲击、震动等静力和动力因素的影响。

（2）阻隔性能

药包材应对水分、水蒸气、气体、光线、芳香气、异味、热量等具有一定的阻挡作用。

（3）安全性能

药包材必须保证其本身无毒、无菌（可灭菌）、无放射性等，以免污染产品和影响人体健康，包装材料应无腐蚀性，并具有防虫、防蛀、防鼠、抑制微生物等性能，以保证药品的安全稳定。

(4) 加工性能

药包材一般需要加工成一定的形状，因此应易于加工，易于制成各种包装容器，方便包装作业的机械化、自动化。同时，为适应大规模工业生产应适于印刷，便于印刷包装标志。

(5) 经济性能

药包材应来源广泛、取材方便、成本低廉。

(6) 环保性能

药包材应尽可能无污染，能自然分解或易于回收利用，减少诸如“白色污染”“包装垃圾”等对环境的破坏，以免造成公害。

5. 常用药包材

(1) 纸

纸包装材料分为纸、纸板和瓦楞纸三大类，是药品生产中应用最广泛的一种包装材料。纸张既可以做成纸包装容器或包装装潢，也可以制作成包装箱、包装盒、包装杯等，还可以做成产品说明书或广告印刷品。纸具有来源广、质量轻、成本低、折叠性好、便于印刷、可回收利用等优点，其缺点是防潮性能较差。

(2) 玻璃

用于药品包装的玻璃主要以氧化硅、氧化硼等为主要原料，通过玻璃成型工艺和设备生产成为各类药用玻璃容器。玻璃具有优越的阻隔性和良好的化学稳定性，价廉、美观、成本低、可回收利用，易于制成不同形状及规格。常用于注射剂、口服溶液剂、片剂、胶囊剂等剂型的包装。缺点是质重、易碎、能耗大，对水、碱性物质的耐腐蚀能力相对较低。

(3) 塑料

塑料是以无毒的高分子聚合物（如聚乙烯、聚丙烯、聚碳酸酯、聚酯等）为主要原料，用塑料成型工艺和设备生产成为各类药用塑料容器。塑料质轻、透明，强度和韧性好，结实耐用，成品加工成形性好，易热封和复合，包装适应性强，是常用的药用包装材料。缺点是透气性、透湿性、化学稳定性和耐热性均不如玻璃。

(4) 复合膜及其制品

复合膜是由各种塑料与纸、金属或其他材料通过层合挤出贴面、共挤塑等工艺技术将基材结合在一起而形成的多层结构膜。复合膜及其制品可防尘、防污、保持香味、防紫外线、防静电、印刷方便、能以微波加热。缺点是难以回收，易造成环境污染。

(5) 泡罩包装材料

泡罩包装材料是将成泡基材真空吸泡（吹泡）或模压成型，充填好物品后再使用覆盖材料，并通过压力，在一定温度和时间条件下与成泡基材热合密封而成。其中覆盖材料常用铝箔，成泡基材常用聚乙烯、聚丙烯等。泡罩包装材料可防尘、防污、化学稳定性较好、透明、印刷方便、适用于机械加工、取药方便、便于携带。缺点是难以回收，易造成环境污染。

(6) 金属包装材料

金属包装材料是以铁、铝等金属制成的容器，如药用铝管、各类金属瓶盖。金属包装材料机械性能优良，强度高、刚性大，阻隔性优良，产品货架期长，加工成形性好，制罐充填生产率高，印刷装潢美观。缺点是耐腐蚀性能差，材料价格较高。

（7）橡胶

橡胶包括天然橡胶和合成橡胶。橡胶主要用作药用瓶塞，防止药品在贮存、运输、使用过程中受污染和渗漏，如气雾剂瓶密封件、输液瓶塞、粉针剂瓶塞等，具有高弹性、耐灭菌、低透气和透水性等优点。缺点是可能含有能渗透进药液的物质，此外，天然橡胶中由于含有异性蛋白质，可对人体产生过敏反应。

思考与练习

1. 单项选择题

（1）药材经过炮制后可直接用于中医临床或制剂生产使用的药品称为（　　）。

A. 制剂　　B. 饮片　　C. 药品　　D. 中成药

（2）以下属于细料药的是（　　）。

A. 麻黄　　B. 牛黄　　C. 陈皮　　D. 水蛭

（3）不属于中成药所具有的特点是（　　）。

A. 给予通俗易懂的名称　　B. 适当加以包装

C. 必须凭医师处方才可调配　　D. 标明功效、用法用量

（4）非处方药可简写为（　　）。

A. GMP　　B. SOP　　C. GSP　　D. OTC

（5）下列不属于特殊药品的是（　　）。

A. 放射性药品　　B. 贵重药品　　C. 麻醉药品　　D. 精神药品

（6）按形态分类，下列剂型为半固体剂型的是（　　）。

A. 糖浆剂　　B. 煎膏剂　　C. 胶剂　　D. 气雾剂

（7）药品生产质量管理规范简称为（　　）。

A. GAP　　B. GMP　　C. GSP　　D. GLP

（8）《中国药典》（2020 年版）为现行版，分为（　　）。

A. 一部　　B. 二部　　C. 三部　　D. 四部

（9）下列药用辅料是处方内的药用辅料的是（　　）。

A. 姜汁　　B. 水

C. 粉性强的饮片细粉　　D. 醋

2. 多项选择题

（1）下图中属于中药剂型的是（　　）。

A. 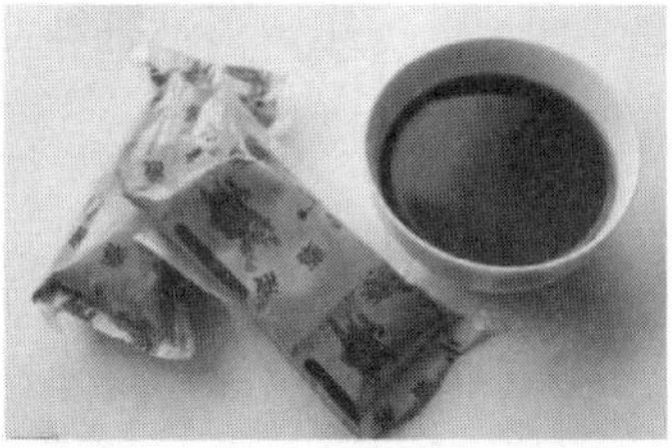

B. 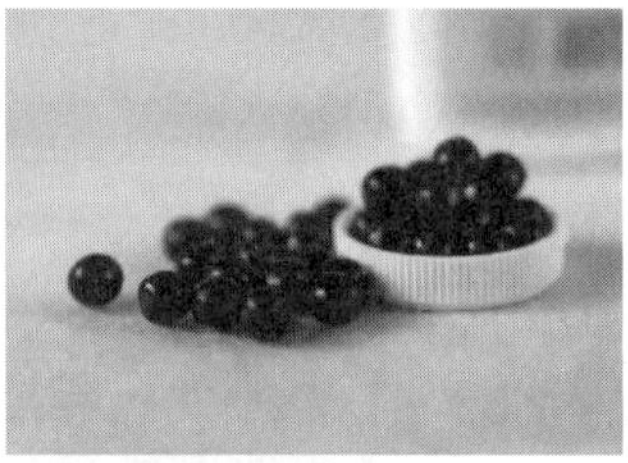

C. 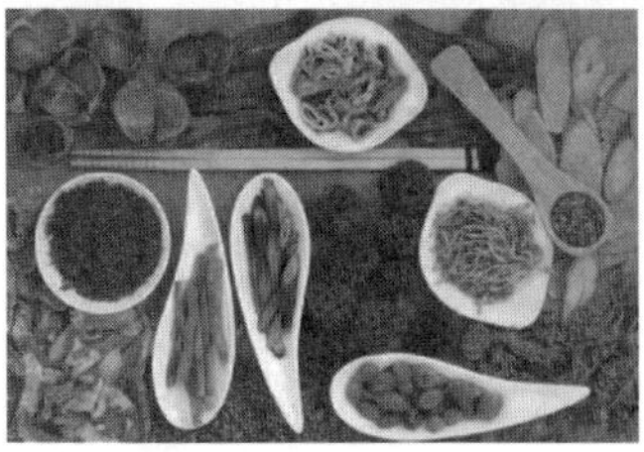

D. 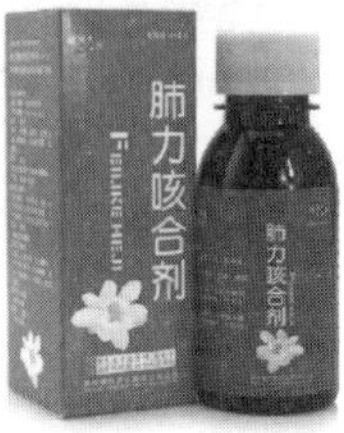

（2）药品应规定有（　　）。

A. 适应证或功能主治　　B. 用法

C. 用量　　D. 生产商

（3）药物是用于预防、治疗或诊断疾病的物质，包括（　　）。

A. 药材　　B. 饮片　　C. 药品　　D. 原料药物

（4）中药剂型选择的基本原则是（　　）。

A. 适合临床医疗的需要　　B. 根据饮片本身的性质

C. 根据生产条件和“五方便”要求　　D. 根据患者的要求选择剂型

（5）不经胃肠道给药剂型包括（　　）。

A. 注射给药剂型　　B. 呼吸道给药剂型　　C. 直肠给药剂型　　D. 皮肤给药剂型

（6）药典是作为药品（　　）的依据。

A. 生产　　B. 运输　　C. 检验　　D. 供应

（7）药用辅料按来源可分为（　　）。

A. 天然物　　B. 半合成物　　C. 全合成物　　D. 非合成物

3. 简答题

（1）中药制剂技术的性质是什么？

（2）中药药剂、中药剂型、中药制剂分别指的是什么？

（3）常用的药包材有哪些？

第二章

制药卫生

药品是一类特殊商品，其卫生质量优劣直接关系人们的身体健康与生命安危。中药制剂的原料一般来源于植物和动物，很可能携带有大量的微生物和虫卵。在生产过程中，如果操作不当、控制不严，就会被微生物或虫卵污染，可导致药品发霉、腐败、变色、沉淀，使成品中有效成分含量下降，产生毒素，服用后引发感染、致敏，产生危害机体的物质。这样不仅使药品疗效降低，甚至还危及人的健康和生命。因此，在药品生产的各个环节，应强化制药卫生的管理，实施 GMP 的具体要求。

§2－1　制药卫生管理

学习目标

1. 掌握制药卫生的含义和基本要求；
2. 熟悉洁净室空气洁净度级别及对应生产操作；
3. 了解洁净室的净化标准及空气洁净技术。

课堂导入

师问：同学们，我们是不是经常听到有关药品质量问题的一些新闻？

生答：是的。

师问：那你们觉得哪些环节可能会导致药品质量出问题呢？

生答：药材变质，生产过程不规范……

师问：还有呢？

生答：不知道……

师说：那今天通过制药卫生相关知识的学习，我们就会知道很多原因了。

一、制药卫生的概述

制药卫生是指在中药制剂生产过程中，防止药品微生物污染，达到药品质量要求所采取的措施与方法。《药品管理法》《中华人民共和国药品管理法实施条例》、GMP 等文件对于制药卫生提出了基本的要求，是实施制药卫生管理的基本准则。

1. 环境卫生

环境卫生是指控制一切妨碍或影响药品质量的生产厂区周围的所有环境因素。中药制药环境卫生的基本要求，主要包括以下几方面。

（1）生产厂区的环境

制药厂的厂址应选择在自然环境和水质较好，大气含尘、含菌浓度较低的无污染地区，如图 2－1－1 所示。厂区的空地应进行绿化，铺植草坪，种植不产生花絮、绒毛、花粉等对大气有不良影响的植物，厂区内的道路应采用不易起尘的材料铺面。

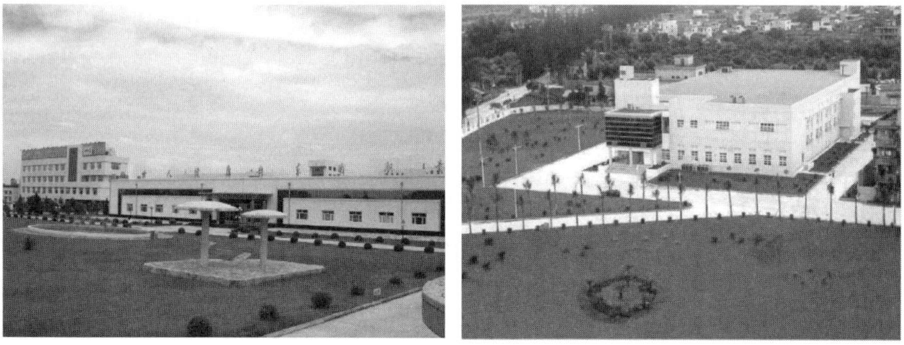

图 2－1－1　制药厂厂房

（2）厂区的合理布局

厂区的总体布局应根据气候条件、生产品种、规模和工艺等要求，进行功能划分，形成洁净的厂区空间。功能一般可按行政、生活、生产、辅助系统划区布局，不得相互妨碍，非生产区和生产区要严格分开，并保持一定的距离。厂区内的洁净区域应远离容易产生粉尘或散发腐蚀性气体的区域，如锅炉房、煤场等，实在不能远离时则应位于污染源主导风的上风侧。对于中药制剂生产企业，应注意中药的前处理以及动物脏器、组织的洗涤或处理等生产操作工序，不得与制剂生产使用同一厂房，制剂厂房也应位于中药前处理厂房的上风侧。厂区内若需实验动物房，应建在僻静处，并要有专用的给排水、排污和空调系统设施。

（3）厂房设计和设施装备要求

制药厂的厂房必须有足够的面积和空间，厂房内应按生产工艺流程及所要求的洁净级别进行设计装修，室内各类管道应安装在夹层内，墙面、地面、顶棚应光滑无缝隙，不易脱落或散发、吸附尘粒，并能耐受清洗和消毒。按生产工艺质量和要求划分的一般生产区、控制区和洁净区之间要有缓冲区域连接，从一般生产区到控制区的人员须更衣经缓冲室进入，到洁净区的人员须经淋浴、风淋等净化程序才能进入；人流、物流要分开，物流应通过缓冲室，经清洁、灭菌后进入，器具灭菌后通过传递窗传入。厂房的设计还应考虑与生产药品相适应的仓储设施，中药、辅料、包装材料、半成品、成品、不合格品均要有分别专门存放的空间，不得在药品生产车间或厂内空地上任意设置堆放处。

2. 车间卫生

车间卫生是指控制一切妨碍或影响药品质量的车间所有环境因素，是保证药品不受污染的必要条件。因此车间卫生必须引起重视，对不同制剂的生产厂房应根据 GMP 所规定的要求，达到相应的洁净级别，尘埃粒数和菌落数应控制在规定限度范围内。制药设备和用具一般直接同药物接触，其表面带有的微生物，会直接污染药品，因此制药设备和用具，必须采用适当的方法，及时进行洁净与灭菌处理。制药设备和用具使用后，也应尽快清洗干净，保持洁净和干燥状态。必要时，制药设备和用具临用前还应消毒灭菌。

3. 人员卫生

人员卫生是指操作人员的个人卫生状况，因为操作人员是主要微生物污染源之一。人体的外表皮肤、毛发及鞋、帽和衣物都带有一些微生物，有时还带有一些致病菌，这均可能给药品生产造成污染。为防止污染，操作人员必须注意个人卫生，严格执行卫生管理制度，穿戴专用的工作衣物，并定时换洗。同时应按 GMP 的要求，定期对药品生产的操作人员进行健康检查，进行相关的职业道德、个人卫生管理的教育。

二、空气洁净技术与应用

空气洁净技术是指能创造洁净空气环境的各种技术的总称。应用空气洁净技术净化空气环境的目的有两类：一是以人类保健为目的的空气净化，它根据人的生理特点对空气洁净度提出要求；二是以工业生产为目的的空气净化，它根据生产产品的特点对空气净化度提出要求。空气洁净技术在中药制药过程中的应用是提高中药制剂质量，保证产品纯度的有效技术手段。目前，常用的空气洁净技术一般可分为非层流型空调系统和层流洁净技术。

1. 空气净化的目的

大气中悬浮着大量的灰尘、纤维、煤烟、毛发、花粉、霉菌、孢子、细菌等微粒，由于其质量轻，能长时间悬浮于大气中。中药制药生产场所采取空气洁净技术，可有效地控制空气中的微粒浓度，降低细菌污染水平，防止由于大气的原因而引起药品被微生物污染的情况发生。GMP 对药品生产洁净厂房有具体的规定。

2. 非层流型空调系统和层流洁净技术

（1）非层流型空调系统

非层流型空调系统的气流运动形式是紊流，气流的运动方向是紊乱的，既可以使空气中夹带的混悬粒子迅速混合，也可以使室内静止的微粒重新飞扬，部分空气还可出现停滞状态。非层流型空调系统的设备费用低，安装简单，但使用时不易将空气中的尘粒除净，只能达到稀释空气中尘粒浓度的效果。据报道，设计较好的装置可使操作室内的洁净度达到 D 级以上洁净级别。若要求更高的空气洁净度，应当采用层流洁净技术。

（2）层流洁净技术

层流洁净室中气流的运动形式是层流。层流洁净技术是用高度净化的气流作载体，将操作室内产生的尘粒排出的空气净化方式。层流洁净技术能为需要严格控制空气中尘粒污染的操作或无菌操作提供符合要求的空气洁净环境，可有效地避免空气中的微粒和微生物对产品的污染，目前在电子产品、精密仪器、生物医药产品生产过程中广泛应用。

层流洁净技术特点是：进入室内的层流空气已经过净化，达到无菌要求，粒子不易聚集，同时空气的流速相对提高，使粒子在空气中浮动，不会蓄积和沉降；室内空气不会出现停滞状态；洁净室或洁净区产生的污染物，能很快被层流空气带走，有自行除尘能力，可避免不同药物粉末的交叉污染，保证产品质量。因此，层流洁净室和层流工作台能达到 A 级洁净度的要求，可以满足无菌操作的需要。

三、洁净室空气净化的标准

1. 洁净室级别划分、要求和适用范围

采用空气洁净技术使洁净室达到一定的空气洁净度，可满足不同制剂制备的需要。不同洁净室的级别划分和要求见表 2－1－1。

表 2－1－1　　洁净室空气洁净度级别划分和要求

洁净度级别	悬浮粒子最大允许数/立方米			
	静态		动态	
	≥0.5 μm	≥5 μm	≥0.5 μm	≥5 μm
A 级	3 520	20	3 520	20
B 级	3 520	29	352 000	2 900
C 级	352 000	2 900	3 520 000	29 000
D 级	3 520 000	29 000	不作规定	不作规定

根据各种剂型质量要求及其生成过程的特点，药品生产环境的洁净度要求有所不同，详见表 2－1－2。

表 2－1－2　　药品生产环境的洁净度要求

产品类型		操作	洁净度
无菌药品	最终灭菌产品	高污染风险①的产品灌装（或灌封）	C 级背景下的局部 A 级
		1. 产品灌装（或灌封） 2. 高污染风险②产品的配制和过滤 3. 眼用制剂、无菌软膏剂、无菌混悬剂等的配制、灌装（或灌封） 4. 直接接触药品的包装材料和器具最终清洗后的处理	C 级
		1. 轧盖 2. 灌装前物料的准备 3. 产品配制和过滤（指浓配或采用密闭系统的稀配） 4. 直接接触药品的包装材料和器具的最终清洗	D 级

续表

产品类型		操作	洁净度
无菌药品	非最终灭菌产品	1. 处于未完全密封③状态下产品的操作和转运，如产品灌装（或灌封）、分装、压塞、轧盖④等 2. 灌装前无法除菌过滤的药液或产品的配制 3. 直接接触药品的包装材料、器具灭菌后的装配以及处于未完全密封状态下的转运和存放 4. 无菌原料药的粉碎、过筛、混合、分装	B 级背景下的 A 级
		1. 处于未完全密封③状态下的产品置于完全密封容器内的转运 2. 直接接触药品的包装材料、器具灭菌后处于完全密封容器内的转运和存放	B 级
		1. 灌装前可除菌过滤的药液或产品的配制 2. 产品的过滤	C 级
		直接接触药品的包装材料、器具的最终清洗、装配或包装、灭菌	D 级

注：① 此处的高污染风险是指产品容易长菌、灌装速度慢、灌装用容器为广口瓶、容器须暴露数秒后方可密封等状况。

② 此处的高污染风险是指产品容易长菌、配制后需等待较长时间方可灭菌或不在密闭容器中配制等状况。

③ 轧盖前产品视为处于未完全密封状态。

④ 轧盖也可在 C 级背景下的 A 级送风环境中操作。A 级送风环境应至少符合 A 级区的静态要求。

2. 洁净室的卫生和管理

在药品生产过程中，洁净室应执行严格的卫生标准和管理措施，才能减少污染，确保洁净室符合生产要求。新风口的初效滤过器一般每周清洗一次；中效滤过器每月清洗一次；高效滤过器应每月测试风速及尘粒数目，当高效滤过器的风量为原来的 70% 时，应进行更换。洁净室应每周进行彻底的消毒（如用甲醛蒸气），每日用消毒清洁剂对门窗、墙面、地面、室内用具及设备外壁进行清洁，并开启紫外灯消毒。洁净室还应按规定进行监测，指标包括温度、湿度、空气压力、风速、尘粒数及菌落数等。

3. 对进入洁净室人与物的要求

洁净室在正常状态下污染来源主要为操作者，因此，人员应经淋浴、更衣、风淋后才能进入。洁净室人员所穿的工作服应根据洁净度级别在颜色及式样有所区别，工作服需经清洁及高温灭菌后严封，穿着时还要注意不能使头发外露。进入洁净室的人员要尽量避免不必要的讲话、动作及走动。各种物料及运送工具也应视为污染源，需进行清洁灭菌才能进入洁净室。

§2－2 灭菌方法与无菌操作

学习目标

1. 掌握中药制剂常用的灭菌方法；
2. 熟悉中药制剂常用的灭菌操作；

3. 了解无菌检查法的要点。

课堂互动

师问：同学们，你们生活中见过灭菌的情景吗？
生答：见过。
师问：可以举个例子吗？
生答：比如我们教室每次的消杀……
师问：还有呢？
生答：不知道了……
师说：那我们今天一起来学习灭菌的有关知识和操作吧。

一、灭菌的概述

灭菌是指用物理或化学等方法杀灭或除去所有致病和非致病微生物繁殖体和芽孢的手段。

灭菌法是指杀灭或除去所有致病和非致病微生物繁殖体和芽孢的方法或技术。

灭菌原则是以完全杀死芽孢为标准，要与药物性质相结合，保证中药制剂的稳定性。

灭菌技术主要用于制剂、原料、辅料及医疗器械等物品，其中制剂生产中常用的灭菌方法有物理灭菌法、化学灭菌法两类，可根据物品的特性应用一种或多种方法组合灭菌。

二、灭菌方法

1. 物理灭菌法

利用物理因素（如温度、声波、电磁、辐射等）达到灭菌目的的方法称为物理灭菌法，包括湿热灭菌法、干热灭菌法、过滤除菌法、辐射灭菌法、紫外线灭菌法、微波灭菌法等。

（1）湿热灭菌法

湿热灭菌法是将灭菌物品置于灭菌柜内，利用高压饱和蒸汽、过热水喷淋等手段使微生物菌体中的蛋白质、核酸发生变性而杀灭微生物的方法，湿热灭菌法包括热压灭菌法、流通蒸汽灭菌法、煮沸灭菌法和低温间歇灭菌法。湿热灭菌法的类型及适用范围见表2－2－1。

表2－2－1　湿热灭菌法的类型及适用范围

类型	灭菌条件	特点	适用范围
热压灭菌法	115 ℃（67 kPa），30分钟；121 ℃（97 kPa），20分钟；126 ℃（139 kPa），15分钟	灭菌效果好，灭菌可靠，能杀灭所有细菌繁殖体和芽孢，广泛应用于制剂的生产	耐高温、耐高压的药物制剂、金属或玻璃容器及用具、瓷器、橡胶塞、膜滤器等
流通蒸汽灭菌法	100 ℃流通蒸汽加热30～60分钟	对繁殖体效果好，但灭菌不可靠，不能保证杀灭所有芽孢	适用于消毒以及不耐高热制剂的灭菌

续表

类型	灭菌条件	特点	适用范围
煮沸灭菌法	沸水中加热 30～60 分钟	灭菌效果较差，必要时需加抑菌剂（如甲酚、氯甲酚、苯酚、三氯叔丁醇等）	常用于注射器、注射针等器皿的消毒
低温间歇灭菌法	60～80 ℃下 1 小时后，在室温下 24 小时，再置 60～80 ℃下 1 小时灭菌，室温放置，如此反复操作 3 次以上，至消灭芽孢为止	费时且灭菌效果差，制剂中需加适量抑菌剂	适用于必须用热法灭菌但又不耐较高温度的制剂或药品

（2）干热灭菌法

干热灭菌法是利用火焰，或将物品置于干热灭菌柜、隧道灭菌器等设备中，利用干热空气达到杀灭微生物或消除热原物质的方法。干热灭菌法的类型及适用范围见表 2－2－2。

表 2－2－2　干热灭菌法的类型及适用范围

类型	灭菌条件	特点	适用范围
火焰灭菌法	物品直接置于火焰中灼烧	灭菌迅速、可靠、简便	耐火材质的物品如金属、玻璃用具或容器及瓷器等，不适用于药品灭菌
干热空气灭菌法	160～170 ℃，2 小时以上；170～180 ℃，1 小时以上；250 ℃，45 分钟以上	灭菌温度高、时间长	耐高温的玻璃、金属制品以及不允许湿气穿透的油脂类材料和耐高温的粉末材料等，不适于大部分药品及橡胶、塑料制品的灭菌

（3）过滤除菌法

过滤除菌法是利用细菌不能通过致密具孔滤材的原理以除去气体或液体中微生物的方法，是一种机械除菌的方法。常用的过滤除菌滤器有以下 4 种。

1）微孔滤膜

目前应用最广泛的滤过除菌器。微孔滤膜分亲水性和疏水性两种。药品生产中采用的除菌滤膜孔径一般不超过 0.22 μm，如图 2－2－1 所示。

2）垂熔玻璃滤器

垂熔玻璃滤器化学性质稳定，除强酸强碱外，一般不受药液的影响，对药物溶液不吸附，不影响药液的 pH 值，制剂生产时常用于滤除杂质和细菌。

常见的有垂熔玻璃滤斗、滤球、滤棒三种。垂熔玻璃滤斗和滤球规格有 G_1～G_6号，其中滤除细菌用 G_6号（孔径 1.5 μm 以下）；垂熔玻璃滤棒规格有粗、中、细三号，仅用于灭菌制剂粗滤，如图 2－2－2 所示。

3）砂滤棒

砂滤棒主要有硅藻土滤棒和多孔素瓷滤棒，如图 2－2－3 所示。

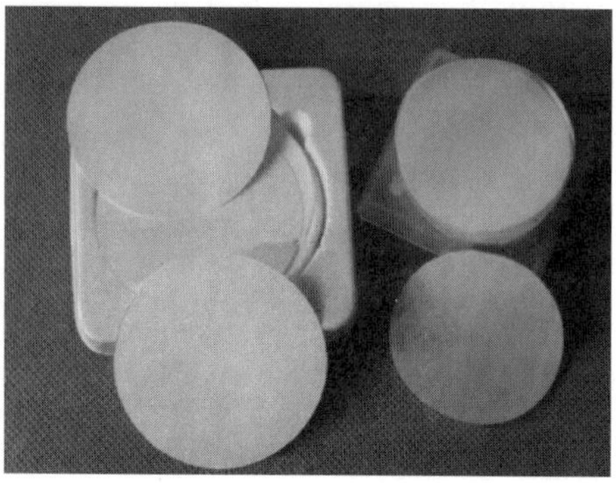

图 2－2－1　微孔滤膜

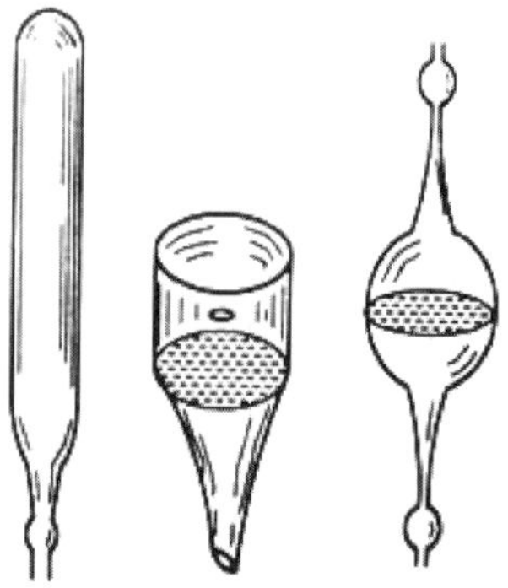

图 2－2－2　垂熔玻璃滤棒、滤斗、滤球

硅藻土滤棒（苏州滤棒）分粗、中、细号，可滤除溶液中颗粒杂质及一部分细菌。粗号滤孔 8～12 μm，中号滤孔 5～7 μm，细号滤孔 3～4 μm。

多孔素瓷滤棒（唐山滤棒）按孔径大小分八级，1.3 μm 以下可滤除部分细菌，常用于注射剂预滤。

4）钛滤器

钛滤器是通过冶金工艺将钛粉加工制成，有钛滤棒和钛滤片，图 2－2－4 所示为钛滤棒过滤器，常用作注射剂生产的预滤材料。

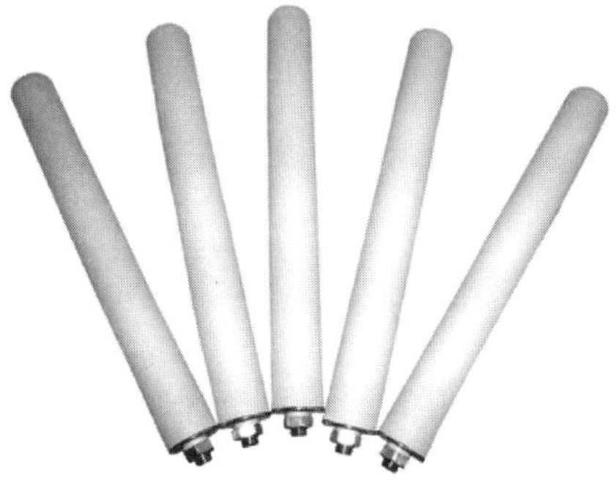

图 2－2－3　砂滤棒

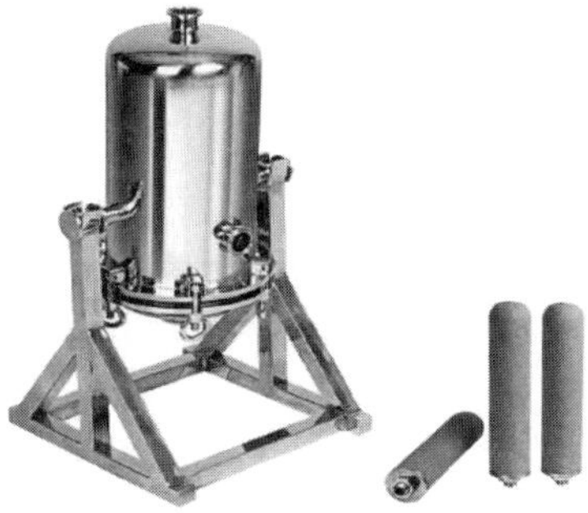

图 2－2－4　钛滤棒过滤器

（4）辐射灭菌法

辐射灭菌法是将物品置于适宜放射源辐射的 γ 射线或适宜的电子加速器发生的电子束中进行电离辐射而达到杀灭微生物的方法。本法最常用的为 $^{60}Co-\gamma$ 射线。

（5）紫外线灭菌法

紫外线灭菌法是用紫外线（能量）照射杀灭微生物的方法。本方法适用于物体表面灭菌、无菌室空气灭菌，不适用于药液的灭菌及固体物料的深部灭菌。操作时应注意劳动保护，皮肤和眼睛不能暴露于紫外线下，否则照射过久会引起结膜炎、红斑和角膜灼伤等疾病。

（6）微波灭菌法

微波灭菌法是采用微波（频率为 300 MHz～300 kMHz）照射产生的热能杀灭微生物和芽孢的方法。其特点是微波能穿透到介质和物料的深部，可使介质和物料表里一致地加热，具有低温、常压、高效、快速（一般为 2 ~ 3 分钟）、低耗能、易操作、易维护、产品保质期长（可延长 1/3 以上）等优点。

2. 化学灭菌法

化学灭菌法是用化学药品直接作用于微生物而将其杀死的方法。

（1）气体灭菌法

气体灭菌法是指用化学消毒剂形成的气体杀灭微生物的方法，适用于在气体中稳定的物品灭菌。

1）环氧乙烷灭菌法

制药工业上用于灭菌的气体，多用环氧乙烷与 80% ~90% 的惰性气体混合使用，在充有灭菌气体的高压腔室内进行。环氧乙烷具可燃性，与空气以一定比例混合有爆炸的危险，因此灭菌过程的控制有一定难度，整个灭菌过程要求在技术熟练的人员监督下进行，灭菌完毕后应采取适当措施使残留的环氧乙烷消散除去。

2）甲醛蒸气熏蒸灭菌法

甲醛蒸气与环氧乙烷相比，杀菌力强而穿透力差，故只用于空气杀菌。操作时采用加热使液态甲醛汽化成甲醛蒸气，经蒸气出口送入总进风道，由鼓风机吹入无菌室，连续 3 小时后，保持室内温度高于 25 ℃，湿度 >60%，关闭密熏 12 ~24 小时。密熏完毕后，将 25% 的氨水经加热，按一定流量送入无菌室，以清除甲醛蒸气，然后开启排风设备，并通入无菌空气直至室内甲醛排尽。

3）其他蒸气熏蒸灭菌法

其他蒸气熏蒸灭菌法包括使用丙二醇、三甘醇、过氧醋酸、乳酸等蒸气灭菌，常用于室内空气灭菌。

（2）表面消毒法

表面消毒法是以化学药品作为消毒剂，配成有效浓度的液体，采用喷雾、涂抹或浸泡的方法达到消毒目的的方法。本方法适用于无菌室内墙壁、地面、操作台面、设备、器具及操作人员皮肤等的消毒灭菌。

三、无菌操作

无菌操作是指制剂生产的整个过程均控制在无菌条件下进行的一种操作技术，用于无菌制剂的生产和制剂微生物限度检查。

对于不能用加热灭菌或不宜采用其他方法灭菌的无菌制剂，均需采用无菌操作。无菌操作必须在无菌操作室或无菌柜台内进行，如图 2 -2 -5 所示，所用一切用具、材料及环境，应严格灭菌。按无菌操作法制备的产品，一般不再灭菌，可直接使用。用无菌操作法制备的注射剂，大多需加入抑菌剂。

1. 无菌操作室的灭菌

无菌操作室的灭菌多采用灭菌和除菌相结合的方式实施。对于流动空气采用过滤介质除菌法，对于静止环境的空气采用灭菌的方法。

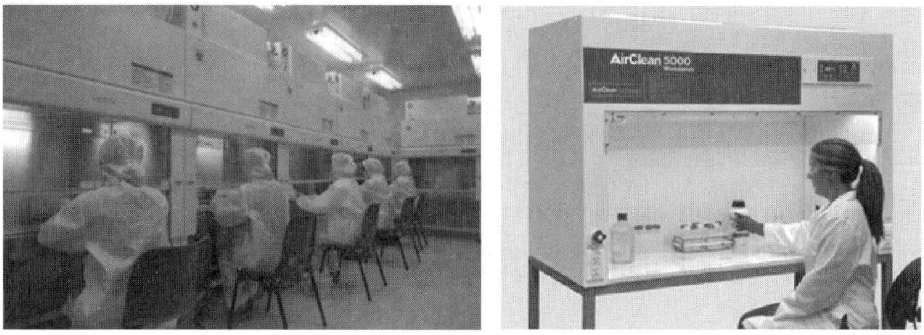

图 2－2－5　无菌操作

无菌操作室的空气应定期灭菌，常用甲醛、丙二醇或乳酸等蒸气熏蒸室内的空间，用具、地面、墙壁等用消毒剂喷洒或擦拭，其他用具尽量用热压灭菌或干热灭菌技术；每次工作前开启紫外灯 1 小时，以保持操作环境的无菌状态。

2. 无菌操作流程

操作人员进入无菌操作室应严格遵守无菌操作的规程，按规定洗手消毒后换上无菌工作衣、戴上无菌工作帽和穿上无菌工作鞋。头发不得外露并尽可能减少皮肤的外露，不得裸手操作，以免造成污染。操作过程中所用的容器、用具、器械均要经过灭菌。大量无菌制剂的生产在无菌洁净室内进行，小量无菌制剂的制备在层流洁净工作台进行。

3. 无菌检查法

无菌检查法是用于检查要求无菌的药品、生物制品、医疗器具、原料、辅料及其他品种是否无菌的一种方法。若供试品符合无菌检查法的规定，仅表明了供试品在该检验条件下未发现微生物污染。

无菌检查应在无菌条件下进行，试验环境必须达到无菌检查的要求，检验全过程应严格遵守无菌操作，防止微生物污染，防止污染的措施不得影响供试品中微生物的检出。单向流空气区、工作台面及受控环境应定期按医药工业洁净室（区）悬浮粒子、浮游菌和沉降菌的测试方法的现行国家标准进行洁净度确认。隔离系统应定期按相关的要求进行验证，其内部环境的洁净度须符合无菌检查的要求。日常检验还需对试验环境进行监控。

法定的无菌检查法有直接接种法和薄膜过滤法，其具体操作方法可见《中国药典》（2020 年版，四部）通则中的无菌检查法。

思考与练习

1. 单项选择题

（1）用物理或化学等方法杀死或除去物品上中所有微生物及芽孢的方法为（　　）。

A. 无菌操作　　B. 防腐　　C. 消毒　　D. 灭菌

（2）油脂类材料（如液体石蜡）宜采用的灭菌方法是（　　）。
A. 干热空气灭菌　　B. 过滤除菌法　　C. 火焰灭菌法　　D. 热压灭菌法
（3）天花粉蛋白粉针采用的灭菌方法是（　　）。
A. 火焰灭菌　　B. 紫外线灭菌
C. 微孔滤膜过滤　　D. 热压灭菌
（4）最可靠的湿热灭菌法为（　　）。
A. 热压灭菌法　　B. 流通蒸汽灭菌法
C. 煮沸灭菌法　　D. 低温间歇灭菌法

2. 多项选择题

（1）属于物理灭菌法的是（　　）。
A. 湿热灭菌法　　B. 干热灭菌法　　C. 微波灭菌法　　D. 甲醛灭菌法
E. 紫外线灭菌法
（2）微波灭菌法最适宜的灭菌的对象有（　　）。
A. 胶囊粉　　B. 手术器械　　C. 注射液　　D. 口服液
E. 中药饮片
（3）无菌操作室空气环境灭菌可用（　　）。
A. 紫外线　　B. 丙二醇蒸气　　C. 过氧醋酸蒸气　　D. 乙醇蒸气
E. 乳酸蒸气
（4）热压灭菌的灭菌条件是（　　）。
A. 在密闭高压灭菌器内进行
B. 在干燥、高压条件下进行
C. 在表压 97 kPa 压力下，温度为 121 ℃，灭菌 20 分钟
D. 采用饱和水蒸
E. 过热水蒸气
（5）影响湿热灭菌效果的因素较多，包括（　　）。
A. 微生物的种类　　B. 微生物的数量　　C. 灭菌温度　　D. 灭菌时间
E. 被灭菌物品的性质

3. 简答题

（1）灭菌方法有哪些？
（2）灭菌技术的定义是什么？

第三章

制药用水

制药用水是中药制剂生产、使用过程中用作药材的净制、提取或制剂配制、使用时的溶剂、稀释及制药器具的洗涤清洁用水。制药用水的原水通常为饮用水，其制备从系统设计、材质选择、制备过程、贮存、分配和使用均应符合 GMP 的要求。GMP 要求制水系统应经过验证，并建立日常监控、检测和报告制度，有完善的原始记录备查。制药用水系统应定期进行清洗与消毒，消毒可以采用热处理或化学处理等方法。采用的消毒方法以及化学处理后消毒剂的去除应经过验证。

§3－1　制药用水的基础知识

学习目标

1. 掌握制药用水的概念及类型；
2. 熟悉制药用水在制剂生产中的应用。

课堂导入

师问：同学们，你们平时生活中用的水叫什么水呀？

生答：自来水。

师问：自来水可以用于制药生产吗？

生答：不能吧……

师说：那我们今天一起来学习制药用水的有关知识吧。

一、制药用水的分类及用途

水是制剂生产中用量大、使用广的一种辅料，用于生产过程及制剂的制备。《中国药典》（2020 年版，四部）所收载的制药用水，因使用的范围和用途不同分为以下四类。

1. 饮用水

饮用水一般是天然水经过净化处理所得的，主要用于药材净制时的漂洗和制药用具的粗洗。除另有规定外，也可作为饮片的提取溶剂。

2. 纯化水

饮用水经蒸馏法、离子交换法、反渗透法或其他适宜的方法制备的制药用水称为纯化水，主要用于配制普通药物制剂用的溶剂或试验用水；中药注射剂、滴眼剂等灭菌制剂所用饮片的提取溶剂；口服、外用制剂配制用溶剂或稀释剂；非灭菌制剂用器具的精洗用水；非灭菌制剂所用饮片的提取溶剂；不得用于注射剂的配制与稀释。

3. 注射用水

注射用水是纯化水经蒸馏所得的水，应符合细菌内毒素试验要求，主要用于配制注射剂、滴眼剂等的溶剂或稀释剂及容器的精洗。

4. 灭菌注射用水

灭菌注射用水按照注射剂生产工艺制备所得，主要用于注射用灭菌粉末的溶剂或注射剂的稀释剂。

二、制药用水的监测频次

根据制药用水的分类不同，监测频次也不同，不同制药用水的监测频次见表 3－1－1。

表 3－1－1　不同制药用水的监测频次

测试对象	检查项目	频次	取样部位
饮用水	全项检测	1 次/半年	自来水总进水口
纯化水	电导率	1 次/2 小时	一级反渗透出水口、二级反渗透出水口、纯化水回水口（注：在线监测）
	全项检测	1 次/周	储水罐、总送水口、总回水口
		1 次/每月	各用水点
注射用水	电导率	1 次/2 小时	注射用水出水口、回水口
	全项检测	1 次/周	注射用水储罐、总送水口、总回水口
	全项检测	1 次/月	各用水点
	内毒素	配制前	配制间用水点
	电导率、酸碱度	配制前	配制间用水点
灭菌注射用水	同注射用水		

§3-2 制药用水制备技术

学习目标

1. 掌握制药用水制备技术；
2. 熟悉制药用水制备设备。

一、饮用水的制备

1. 制备技术

存在于自然界而未经人工处理的水称为天然水，包括江河、海洋、冰川、湖泊、泉水等，含有悬浮物、无机盐、有机物、细菌和热原等杂质，不能直接用作制药用水，应根据水质情况进行预处理。

（1）过滤法

原水通过砂滤桶、砂滤缸或砂滤池而得到较纯净的水的方法。

（2）凝聚法

在原水中加入明矾、硫酸铝等絮凝剂，使水中的悬浮物加速凝聚成絮状物沉淀而除去的方法。

（3）石灰高锰酸钾法

在待处理的原水中加入少量石灰使 pH 至 8，然后加入 1% 高锰酸钾溶液使水呈淡紫红色（要求 15 分钟内红色不完全褪去），澄清，过滤。若原水污染严重，可采用本法处理。

2. 饮用水的质量要求

饮用水应符合《生活饮用水卫生标准》（GB 5749—2022）。控制饮用水卫生与安全的指标包括水的感官性状和一般化学指标、微生物学指标、毒理学指标、放射性指标四大类。

二、纯化水的制备

纯化水的制备是以饮用水作为原水，经逐级提纯水质，使之符合生产要求的过程。采用离子交换法、反渗透法、电渗析法等非热处理制备的纯化水，称为去离子水；采用特殊设计的蒸馏器，用蒸馏法制备的纯化水称为蒸馏水。纯化水不含任何添加剂，生产时应根据各种纯化方法的特点灵活组合应用。

1. 制备技术

（1）离子交换法

离子交换法是目前广泛采用的制备纯化水的方法之一。这种方法制备的纯化水具有水质化学纯度高、设备简单、耗能小、成本低等优点，但存在除热原效果不可靠，制得的纯化水可能溶有离子交换树脂裂解物，对人体有害等缺点。

离子交换树脂是一种人工合成的带有交换活性基团的多孔网状结构的高分子化合物。常用的离子交换树脂见表3－2－1。钠型和氯型比较稳定，便于保存，使用前应将市售产品用酸碱转化为氢型和羟型。

表3－2－1　常用的离子交换树脂

	阳离子交换树脂	阴离子交换树脂
常用树脂	732型（苯乙烯强酸性）	717型（苯乙烯强碱性）
极性基团	磺酸基	季铵基团
简式	$RSO_3^-Na^+$（钠型）	$RN^+(CH_3)_3Cl^-$（氯型）
处理方法	酸处理	碱处理
使用形式	$RSO_3^-H^+$（氢型）	$RN^+(CH_3)_3OH^-$（羟型）

离子交换装置可由不同的树脂组合而成，如图3－2－1所示，把经过处理的离子交换树脂装在树脂柱内得到的装置称为树脂床。由于树脂经常要用酸碱处理，因此要求树脂柱化学性质稳定，能耐酸碱的腐蚀，并能承受一定的压力，常用有机玻璃、不锈钢等材料制作。树脂床根据填料可分为阳床（阳离子交换树脂柱）、阴床（阴离子交换树脂柱）和混合床（阴、阳树脂以一定比例混合均匀装入同一柱内）。

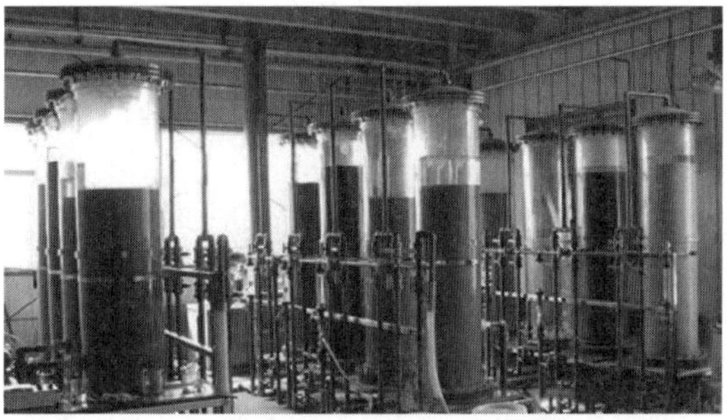

图3－2－1　离子交换装置

离子交换法处理原水的工艺，一般可采用阳床、阴床、混合床的串联组合形式。在各种树脂床组合中，阳床需排在首位，不可颠倒。同时为减轻阴床负担，常在阳床后加脱气塔。因此，离子交换法制备纯化水一般采用的工艺流程是：饮用水→过滤→阳床→脱气塔→（弱酸型阴离子交换树脂）→阴床→混合床。

目前在生产过程中，可通过测定比电阻来控制去离子水的质量，一般要求比电阻值在$1\times10^6\ \Omega\cdot cm$以上，测定比电阻的仪器常用DDS－Ⅱ型电导仪。

（2）反渗透法

反渗透法是20世纪60年代发展起来的新技术，国内目前主要用于原水处理，但若装置合理，也能达到注射用水的质量要求。反渗透法制备注射用水，具有耗能低、水质好、设备使用与保养方便等优点，它为注射用水的制备开辟了新途径。《美国药典》（XXⅢ版，1975版）开始收载此法为制备注射用水的法定方法之一。

当两种不同浓度的水溶液（如纯水和盐溶液）用半透膜隔开时，稀溶液中的水分子通过半透膜向浓溶液一侧自发流动，这种现象称为渗透。由于半透膜只允许水通过，而不允许溶解性固体通过，渗透作用的结果，必然使浓溶液一侧的液面逐渐升高，水柱静压不断增大，直至液面不再上升，渗透达到动态平衡，这时浓溶液与稀溶液之间的水柱静压差即为渗透压。若在浓溶液一侧加压，当压力超过渗透压时，浓溶液中的水可向稀溶液作反向渗透流动，这种现象称为反渗透。反渗透的结果使水从浓溶液中分离出来。渗透与反渗透的原理如图 3－2－2 所示。

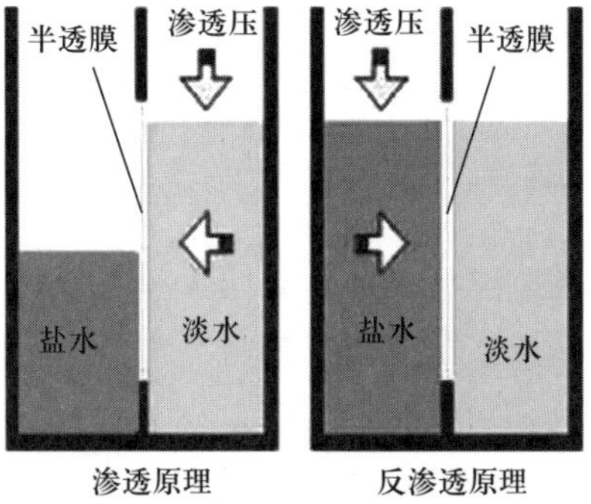

图 3－2－2　渗透与反渗透的原理示意图

反渗透膜是一种只允许水通过而不允许溶质透过的半透膜。主要有醋酸纤维素膜和芳香族聚酰胺膜两大类，前者较经济，透水量大，除盐率高，但不耐微生物腐蚀；后者机械强度好，但价格较高。

反渗透法制备注射用水的工艺流程为：原水→预处理→一级高压泵→第一级反渗透装置→离子交换树脂→二级高压泵→第二级反渗透装置→高纯水。反渗透法制备注射用水，除去盐及热原的效率高，可完全达到注射用水的标准要求。

（3）电渗析法

电渗析净化是一种制备初级纯水的技术。当原水中含盐量较高（≥300 mg/L）时，离子交换法已不适用，但电渗析法依然有效，因此常与离子交换法联用，以提高原水净化处理的效率。

电渗析法净化处理原水，主要是除去原水中带电荷的物质，对于不带电荷的物质除去能力较差，故原水在用此法净化处理前，必须除去水中含有的不带电荷的杂质。

2. 纯化水的质量要求

纯化水应为无色的澄明液体，无臭。按《中国药典》（2020 年版，二部）纯化水项下的各项检查方法检查，应符合规定。

三、注射用水的制备

1. 制备技术

注射用水为纯化水经蒸馏所得的水，应符合细菌内毒素试验要求。该法是将纯化水先加热至沸腾，使之汽化为水蒸气，然后将水蒸气冷凝成液体而得到注射用水。目前国内大多数制药企业都使用多效蒸馏水器，如图 3－2－3 所示。

注射用水系统应定期清洗与消毒，注射用水的贮存方式和静态贮存期限应经过验证确保水质符合质量要求，如可以在 80 ℃以上保温或 70 ℃以上保温循环或 4 ℃以下的状态存放，一般应在制备后 12 小时内使用。

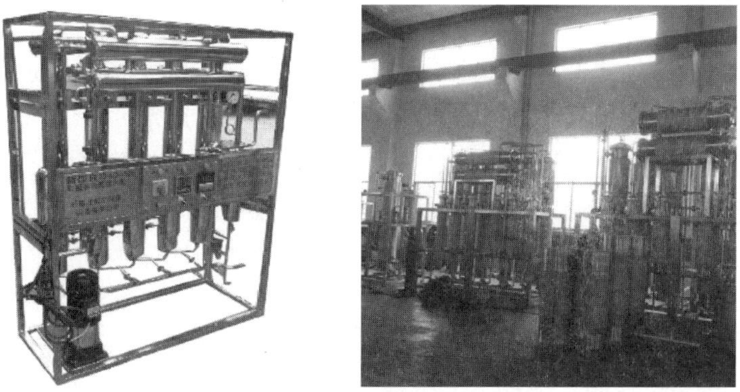

图 3－2－3 多效蒸馏水器

2. 注射用水的质量要求

注射用水应为无色的澄明液体，无臭。按《中国药典》（2020 年版，二部）注射用水项下检查方法检查应符合规定；其中细菌内毒素检查，每 1 mL 含内毒素的量应小于 0. 25EU。

四、灭菌注射用水的制备

1. 制备技术

灭菌注射用水为注射剂生产工艺经配制、过滤、洗灌封联动、灭菌检漏、包装后制备所得，不含任何添加剂，如图 3－2－4 所示。

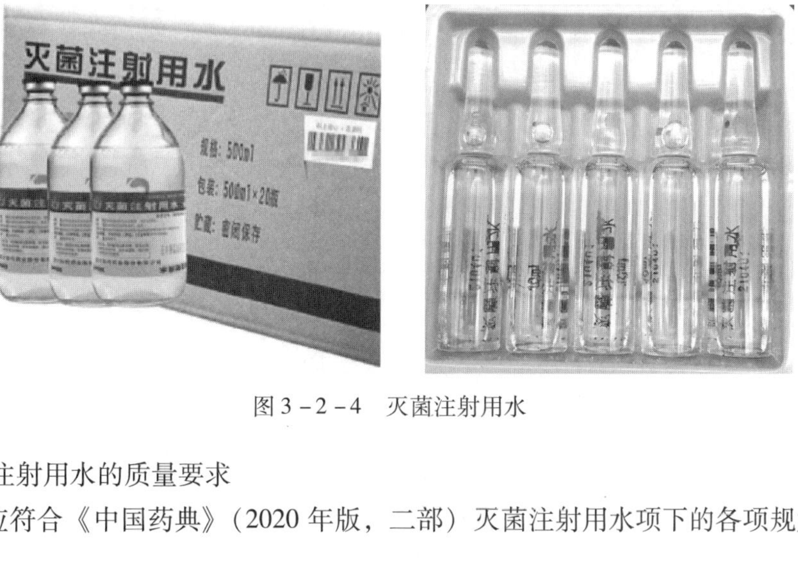

图 3－2－4 灭菌注射用水

2. 灭菌注射用水的质量要求

其质量应符合《中国药典》（2020 年版，二部）灭菌注射用水项下的各项规定。

思考与练习

1. 单项选择题

(1) 除另有规定外，试验用水均指（　　）。

A. 纯化水　　B. 饮用水　　C. 灭菌注射用水　　D. 注射用水

(2) 使用离子交换法制备纯化水时，树脂床的连接顺序正确的是（　　）。

A. 阴床→阳床→混合床　　B. 阳床→阴床→混合床

C. 混合床→阳床→阴床　　D. 混合床→阴床→阳床

(3) 关于注射用水的描述不正确的是（　　）。

A. 制备后 12 小时内使用　　B. 必须检查细菌内毒素含量

C. 为纯化水经蒸馏制得　　D. 60 ℃以上密闭系统保存

2. 多项选择题

(1) 下列有关制药用水的描述，正确的是（　　）。

A. 纯化水为饮用水经蒸馏法、离子交换法、反渗透法或其他适宜的方法制备的制药用水

B. 纯化水不含任何附加剂

C. 纯化水不得用于注射剂的配制与稀释

D. 注射用水必须在防止细菌内毒素产生的设计条件下生产、贮藏及分装

E. 纯化水应符合细菌内毒素试验要求

(2) 纯化水的制备方法有（　　）。

A. 蒸馏法　　B. 电渗析法　　C. 反渗透法　　D. 离子交换法

E. 凝聚法

(3) 采用蒸馏法生产注射用水的设备是（　　）。

A. 多效蒸馏水器　　B. 气压式蒸馏水器　　C. 离子交换器　　D. 反渗透器

E. 塔式蒸馏水器

(4) 注射用水可采用的贮藏条件有（　　）。

A. 4 ℃以下存放　　B. 70 ℃以上保温循环

C. 60 ℃保温　　D. 80 ℃以上保温

E. 应在 8 小时内使用

3. 简答题

(1) 制药用水的用途各有什么不同？

（2）制药用水的制备方法有哪些？

实训二　制药用水的制备

一、实训目的

1. 能熟练掌握纯化水制备的岗位操作法；
2. 掌握0.5 t/h 反渗透纯水装置的标准操作规程；
3. 能对纯化水质量作出评价；
4. 能按清场规程进行清场工作。

二、器材准备

1. 实训场地：实验室、实训车间；
2. 实训仪器与设备：0.5 t/h 反渗透纯水装置；
3. 实训材料：原水、5% 氯化钠、阻垢剂等。

三、实训内容和步骤

1. 实训内容

纯化水的制备。

2. 实训步骤

【制法】饮用水经0.5 t/h 反渗透装置制得纯化水。

（1）确认原水进水水温应为5～35 ℃，冬季水温低于5 ℃时应启用热交换器。

（2）制水前对活性炭过滤器用5%氯化钠进行正洗和反洗，各不低于5 分钟，冲洗至排水清澈；对反渗透膜用阻垢剂进行低压冲洗，不低于1 分钟。

（3）自动或手动模式启动各级联动水泵，反渗透膜和电击离子技术（EDI）模块开始进水工作。

（4）现场检测 EDI 出水合格后将纯化水输送至储罐中。

（5）现场检测储罐出水、总送水口、总回水口合格后通知各使用点用水。

（6）纯化水输送泵每天24 小时开启，循环贮存。

【性状】本品为无色的澄清液体，无臭。

【检查】见《中国药典》（2020 年版，二部）纯化水项下的检查项目，应符合规定。

四、实训测评

按表 S－2－1 所列评分标准进行测评，并填好生产记录表 S－2－2。

表 S－2－1　　实训评分标准

班级：　　姓名：　　学号：　　实训名称：

考核内容		评分标准	分值	实得分
准备工作（分值 10%）		着装及个人卫生符合规定	2	
		正确选用技能操作设备	5	
		检查确认操作仪器和设备性能良好	3	
操作（分值 60%）	预处理	清洗过滤器操作正确	10	
		检查过滤器	5	
	装置运行	各阀门处于运行状态正确	10	
		全自动开机方法正确	10	
		手动开机方法正确	5	
	关机	关机操作正确	10	
		关机顺序正确	10	
清场（分值 10%）		场地、仪器和设备清洁	5	
		清场记录填写准确完整	5	
操作记录（分值 10%）		记录填写准确完整	5	
		质量标准符合规定	5	
其他（分值 10%）		正确回答考核人员提出的问题	10	
合计			100	

考核教师：　　考核时间：　　年　　月　　日

表 S－2－2　　生产记录

班级：　　姓名：　　学号：　　实训名称：

品名	纯化水的制备	批号	
规格		生产日期	年　　月　　日
生产前确认：			检查情况：
1. 生产操作间清洁并在清场有效期内。			□是　　□否
2. 清洁用具已清洁并存放在指定位置。			□是　　□否
3. 状态标志齐全正确，无上一批的生产记录，无相关的凭证。			□是　　□否
4. 检查各仪器、仪表、设备是否正常。			□是　　□否
5. 各种仪表的示数回到起点位置，在效验期限内。			□是　　□否
6. 检验水质所需的试剂齐全，按规定标定，在规定期限内。			□是　　□否
7. 检查管道系统无跑、冒、滴、漏现象。			□是　　□否
生产过程控制参数			
预处理	活性炭过滤器		
时间（分钟）			

续表

一级反渗透正常运作产水						
起始时间	膜前压力（MPa）	浓水流量（LPM）	膜后压力（MPa）	淡水流量（LPM +）	一级电导率（μs/cm）	结束时间
二级反渗透正常运作产水						
起始时间	膜前压力（MPa）	浓水流量（LPM）	膜后压力（MPa）	淡水流量（LPM +）	二级电导率（μs/cm）	结束时间
复核人				QA		
生产结束清场	1. 将制水间及辅助间门窗、地面擦拭干净。□ 2. 整理各检测试剂并将检验台面擦拭干净。□ 3. 将制水设备擦拭干净，各检测仪擦拭干净并做好保养。□ 4. 关闭所有阀门及电源。□ 5. 整理本批相关记录。□ 6. 按要求清理生产区的各种废弃物。□ 7. 将所用洁具清洗干净，置规定位置。□ 操作人：　　复核人：　　QA：					

第四章

中药制剂基本单元操作

中药材的化学成分十分复杂，其中有效成分及有效部位起主要治疗作用，而无效成分和组织物质无治疗作用。若直接将药材粉碎制成一定的剂型应用，则服用量大、起效慢、生物利用度低、微生物易超标。中药制剂一般是从中药（包括中药材或饮片及其方剂）中提取其有效成分或有效部位后，将提取物用适当方法不经处理或处理制成。中药制剂基本单元操作主要包括称量、配料、粉碎、筛分、混合、提取、浓缩与干燥等技术。

通过本章的学习，能根据药物的性质、设备特点和性能，选择合适的基本单元操作方法，制备符合质量标准的中间品或半成品，为将来直接从事酒（酊）剂、汤剂、合剂、丸剂、片剂、糖浆剂、软膏剂、注射剂等中药制剂的生产奠定基础。

§4－1　称量、配料

学习目标

1. 掌握称量与配料基础知识；
2. 熟悉称量与配料技能操作；
3. 了解称量与配料注意事项。

一、称量

1. 称量的定义和方法

称是用衡器测定物体质量，量是用器物测量物体的体积或长短。在中药制剂基本单元操作中，称量是指用衡器或量器称取所需的物料。

常用的称量方法有直接称量法、固定质量称量法和递减称量法。

（1）直接称量法

此法是将称量物直接放在天平上称量物体的质量，适用于在空气中没有吸湿性的物料。

（2）固定质量称量法

此法又称增量法，用于称量某一固定质量的试剂（如基准物质）或试样。这种称量操作的速度很慢，适用于称量不易吸潮、在空气中能稳定存在的粉末状或小颗粒物料。

（3）递减称量法

此法又称减量法，用于称量一定质量范围的样品或试剂。在称量过程中物料易吸水、易氧化或易与二氧化碳等反应时，可选择此法。由于称取物料的质量是由两次称量之差求得，故也称差减法。

2. 称量操作

（1）称重

常见称重衡器及其适用范围见表 4－1－1，实物如图 4－1－1 所示。

表 4－1－1　　常见称重衡器及其适用范围

衡器名称	适用范围
托盘天平	灵敏度较低，称样量不大，只适用于称量一般性药物
电子天平	精度高，但称样量小，主要用于药物分析，或者称量毒剧药和少量药物
电子秤	称量准确可靠、但称样量小，对使用环境要求也更高，主要用于药物分析
台秤	用于称量较重的物品，在库房和制剂生产中常用，用于量大的物品称重

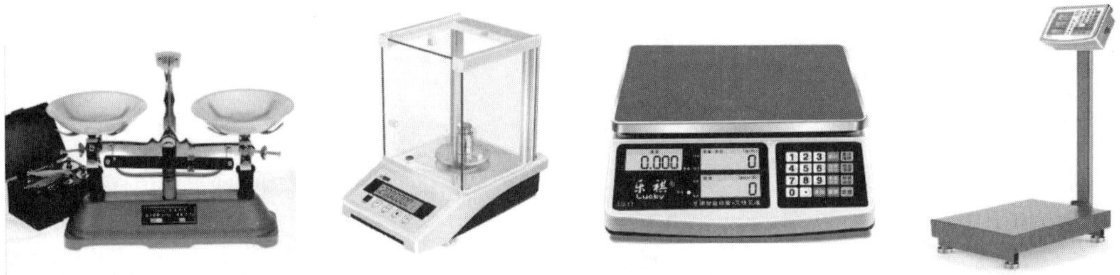

托盘天平　　电子天平　　电子秤　　台秤

图 4－1－1　称重常见衡器

（2）量取

量取操作主要用于液体物料。常见量器及其适用范围见表 4－1－2，实物如图 4－1－2 所示。

表 4－1－2　　常见量器及其适用范围

量具名称	适用范围
量筒	用于粗略地量取液体的体积
量杯	准确度不及量筒，一般量取较大量液体时使用
移液管	准确度比量筒和量杯高，一般用于量取毒剧药或需精密量取的液体
微量进样器	一般用于制剂分析，可以准确到 μL

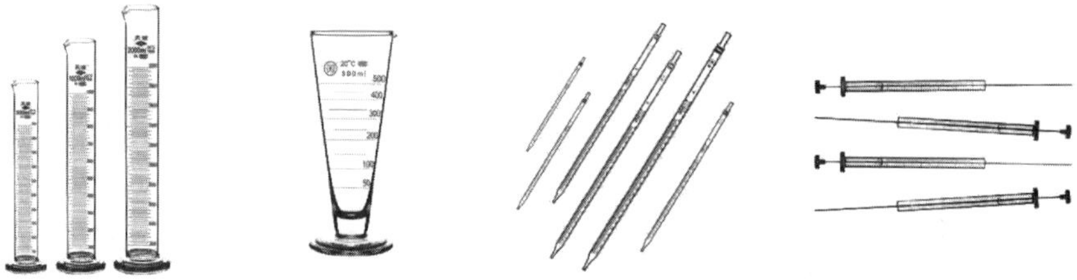

量筒　量杯　移液管　微量进样器

图4－1－2　量取常见量器

3. 称量注意事项

（1）称重注意事项

1）使用校准和检查合格的衡器；

2）选择量程和精度要求适宜的衡器；

3）衡器放置在水平稳定的台面上操作，避免震动、气流及阳光照射，使用前检查好灵敏度并调整好零点，电子天平的操作应按说明书的要求进行；

4）使用天平时，不得直接将物料放置在天平托盘上称重，应使用称量纸、小烧杯、表面皿或称量瓶等，加热的物料应放冷至室温再称量；

5）称重时，物料与砝码均应放置在托盘中央，以减少误差；

6）保持天平及砝码的清洁与干燥，使用完毕，填写使用记录，并使天平处于休止状态。

（2）量取注意事项

1）使用校准和检查合格的量器；

2）选择量程和精度要求适宜的量器；

3）量取液体时，左手持量器和瓶塞，右手持药瓶并使瓶签向着手心，避免瓶签被药液污染或腐蚀，倾倒时应缓缓沿量器倒入，防止飞溅；

4）量取黏稠液体时，注入和倾出均需保持足够时间，使其流尽，以保证量取的准确性；

5）用玻璃量器量取热的液体时，应先将液体冷却至室温再操作，以保证量取的准确性，同时也防止量器炸裂；

6）量取结束，应及时清洗量器，干燥后放置于洁净用品柜中。

二、配料

1. 配料的定义与方法

配料是在生产过程按照产品处方，将主药和辅料进行调配的操作过程。常见的配料方法有混合配料、分别配料和单独配料。实际操作时，可按照产品处方要求、药物性质和剂型需要，选择合适的配料方法。

（1）混合配料

混合配料是按照处方中原辅料的排列顺序，逐一进行称取，混合后备用的配料方法。此法操作简单，适用于混合粉碎或混合提取的品种。

（2）分别配料

分别配料是根据处方或者生产的特殊要求，分组进行配料的方法。这种配料方法较为复杂，要求操作者对该生产品种的工艺流程非常熟悉，所以配料时应按照下述规定进行操作：

1）配料时必须将规定另配的药物另行放置，以备不同处理方法之用，如烊化、包煎等。处方中的其他药物按混合配料进行。

2）处方中的细料药、毒剧药、浸膏、药汁或辅料等，需要在成型时加入使用的，不能在配料时与其他药料混合，也应单独放置。因此，在配料完成需将物料移交下一工序时，必须随附配料单，并注明缺味情况，以便下一工序清楚地领用，防止漏配药味。

（3）单独配料

单独配料是按处方药味顺序称取，分别存放备用的配料方法。本法适于单味提取或单独粉碎的药料。

2. 配料操作

（1）配料操作人员按要求更衣、帽、鞋，清洁消毒手，戴口罩进入配料室。

（2）严格按配料产品工艺流程要求，进行配料操作，并及时记录每一工艺操作。产品配制过程的称量由主操作人员执行，副操作人员复核。

（3）配料原始记录填写要求及时准确，并如实记录。配料过程的设备操作要严格按设备操作说明书进行。配料员根据配方工艺要求投料生产，按工艺要求填写相应的生产工艺表，完成一道工序立即做好记录。

（4）配料过程中发现异常情况要及时通知技术员。在技术员指导下正确处理异常情况，并及时记录。

3. 配料的注意事项

（1）配料前应校正计量用具，做到称量准确。配料用的容器、工具应洁净。配料环境和操作人员的卫生应符合要求。

（2）用于配料的药物应为检验合格，并已经按照处方要求依法炮制，以保证用药安全。

（3）配料应双人复核，均应对物料种类和物料质量进行双重复核，并签字确认，以保证计量准确无误。

（4）按照生产的要求，将处方中的全部或部分物料混合，并标明物料名称、质量、批号、时间等，送交下一道工序。

§4－2　粉碎、筛分、混合

学习目标

1. 掌握粉碎的定义、目的及常用方法；

2. 掌握筛分的定义、目的，药筛的种类、规格，粉末的分等；

3. 掌握混合的定义、目的及方法；
4. 熟悉粉碎、筛分、混合的常用设备；
5. 熟悉粉碎、筛分、混合的注意事项；
6. 了解粉碎、混合的基本原理。

一、粉碎

1. 粉碎的定义和目的

粉碎是指借助机械力或者其他方法，将大块固体物料破碎和碾磨成碎块、细粉甚至是超细粉的过程。

粉碎的主要作用是减小粒径，增加物料的比表面积。在制剂过程中，粉碎操作的目的为：

（1）可以降低药物粒径，有利于加快药物的溶出与促进吸收；

（2）改善剂型的质量，如微粒大小会影响口服混悬剂的稳定性；

（3）有利于不同药物混合均匀；

（4）有助于从天然药材中提取有效成分。

2. 粉碎的基本原理

物质的同种分子间的吸引力叫内聚力。物体的形成依靠分子间的内聚力，物体因内聚力的不同显示出不同的硬度和性能。固体药物的粉碎主要是利用外力加机械力，部分地破坏分子间的内聚力来达到粉碎的目的。被粉碎的物料受到外力或机械力的作用后在局部产生很大的应力或形变，导致温度升高，当应力超过物质本身的分子间作用力时，物料将产生裂隙并发展成为裂缝，最后破裂或开裂。物料被粉碎后，表面积增大，因此粉碎实际上是机械能转变为表面能的过程。

3. 粉碎方法

制剂生产时应根据被粉碎物料的性质、产品粒度的要求、物料的多少和粉碎设备等选择合适的粉碎方式。

（1）开路粉碎与循环粉碎

开路粉碎是指连续把粉碎物料供给粉碎机的同时，不断地从粉碎机中把已粉碎的细物料取出的操作，即物料只通过一次粉碎机即完成粉碎的操作。该法操作简单，粒度分布宽，适合于粗碎或粒度要求不高的粉碎。循环粉碎是指经粉碎机粉碎的物料通过分级设备使粗颗粒重新返回粉碎机反复粉碎的操作。本法操作的动力消耗相对低，粒度分布窄，适合于粒度要求比较高的粉碎。

（2）闭路粉碎与自由粉碎

闭路粉碎是指在粉碎过程中，已达到粉碎要求的粉末不能及时排出而继续和粗粒一起重复粉碎的操作。这种操作中粉末成了粉碎过程的缓冲物或“软垫”，影响粉碎效果，能量消耗比较大，常用于小规模的间歇操作。自由粉碎是指在粉碎过程已达到粉碎粒度要求的粉末能及时排出而不影响粗粒的继续粉碎的操作。这种操作的粉碎效率高，常用于连续操作。

（3）单独粉碎与混合粉碎

单独粉碎是指对单一物料进行的粉碎操作。贵重药物、刺激性药物、氧化性和还原性药物等应采用单独粉碎。混合粉碎是指两种或两种以上物料同时粉碎的操作。若某些物料的性质与硬度相似，则可混合粉碎，既可避免一些黏性药物单独粉碎的困难，又可使粉碎与混合一同操作。

处方中含脂肪油较多的药物，若量大时直接粉碎不易成粉，常黏附于器械与筛网上，使粉碎与过筛困难。因此，这类药物须先捣成稠糊状或不捣，再与已混合粉碎的其他药物细粉掺研粉碎，这样因先粉碎出的药粉可及时将油性吸收，不使其黏附粉碎机和筛孔。这类方法俗称“串油法”。对于处方中含糖类黏液质或胶树脂较多的黏性药物的粉碎，必须先将处方中其他药物混合粉碎成粗末，然后将此粗末陆续掺入黏性药物，再行粉碎。其黏性药物在粉碎过程中及时被先粉碎出的粗末分散并吸附，使粉碎与过筛顺利进行。亦可将其他药物与黏性药物一起先做粗粉碎，使成不规则的碎块和颗粒，在 60 ℃以下充分干燥后再粉碎。这类方法俗称“串料法”或“串研法”。

处方中含有新鲜动物类药以及一些需蒸制的滋补品，可采用先将需蒸制的药材洗干净，与处方中其他适于蒸制的动物与植物药间隔分层放于铜罐或夹层不锈钢罐内，加入黄酒及其他药汁。药汁通常分两次加入，第一次加入总量的 2/3，第二次加入剩下的 1/3。加入药汁后，加盖密封，隔水或夹层蒸汽加热。加热时间一般为 16～48 小时，有的品种可蒸 96 小时，以液体辅料基本蒸尽为度。蒸制温度为 100～105 ℃。蒸煮的目的是使药料由生变熟，增加温补功效。经蒸煮的药料干燥后亦便于粉碎。最后将经蒸煮后的药料与处方中其他药物粗末掺和、干燥，再进行粉碎。这类方法俗称“蒸罐法”。

（4）干法粉碎与湿法粉碎

干法粉碎是指将物料适当干燥使水分减少到一定限度（一般应少于 5%）后再粉碎的方法。对于挥发性的、受热易起变化的物料，可用石灰干燥。湿法粉碎是指在药物中添加适量液体（如水或乙醇）共同研磨的粉碎方法。

当药物难溶于水，且要求粉碎成特别细的粉末时，可将药物与水共置于研钵中一起研磨，使研细的粉末混悬于水中，然后，将此混悬液倾出，余下的再加水反复操作，至全部药物研磨完毕，将所有的混悬液合并、沉降，倾去上层清液，将湿粉干燥，可得到极细的粉末。这类方法俗称“水飞法”。

【知识链接】

水飞法的应用

水飞法在很多方面有它独特的地方。因水飞法是在加水条件下研磨，可减轻矿物药在研磨时产生的热变化和氧化，并可防止药粉飞扬。借助水对药粉的悬浮作用，可除去体轻的非药用部分以及被水充分溶解的物质。如药材里含有几种矿物时，研成糊状后，加水至容器满，可刮去表面飘浮的黏土，古称“打去浊汁”；若每次只倾出悬浮液的上半部分，比重大的可弃去或经检查后弃去。如雄黄可用此法除去药材中部分砷的化合物。若增加用水量，与砷的化合物相应的矿物组分砷华或白砷石等将会更多地被溶失。

(5) 低温粉碎

低温粉碎是指将物料或粉碎机进行冷却的粉碎操作。低温粉碎适用于：常温下粉碎困难、软化点低、熔点低的可塑性物料，如树脂、树胶、干浸膏等的粉碎；含水、含油虽少，但富含糖分，有一定黏性的物料，如红参、玉竹、牛膝等的粉碎。

低温粉碎一般有以下几种方法：

1) 物料先行冷却，迅速通过高速撞击或粉碎机粉碎；

2) 粉碎机壳通入低温冷却水，在循环冷却下进行粉碎；

3) 将待粉碎的物料与干冰或液化氮气混合后进行粉碎；

4) 综合应用上述冷却方法进行粉碎。

(6) 超微粉碎

经超微粉碎后的药粉粒径可达到微米级，显著增加了药物的表面积，提高生物利用度，植物性药材细胞破壁率可达95%以上。但此方法需要特殊设备，耗能较大。超微粉碎适用于：因溶出速度低导致药物难以吸收的难溶性药物的粉碎；有效成分难以从组织细胞中溶出的植物性药材的粉碎。

【知识链接】

超微粉碎技术的前景

中药丸剂、散剂是固体类制剂中重要的剂型，传统的加工技术使其粒度大多在125～180 μm，不利于有效成分的充分吸收。采用超微粉碎的方法，可使中药药物细度达300目以上，甚至更小，明显增加内服制剂在体内的溶解吸收程度。

外用散剂引入超微粉碎方法将增加药物的分散度，有利于涂布、附着，使有效成分易于透皮吸收，并减少对皮肤的刺激性。

冲剂、胶囊剂、片剂、膜剂等剂型在制备工艺的某些环节应用超微粉碎，有可能在溶解度、崩解时限、吸收率及生物利用度等方面得到改善。

4. 粉碎设备

不同的粉碎设备其作用亦不同，其基本作用力有撞击、挤压、弯曲、研磨、剪切、劈裂、挫削等。目前中药制剂生产中的粉碎设备种类很多，常用设备如下。

(1) 研钵

研钵又称乳钵，一般用陶瓷、玻璃、金属和玛瑙制成，如图4－2－1所示。研钵由钵和杵棒组成。杵棒与钵内壁接触通过研磨碰撞、挤压等作用力使物料粉碎、混合均匀。研钵主要用于小量物料的粉碎或供实验室用。

(2) 铁碾船

铁碾船是一种以研磨作用为主，兼有切割作用力的粉碎机械。该机械由一船形槽和一有

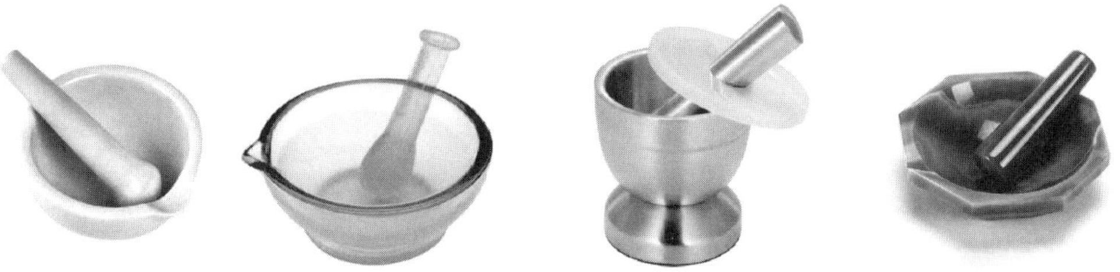

陶瓷研钵　　玻璃研钵　　金属研钵　　玛瑙研钵

图 4 –2 –1　研钵

中心轴的圆形碾轮组成，目前使用的有手工操作铁碾船（见图 4 –2 –2）和电动铁碾船两种，适用于粉碎质地松脆、不吸湿且不与铁发生反应的药物。粉碎前先将药物碎成适当小块或薄片，然后置于铁研船中，推动碾轮粉碎药物。

（3）球磨机

球磨机（见图 4 –2 –3）是一种广泛使用的粉碎器械，特别适用于中药细料药的加工。它在不锈钢或陶瓷制成的圆柱筒内装入一定数量不同大小的钢球或瓷球，使用时将药物装入圆筒内密盖后，用电动机转动圆筒。圆筒转动时，带动钢球或瓷球转动，并带到一定高度，然后在重力作用下抛落下来，球的反复上下运动使药物受到强烈的撞击和研磨，从而被粉碎。粉碎效果与圆筒的转速、球与物料的装量、球的大小与质量等有关。

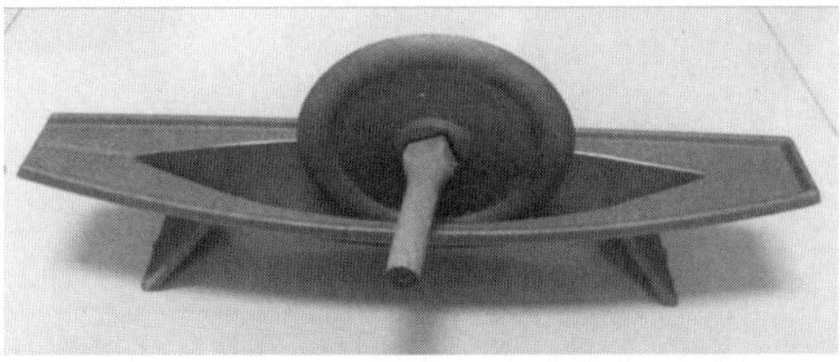

图 4 –2 –2　手工操作铁碾船

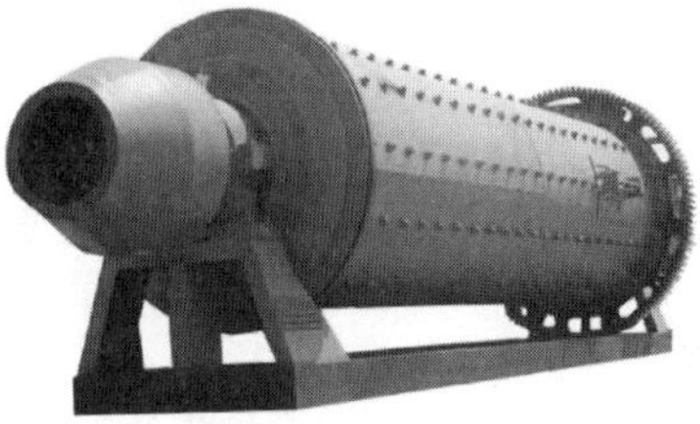

图 4 –2 –3　球磨机

（4）万能粉碎机

万能粉碎机对物料的粉碎作用以冲击力为主，伴有撕裂、研磨。物料由加料斗经抖动装置进入粉碎室，靠活动齿盘高速旋转产生的离心力由中心部位甩向室壁，在活动齿盘与固定齿盘之间受钢齿的冲击、剪切、研磨和物料间的撞击作用而被粉碎，最后物料到达转盘外壁环状空间，细粉经环形筛板由底部出料，粗粉在机内重复粉碎。万能粉碎机结构简单、操作方便，适用于脆性、韧性物料的粉碎，应用广泛，主要有冲击柱式和锤击式两种（见图 4 –2 –4）。

（5）振动磨

振动磨是一种超细粉碎机械，它利用研磨介质（球状或棒状）在振动磨筒体内做高频振动产生冲击、研磨、剪切等作用，将物料粉碎研细，同时将物料混合和分散。振动磨可用于干法和湿法研磨粉碎。按操作方法，振动磨可分为间歇式和连续式振动磨，按筒体目数可分为单筒式和多筒式振动磨。

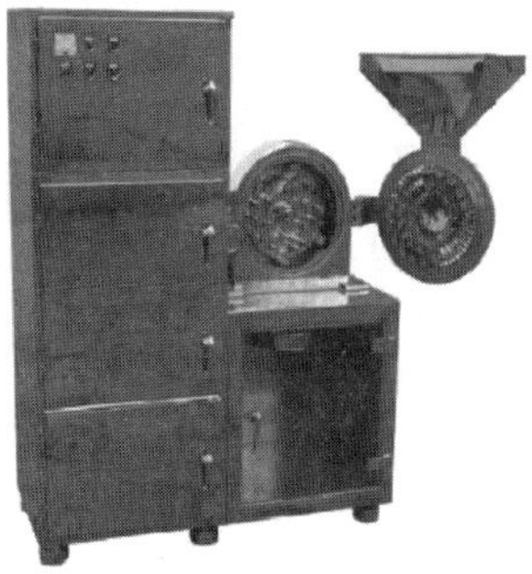
冲击柱式

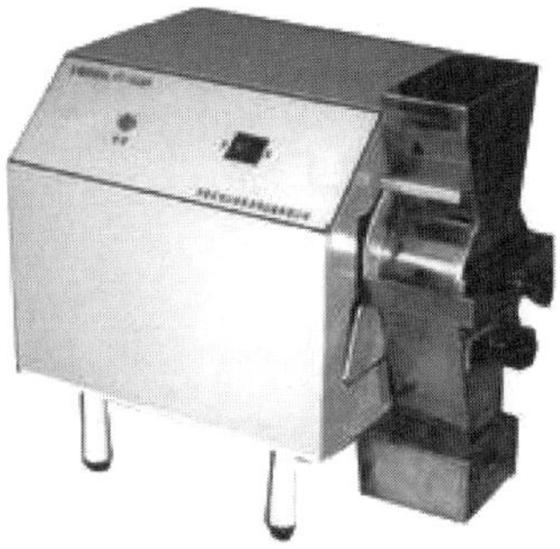
锤击式

图4－2－4　万能粉碎机

（6）气流粉碎机

物料被压缩空气带动，在粒子与粒子间、粒子与器壁间发生强烈撞击、冲击、研磨等作用而得到粉碎。压缩空气夹带的细粉由出料口进入旋风分离器或袋滤器进行分离，较大颗粒由于离心力的作用沿器壁外侧重新带入粉碎室被反复粉碎。粉碎程度与喷嘴的个数和角度、粉碎室的几何形状、气流的压缩压力以及进料量等有关。气流粉碎机的形式很多，其中最常用的如图4－2－5所示。

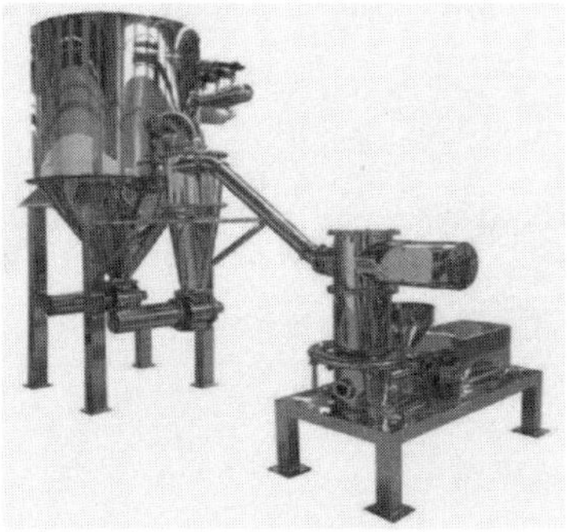
图4－2－5　气流粉碎机

【知识链接】

常见粉碎设备的特点及应用

（1）球磨机粉碎程度高，适应性强，对多种类型物料，如结晶性药物、引湿性药物浸膏、挥发性药物及贵重药物均可粉碎。球磨机既可干法粉碎，又可湿法粉碎，还可在无菌条件下进行粉碎和混合，设备有间歇式、连续式操作多种机型，结构简单，维修方便。其优点是密闭性好、无粉尘飞扬。缺点是单位能耗大、粉碎时间长、效率低，操作时噪声较大，并伴有较强的振动。

（2）万能粉碎机适用于结晶性药物，非组织性脆性药物，植物药材的根、茎、叶等的粉碎，但不宜于含大量挥发性成分、热敏性及黏性物料的粉碎。

（3）气流粉碎机优点是粉碎后物料粒径分布范围窄，粉体趋于“球型”，粒子表面光滑，形状规整，分散性好；高压气体从喷嘴喷出时产生冷却效应，使温度降低，适合于低熔点、热敏性物料的粉碎；密闭性好，产品收率高；粉碎在负压状态下进行，粉尘无泄漏，对环境无污染；可在无菌状态下操作。缺点是能耗高、产量小、生产成本高。

5. 粉碎的注意事项

（1）粉碎的物料应先净制，特别注意应除去石块、铁钉等坚硬异物，同时在加料口安装电磁铁，以防损坏粉碎设备。

（2）物料应先按处方要求进行必要的处理（如炮制等），经干燥后再粉碎。

（3）应注意安全操作和劳动保护，尤其是在粉碎毒剧药和刺激性较强的物料时，电机及转动部位应加防护罩。

（4）开机前须认真阅读设备使用说明书及标准操作规程，了解操作步骤后再开始操作。粉碎时先启动粉碎设备，待运行平稳后再加入物料粉碎。

（5）根据用药目的和剂型需要选择适宜的粉碎度（固体物料粉碎后的程度称为粉碎度），粉碎中及时筛出达到细度要求的粉末，避免过度粉碎，兼顾疗效和成本需要。

（6）粉碎中应注意保持物料的组成和药理作用不变，不能随意丢弃不易粉碎的部分，同时注意粉碎设备的温度不可过高。

（7）保持粉碎设备良好的润滑性，以保证设备的完好和正常运转。电机不得超负荷使用。

（8）操作完毕，应检查并清洁设备各部位，添加润滑剂后罩好，以备下次使用。一旦出现故障应及时切断电源，待检修合格后再使用。

二、筛分

1. 筛分的定义和目的

药物粉碎或制粒后所得的中间体是一些不同大小粒子的集合体，为满足制剂的需要，利用网孔性工具使粗粉与细粉分离的操作称之为“筛分”。

2. 药筛的种类与规格

根据药筛的制备方法可分为冲眼筛和编织筛（见图4－2－6）。冲眼筛是在金属板上冲压出圆形筛孔的药筛；编织筛是用尼龙、钢丝、绢丝等编织筛面的药筛。

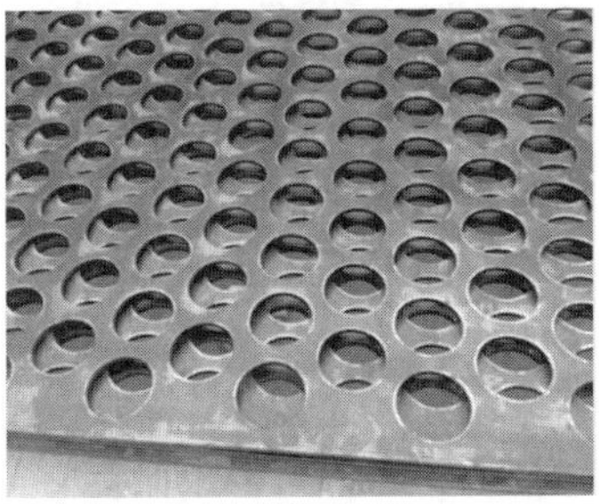

冲眼筛

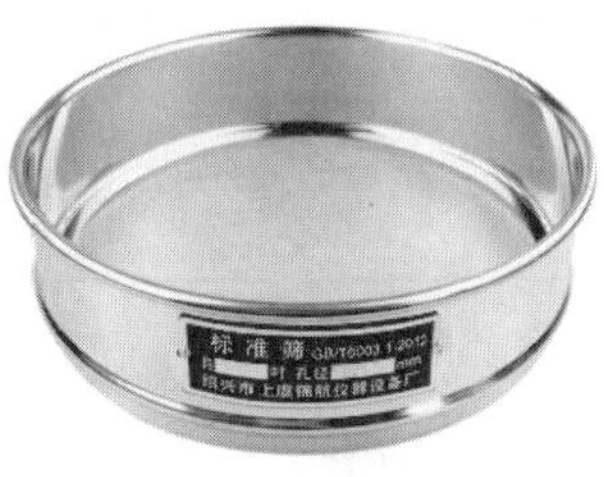

编织筛

图4－2－6　药筛

药筛的孔径大小用筛号表示，在工业标准中常用“目”数表示筛号，即以 1 英寸（25.4 mm）长度上的筛孔数目表示。药筛号和筛孔内径见表 4－2－1。

表 4－2－1　药筛号和筛孔内径

筛号	筛孔内径（平均值）	目号
一号筛	2 000 μm ± 70 μm	10 目
二号筛	850 μm ± 29 μm	24 目
三号筛	355 μm ± 13 μm	50 目
四号筛	250 μm ± 9.9 μm	65 目
五号筛	180 μm ± 7.6 μm	80 目
六号筛	150 μm ± 6.6 μm	100 目
七号筛	125 μm ± 5.8 μm	120 目
八号筛	90 μm ± 4.6 μm	150 目
九号筛	75 μm ± 4.1 μm	200 目

3. 药粉的分等

由于各种制剂需要不同均匀细度的药物粉末，所以药物经粉碎后的粉末必须经过筛选才能得到粒度比较均匀的粉末，以适应医疗和制剂生产的需要。筛选方法是经适当筛号的药筛过筛，过筛的粉末包括所有能通过该药筛筛孔的全部粉末。例如，通过一号筛的粉末，不都是近于 2 mm 直径的粉粒，而是包括所有能通过二号至九号筛甚至更细的粉粒。富含纤维素的药材在粉碎后，有的粉粒呈棒状，其直径小于筛孔，而长度则超过筛网直径，过筛时，这类粉粒也能通过筛网，存在于筛过的粉末中。为了控制粉末的均匀度，《中国药典》（2020 年版）规定粉末分为 6 个等级，见表 4－2－2。

表 4－2－2　粉末等级

粉末等级	规定
最粗粉	能全部通过一号筛，但混有能通过三号筛不超过 20% 的粉末
粗粉	能全部通过二号筛，但混有能通过四号筛不超过 40% 的粉末
中粉	能全部通过四号筛，但混有能通过五号筛不超过 60% 的粉末
细粉	能全部通过五号筛，但混有能通过六号筛不超过 95% 的粉末
最细粉	能全部通过六号筛，但混有能通过七号筛不超过 95% 的粉末
极细粉	能全部通过八号筛，但混有能通过九号筛不超过 95% 的粉末

4. 筛分设备

筛分设备主要包括摇动筛、振动筛、气流筛等，如图 4－2－7 所示。

（1）摇动筛

摇动筛应用时可取所需号数的药筛，按筛号大小依次叠成套，套在接收器上，上面盖上

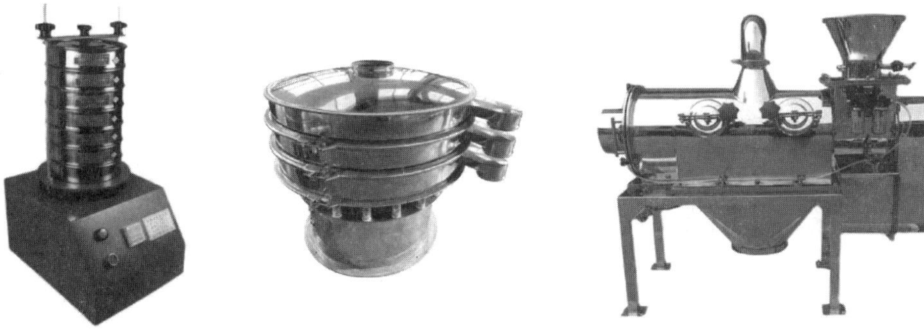

图4－2－7　筛分设备

盖子，固定在摇动台上进行摇动和振动，处理量少时可用手摇动，处理量大时可用马达带动，即可完成对物料的分级。小批量生产时常使用摇动筛。

（2）振动筛

振动筛基本原理是利用振动源使筛分机做不平衡运动，使物料在筛面上做外扩渐开线运动，从而达到筛分的目的。振荡筛具有分离效率高、单位筛面的处理能力大等优点，广泛应用于非黏性物料的筛分。

（3）气流筛

气流筛也称气旋筛，由电机、机座、圆筒型筛箱、风轮和气固分离除尘装置等组成。它是在密闭状态下利用高速气流作为载体，使充分扩散的粉料以足够大的动能向筛网喷射，达到快速分级的目的。气流筛的筛分效率高、产量大，细度精确，无粉尘散溢现象，同时噪声小、能耗低。

5. 筛分的注意事项

在制剂生产中，如过筛操作正确，就可提高过筛效率。影响过筛效率的因素很多，主要包括药粉的要求、药筛的选择、筛法及加药量等。所以在筛分时应注意以下几方面事项。

（1）粉末应干燥

一般粉末呈干燥疏松状，易于过筛，所以粉末中含水量较高时应充分干燥后再过筛。易吸潮的药粉应及时过筛或在干燥的环境中过筛。含油脂多的药粉易结块成团，很难通过筛网，若油脂为方中有效成分的，可掺入处方中其他药粉一同过筛；若为无效成分的，可脱脂后再过筛；若含油脂不多时，可将其冷却后再过筛。

（2）选择适宜的筛号

根据中药制剂对粉末粗细度的要求，选用适宜号数的药筛。

（3）选择合适的振动速度

药粉在静止情况下由于受相互摩擦及表面能的影响，易形成块状而不易通过筛孔。当施加外力振动时，各种力的平衡受到破坏，小于筛孔的粉末便能通对筛孔。药粉在筛网上以滑动、滚动及跳动等几种方式运动，振动时速度不宜太快，以使粉末有较多机会通过筛孔，但速度也不宜太慢，否则会降低过筛效率。

（4）控制粉层的厚度

药筛内放入的药粉不宜太多太厚，让药粉有足够的机会在较大范围内移动而便于过筛。但粉末也不宜太薄，太薄了会影响过筛效率。

（5）注意操作安全

筛分操作时，应注意防尘，毒剧药及刺激性较强药物过筛时，应在密闭装置中进行，并做好安全防护。药筛用完后，应用软毛刷刷净，必要时用水冲洗，但应及时晾干。

三、混合

1. 混合的定义和目的

混合是指多种固体粉末相互交叉分散的操作。在固体制剂的生产中，常以细粉作为混合的主要对象。细粉混合时会遇到一系列问题，如粒度小，吸附性、飞散性强；粒子的形状不一、大小不均匀，表面粗糙度不同；混合成分多，有时可达十数种；微量混合时，各成分的用量差异大等。这些情况均给混合操作带来一定的难度。此外，混合不但会影响制剂的外观形状，还会影响到制剂的内在质量。如在片剂的生产中，混合不均匀会导致外观、含量均匀度不合格等问题，进而影响药效。因此，合理的混合操作是保证制剂产品质量的重要措施。

2. 混合原理

混合机内的粒子经随机的相对运动完成混合。目前普遍认为粉体的混合原理主要有对流混合、剪切混合和扩散混合三种。

（1）对流混合

对流混合是指物料中的粒子团从一处移到另一处产生的总体混合，如搅拌机内物料的翻滚。

（2）剪切混合

剪切混合是由于颗粒间的相对运动，物料不断被分割或粉末在剪切面上流动而进行的局部混合，而这种剪切面多是外加机械力导致的，如锉刀式混合器。

（3）扩散混合

扩散混合是由于粒子的无规则运动，相邻粒子间相互交换位置而进行的局部混合，如与其他粒子、搅拌桨或容器壁碰撞导致的粒子运动。

实际混合过程经常是几种混合原理的共同作用，一般来说，在混合的开始阶段以对流混合与剪切混合为主导作用，随后扩散混合作用增加。

3. 混合方法

目前常用的混合方法有搅拌混合法、研磨混合法和过筛混合法。

（1）搅拌混合法

搅拌混合法是将药物细粉置于适宜容器中，用适当的器具搅拌混合的方法。此法简单易操作，但效率低，多作初步混合用。

（2）研磨混合法

研磨混合法是将药物置于研磨器具中，在研磨粉粒的同时进行混合的方法。此法适用于小量，尤其是结晶性药物的混合。但不适用于引湿性和爆炸性药物的混合。

在实际工作中，研磨混合常用于药房制剂和调剂工作中，主要包括等量递增法和打底套色法。

1）等量递增法

对于剂量相差悬殊的配方，可将组分中剂量小的粉末与等量的量大的药物粉末一同置于适当的混合器械内，混合均匀后再加入与混合物等量的量大的组分同法混匀，如此反复，直至组分药物粉末混合均匀。该法又称“配研法”。等量递增法通常用量大组分先饱和容器，以减小容器的吸附作用，避免量小的组分损失，该法适用于毒剧药物制备倍散。

【知识链接】

等量递增法的应用实例

等量递增法（即配研法）是中药制剂生产药物混合常用的方法，如九一散的制法。

【处方】石膏（煅）900 g　红粉 100 g

【制法】以上二味，石膏（煅）研磨成极细粉；红粉水飞成极细粉，配研，过绢筛（不得用金属筛），混匀，即得。

2）打底套色法

此法为中药丸剂、散剂等剂型对药粉进行混合的一种方法。所谓“打底”是将量少的、质重的、色深的药粉先放入研钵内（在混合之前应先用其他量多的药物饱和研钵）作为基础，即是“打底”；然后将量多的、质轻的、色浅的药粉逐渐分次加入研钵中，轻研使之混匀，即是“套色”。

（3）过筛混合法

过筛混合法是将药物各组分混合在一起，通过适宜孔径的筛网达到混合均匀的方法。此法由于细粉的粒径、密度不同，过筛后仍需加以适当搅拌才能混合均匀。大量生产多用此法。

【知识链接】

混合的影响因素

在实际的混合操作中影响粉体混合的因素很多，概括起来主要有物料的性质（粉体性质）、设备类型、操作条件。

（1）物料的性质

主要是物料的粉体性质，包括粒径、粒度分布、粒子形状、粒子密度、黏附性、表面带电等。尤其是粒径、粒子形态、密度等在各成分间存在显著性差异时，混合过程中或混合后容易发生离析现象（混合的相反过程）。一般情况下，小粒径、大密度的颗粒易于在大颗粒的缝隙中往下流动而影响均匀混合，球形颗粒容易流动而易产生离析，混合物料中含有少量水分可有效地防止离析。

（2）设备类型

混合机的类型、尺寸、内部结构（如挡板、搅拌桨形状）、材质及表面情况等均会影响混合程度，应根据物料的性质选择适宜的混合器。

（3）操作条件

物料的充填率、装料方式、混合比、混合机的转动速度及混合时间等也会影响物料的混合均匀度。此外，温度和湿度也是影响混合效率的重要因素。

4. 混合常用设备

（1）槽型混合机

槽型混合机（见图4-2-8a），也称捏合机，主要部分为混合槽，槽上有不锈钢盖，槽内装有“╲╱╲”型与旋转方向成一定角度的搅拌桨，用以混合药粉。槽可绕水平轴转动，以便卸出槽内药粉。此机除适于混合各种药粉外，还可用于冲剂、片剂、丸剂、软膏剂等团块的捏合和混合。

（2）混合筒

按混合筒的性状分为圆筒型混合筒和V型混合筒（见图4-2-8b）。混合筒装在水平轴上，由传动装置带动绕轴旋转，装在筒内的物料随混合筒的转动而上下反复运动进行混合。此设备适用于密度相近粉末的混合。

（3）三维运动混合机

三维运动混合机（见图4-2-8c）主要由机座、混合筒、驱动系统、Y形万向联轴节、电气控制系统等组成。混合时，圆筒多方向转动，筒内物料交叉流动混合，无离心力作用，无比重偏析及分层、积聚现象，各组分可有悬殊的重量比，是目前较理想的混合设备，混合时间短、效率高、混合均匀度高，混合率可达99.9%。

（4）双螺旋锥型混合机

双螺旋锥型混合机（见图4-2-8d）主要由锥体、螺旋杆、转臂、传动装置等组成。药粉由加料口加入至螺旋叶片顶部，启动电源后，两根螺旋杆以108 r/min速度自转搅拌和提升物料，并以5 r/min速度带动转臂作公转，药粉随双螺旋的快速自转自下而上提升，形成两股对称的沿壁上升的螺柱形粉体流；公转使螺柱体外的粉体逐渐混入螺柱形粉体流内，使粉体不断混掺错位，由锥体中心汇合向下流动，使粉体在较短的时间内达到混合均匀。该机具有结构新颖合理、无粉尘、清理方便、混合效率高、可连续化生产的优点。

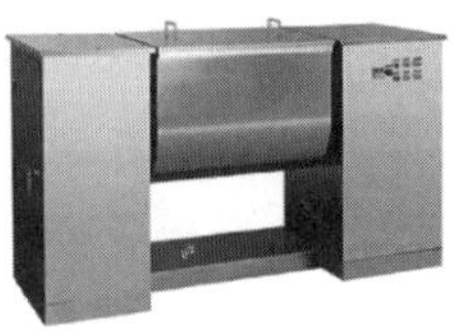

a）槽型混合机

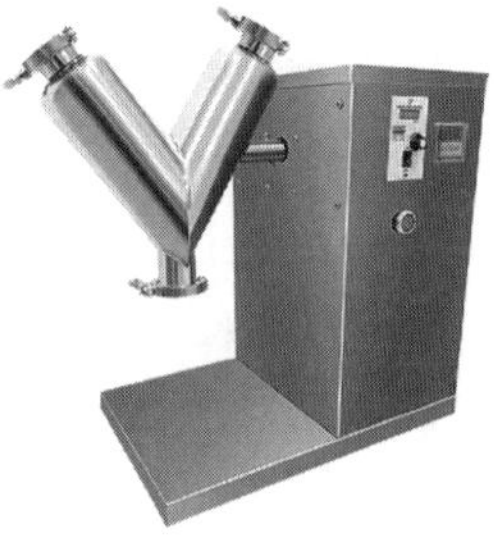

b）V型混合筒

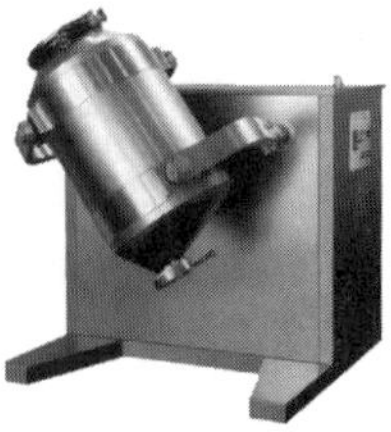

c）三维运动混合机

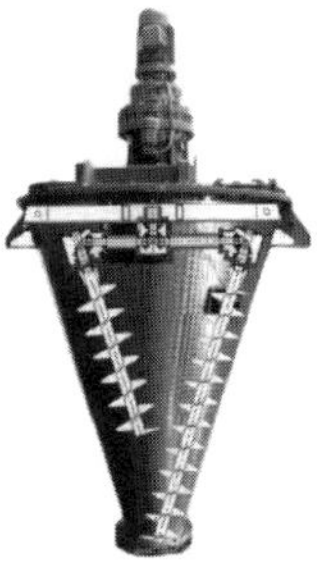

d）双螺旋锥型混合机

图4-2-8　混合设备

5. 混合过程注意事项

不同药物粉末混合的总原则为混合均匀一致。但是，对于不同剂量、不同质地、不同色泽的药物，混合还应遵循如下原则：

（1）组分密度

组分密度差异大时，密度小的药物应先加入容器中，然后再加入密度大的药物。

（2）组分的吸附性

药粉易吸附在混合容器表面时，应先将量大且不易吸附的药粉或辅料垫底。

（3）组分的带电性

因混合摩擦而带电的粉末不易混匀，可加入抗静电剂克服。

（4）含液体组分

用处方中的固体组分或吸收剂吸收该液体，至不显湿润为止。

（5）含低共熔组分

利用低共熔现象，即先使低共熔组分发生共熔，再与其他固体组分充分混匀。

（6）含小剂量的毒剧药

采用配研法，选用固体稀释剂将其制成倍散（稀释散）。

§4－3　提取、浓缩、干燥

学习目标

1. 掌握提取、浓缩、干燥常用方法；
2. 熟悉提取、浓缩、干燥影响因素；
3. 了解提取、浓缩、干燥常用设备。

一、提取

1. 提取的定义

提取是采取适宜的溶剂和方法，最大限度地将中药中有效成分或有效部位转移至溶剂中的操作过程。提取是中药制剂制备的基本单元操作，其目标是尽可能提出药材中的有效成分，降低或消除药材中无效或有害成分，从而简化分离精制工艺，降低药物服用剂量，增加制剂的稳定性。

药材提取常用的溶剂有水或不同浓度乙醇等。一般根据药材有效成分的性质和制剂要求，按照“相似相溶”原理选择提取溶剂。提取过程大致如下：药材饮片粉碎→加溶剂→浸润、渗透药材并进入药材内部→溶解可溶性成分→在药材内外部产生浓度差→形成传质推动力→可溶性成分在药材内部扩散→可溶性成分扩散到药材表面→可溶性成分从药材表面扩散到溶剂中→达到浓度平衡。

2. 影响提取的因素

（1）被提取物质的理化性质

原料中可溶性化学成分易提取。在溶解度相同的情况下，分子小的化学成分先溶解，先扩散；大分子化学成分则后溶解，后扩散。扩散的条件还在于溶解度的大小，易溶性的化学成分，即使分子大也能先扩散。

（2）原料的粉碎度

原料粉碎得越细，接触面积越大，其溶质从药材内部扩散到表面所通过的距离越短，提取速率越大。但实际生产中药材粒度不应太细，否则过细的粉末对药液和成分的吸附量增加，造成有效成分的损失；原料粉碎过细，破裂的组织细胞多，浸提的高分子杂质多；原料粉碎过细使提取液与药渣分离困难。因此，以水为溶剂提取时，叶、花、草类一般不需要粉碎；小果实、种子类压碎即可；大果实、根、茎、树皮类宜用薄片或粗颗粒。以乙醇提取时，宜选粗颗粒或最粗粉。

（3）原料的干燥程度

原料的干燥程度直接影响细胞的吸水力，原料越干燥则细胞吸水就越大，对溶剂的吸收就越快，提取速度也越快。反之，原料越湿则细胞吸水力越小，提取速度也就慢。新鲜植物原料的原生质层没有被破坏，因而影响提取效果。

（4）原料浸润

溶剂润湿原料是提取的第一个阶段，应先润湿使干瘪的组织细胞膨胀，以利于溶剂的穿透浸提。水煎煮提取时，药材应先用冷水浸泡 30～60 分钟，再煮沸提取，否则直接加热会使蛋白质变性凝固或使淀粉糊化而阻碍水分渗透从而影响提取。乙醇渗漉提取时，也应先润湿其药材后再装入渗漉筒，否则干药材直接装筒后再加溶剂，药材膨胀，孔隙率少，溶剂流动阻力大，渗漉将无法进行。

（5）提取温度

温度升高有利于成分的溶解和扩散，促进有效成分的提取。然而，许多药物在高温中易被破坏，挥发性成分在高温中易挥散，均造成有效成分的损失。同时，大分子的无效成分及胶体等杂质因高温而溶解度增加，给精制造成了困难。因此，如何控制最适合的温度，既能加快提取速度，又不影响药物质量，是一个需要考虑的重要问题。

（6）提取时间

提取时间越长，提取越完全。但当扩散达到平衡时，过长时间的浸提会使高分子杂质提取增加，并易导致已提取的小分子有效成分的水解。

（7）浓度梯度

增大浓度梯度能够提高提取效率。可采取不断搅拌，更换新鲜溶剂，或将浸液强制循环，以及改进提取方法如动态提取或连续逆流提取等。

（8）溶剂的性质、用量、pH

溶剂的性质不同，对各种化学成分的溶解度不同，提取的化学成分也不一样，因此，选择合适的提取溶剂与提取效果及质量要求关系密切。溶剂用量越大对成分溶解能力越强，但给后续的浓缩操作带来不便。调节溶剂的 pH 可利于某些有效成分的提取，如用酸性溶剂提取生物碱，用碱性溶剂提取酸性皂苷等。

（9）提取压力

提高压力有利于加速润湿渗透过程，使药材组织内更快地充满溶剂形成浓溶液，缩短提取时间。

（10）新技术应用

采用超临界流体提取、超声波提取、流化浸提、电磁场下浸提、电磁振动下浸提、脉冲浸提等强化浸提方法。

3. 常用的提取方法和设备

药物提取方法与溶剂性质、药材部位、剂型、工艺条件、生产规模有关，常用的有煎煮法、浸渍法、渗漉法、回流法等。

（1）煎煮法

煎煮法是指用水作溶剂，将药材加水煎煮取汁的常用方法。适用于有效成分能溶于水，且对湿、热稳定的药材。但用水煎煮时，提取的成分比较复杂，除有效成分外，杂质往往也提取较多，给精制带来不利。

煎煮法常用的提取设备有敞口可倾斜式夹层锅、提取罐、球形煎煮罐等。其中提取罐（见图 4－3－1a）是目前生产中普遍采用的一种可调节气压、温度的密闭间歇式多功能设备，可用于水煎煮提取、有机溶剂回流提取、强烈循环提取、挥发油提取、有机溶剂回收等操作。药材经加料斗进入罐内，加水浸没药材，浸泡适宜时间，加热至微沸并维持规定的时间。提取完毕后，提取液从罐体下部经滤网过滤后排出、保存，药渣再依此法煎煮提取 1 ~ 2 次，合并各次滤液，即得。

在提取过程中，为了提高提取效率，可进行强制循环提取：开启水泵，使药液从罐体下部排液口放出，经管道滤过器过滤，用泵打回罐体内循环，直至提取完毕。但该法不适宜含淀粉多或黏性大的药材提取。

（2）浸渍法

浸渍法是在常温或温热条件下将药材用定量的适宜溶剂浸泡以提取有效成分的浸出方法。该方法适用于有效成分遇热易破坏的药材；黏性及无组织结构的药材，如安息香、没药；新鲜及易于膨胀的药材，如大蒜、鲜橙皮。浸渍法简单易行，但溶剂用量大，利用率低，有效成分浸出不完全，故不适用于贵细料药材、毒性药材及高浓度制剂。工业上常用的浸渍器有不锈钢罐、搪瓷罐、陶瓷罐等。

（3）渗漉法

渗漉法是将药材粉末装入渗漉筒内，从药粉上不断添加溶剂使其渗过药粉，在流动过程中浸出有效成分的方法。所得浸出液称渗漉液。在渗漉过程中，溶剂相对于药粉流动，属于动态提取，有效成分提取完全，溶剂利用率高。因此本法适用于高浓度浸出制剂的制备，亦可用于药材中有效成分含量较低的药材的充分提取，以及贵重药材、毒性药材、有效成分遇热易破坏的药材提取，但对新鲜及易膨胀的药材、无组织结构的药材不宜应用。渗漉提取时溶剂通常为不同浓度的乙醇。

渗漉提取罐有圆柱形、圆锥形两类，罐体上部有加料口、下部有出渣口，底部安装筛板、筛网等以支持药粉底层。圆锥形渗漉提取罐（见图4－3－1b）。大型渗漉提取罐设有夹层可通蒸气加热或加水冷却，达到提取所需温度，并能进行常压、加压及强制循环渗漉操作。渗漉时，溶剂渗入药材细胞中溶解可溶性成分后浓度增加、密度增大而向下移动，上层的提取溶剂或稀提取液置换其位置，形成了良好的浓度梯度，使扩散过程自然进行，故渗漉提取有效成分比较完全，而且省去了分离药渣与提取液的操作过程。

（4）回流法

回流法采用乙醇等挥发性溶剂提取药材时，溶剂受热挥发，经冷凝器冷凝而流回浸出器中，如此循环以提取有效成分。回流法浸出效果好，溶剂用量少、利用率高，适用于有效成分对热稳定的药材的提取。

回流法装置一般由加热、提取、冷凝三部分组成，常用提取设备有多功能提取罐（见图4－3－1c）、索氏提取器等。

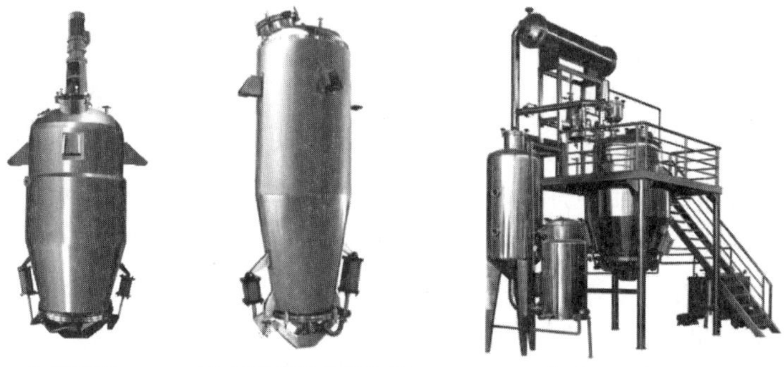

a）提取罐　b）圆锥形渗漉提取罐　c）多功能提取罐

图4－3－1　提取设备

二、浓缩

1. 浓缩的定义

浓缩是指将原料药物提取液加热，在沸腾状态下将部分溶剂汽化除去，使提取液达到规定浓度的过程。

浓缩是中药制剂前处理的重要操作技术，而在浓缩过程中需要不断地供给热能。药厂生产中的热能供给来源于蒸气，通常称为一次蒸气。药液被一次蒸气加热沸腾所产生的溶剂蒸气则称为二次蒸气。

2. 影响浓缩的因素

（1）热源

热源与被蒸发液体之间有一定的温度差。要使蒸发速度快，就要求加热热源的温度高于溶剂沸腾的温度，从而使溶剂的分子获得足够的热能而不断汽化。

（2）蒸发面积

溶剂的汽化是在液体表面进行的，增加蒸发面积，如加大蒸发锅的口径，可以使蒸发速度加快。因此在常压蒸发时多采用大口的浅锅。

在敞口蒸发时，随着浸提液中溶剂的蒸发，被蒸发液体的表面逐渐变浓而黏稠，因而液体表面易出现结膜现象。液面结膜后阻止了溶剂的汽化，应加强搅拌，克服结膜现象，加速蒸发。

（3）二次蒸气浓度

在蒸发操作时要尽可能降低溶剂蒸气的浓度，以加速蒸发过程。在操作车间使用排风扇、蒸发锅与真空泵相连，目的都在于降低蒸发溶剂的蒸气压力，即降低二次蒸气的浓度。

（4）液体表面的压力

液体表面压力包括大气压以及液体本身的静压。降低蒸发器内的气压和液体静压，都可使蒸发加速。

3. 常用的浓缩方法和设备

（1）常压蒸发

常压蒸发是指液体在标准大气压（101. 33 kPa）下的蒸发过程。本法适用于被蒸发液体中有效成分耐热，被蒸发的溶剂无毒、无害、无燃烧性且价格便宜。常压蒸发具有设备简单、易操作，可保持最大蒸气压差等优点。但同时具有蒸发慢、蒸发温度高、开放式操作、环境潮湿、极易污染的缺点。为克服操作环境湿度大的缺点，车间的通风排气设备必须完善。

制药企业常用的设备为敞口夹层锅，实验室多用蒸发皿及搪瓷盆等，如图 4 – 3 – 2 所示。

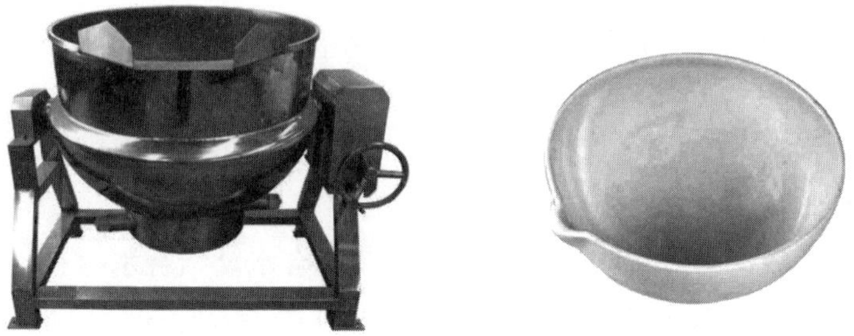

敞口夹层锅　　蒸发皿

图 4 – 3 – 2　常压蒸发设备

（2）减压蒸发

减压蒸发是指在低于标准大气压条件下的蒸发浓缩方法。常用于含热敏成分药液的蒸发及需回收溶剂的溶液的蒸发。

减压蒸发的特点包括：①压力降低，溶液的沸点降低，能防止或减少热敏性物质的分解；②增大了传热温度差，提高蒸发效率；③能不断地排除溶剂蒸气，有利于蒸发顺利进行；④沸点降低，一般减压蒸发温度要求在 40 ~ 60 ℃，可利用低压蒸汽或废气作加热源；

⑤密闭容器可回收乙醇等溶剂。

常用设备包括：①减压蒸馏器，在减压及较低温度下使药液得到蒸发，同时可将乙醇等溶剂回收；②真空蒸发罐，用水流喷射泵抽气减压，适于水提液的蒸发；③管式蒸发器，加热室由管件构成，药液通过有蒸汽加热的管壁而被蒸发。

（3）薄膜蒸发

薄膜蒸发药液在快速流经加热面时，形成薄膜并且因剧烈沸腾产生大量泡沫，增加蒸发面积，能显著提高蒸发效率的蒸发方法。

薄膜蒸发的特点包括：①蒸发速度快，受热时间短；②不受液体静压和过热影响，成分不易被破坏；③可在常压或减压下进行连续操作；④溶剂可回收再利用。

常用设备包括：①升膜式蒸发器，适用于蒸发量较大，有热敏性、黏度适中和易产生泡沫的料液，不适用于高黏度、有结晶析出或易结垢的料液；②降膜式蒸发器，适用于蒸发浓度高、高黏度的药液，由于降膜式没有液体静压强作用，沸腾传热系数与温度差无关，即使在较低传热温度差下，传热系数也较大，对热敏性药液的蒸发更有益；③刮板式薄膜蒸发器，适于高黏度、易结垢、热敏性药液的蒸发，目前药厂较为常用；④离心式薄膜蒸发器，通过离心使药液分布成0.05～1.00 mm的薄膜，再通过锥形盘加热面被蒸发，适于高热敏性物料蒸发。

三、干燥

1. 干燥的定义

干燥是指利用热能或其他适宜的方法去除湿物料中的溶剂从而获得干燥固体产品的操作过程。在中药制剂的生产中需要干燥的物料多数为湿法制粒所得的物料，也有固体原料药以及中药浸膏等。

干燥的主要目的是除去水分，重要条件是传质和传热的推动力，湿物料表面的湿分蒸气压要大于干燥介质中湿分蒸气压，压差越大，干燥过程越快。

2. 影响干燥的因素

（1）物料中水分存在的形式

物料中的水分有两种存在形式，即结合水与非结合水。结合水存在于物料的毛细管或细胞内，与物料的结合力强，汽化时所需能量高，难以蒸发；非结合水存在于物料表面，通过一般的加热就可以使之汽化除去。水在物料中可能以一种形式存在，也可能以两种形式存在，所以干燥过程应缓慢进行，使各种形式的水分都被逐渐加热汽化，从物料中除去。

（2）被干燥物料的性质

被干燥物料的性质包括干燥物料的形状（如颗粒状、粉末状或结晶状）、物料的厚薄、颗粒的大小等因素。一般而言，颗粒状物料比粉末状物料干燥快，因为它对水的吸附能力比粉末状物料弱。结晶性物料比粉末状物料干燥快，而且结晶越大，干燥越快。干燥时物料铺得越薄干燥越快，因为铺得薄的物料干燥时暴露面积比较大。大的颗粒或物料块因暴露面积较小而干燥较慢，反之，小的颗粒或物料块干燥较快。

（3）干燥介质的温度、湿度和流速

干燥介质的温度越高，水分蒸发越快，干燥也越快。应注意根据药材所含成分的性质选择适宜的干燥温度，以防有效成分被破坏。干燥空间的湿度越大，实际蒸气压越大，水分蒸发越慢，干燥速度越慢，所以应尽可能降低干燥空间的湿度，如排风；干燥介质的流速快，带走的湿空气快，有利于干燥。

（4）干燥的速度

干燥时应控制干燥速度，让干燥过程缓慢进行。因为在干燥过程中，水分首先从物料表面蒸发，然后物料内部的水分扩散到表面继续蒸发。如果蒸发速度太快或开始干燥时的温度过高，物料表面水分过快蒸发引起表面物料结成致密的膜，内部水分不能继续扩散到表面，使干燥不彻底，这种现象称为“假干现象”。假干现象会影响制剂的稳定性。

（5）干燥的方法

干燥的效率与干燥方法有关。物料静态干燥所需时间长，效率低；物料的动态干燥速度快，效率高。如沸腾干燥、喷雾干燥，都属于动态干燥。

（6）干燥的压力

压力与蒸发量成正比，因此减压是改善蒸发、促进干燥加快的有效手段。减压干燥能加快水分蒸发速度，降低干燥温度，并使物料干燥后疏松易碎，有利于保证制剂质量。

3. 常用的干燥方法和设备

干燥方法的分类方式有多种：按操作方式分为间歇式、连续式；按操作压力分为常压式、真空式；按加热方式分为热传导干燥、对流干燥、辐射干燥、介电加热干燥等。

（1）热传导干燥

热传导干燥是将热能通过与物料接触的壁面以传导方式传递给物料，使物料中的湿分汽化并由周围空气气流带走从而达到干燥目的的操作。其特点是通过固体壁面传热。常用设备有真空式干燥器、滚筒干燥器和冷冻干燥器等。

（2）对流干燥

对流干燥是将热能以对流方式由热气体传给与其接触的湿物料，物料中的湿分受热汽化并被带走从而达到干燥目的的操作。其特点是通过气流与物料直接接触传热。常用设备有厢式干燥器、转筒干燥器、气流干燥器、流化床干燥器和喷雾干燥器等。

（3）辐射干燥

辐射干燥是将热能以电磁波的形式发射，入射至湿物料表面被吸收而转变为热能，将物料中的湿分加热汽化从而达到干燥目的的操作。其特点是热能以辐射波形式传递给物料。常用设备有红外线干燥器。

（4）介电加热干燥

介电加热干燥是将湿物料置于高频电场内，由于高频电场的交变作用使物料中的水分加热、湿分汽化从而达到干燥目的的操作。常用设备有微波干燥器。

常见干燥设备特点及应用见表 4－3－1。

表 4-3-1　常见干燥设备特点及应用

干燥设备名称	特点及应用
厢式干燥器	设备结构简单，投资少，操作方便，适用性强，可干燥多种物料，适用于药材提取物及丸剂、散剂、片剂颗粒的干燥，亦可用于中药材的干燥
气流干燥器	干燥速率快，干燥时间短，适宜于干燥热敏性和低熔点的物料，对晶体有一定要求的物料不适用，适于处理含非结合水及结块不严重又不怕磨损的粒状物料
流化床干燥器	又称为沸腾干燥器，在流化床内温度均匀，热效率高，干燥室密封性好，物料不能与其他机件接触，不会有杂质混入，因而特别适合于制剂生产的干燥
喷雾干燥器	最适用于从溶液、乳液、悬浮液和可塑性糊状液体原料中生成粉状、颗粒状或块状固体产品
冷冻干燥器	适宜于热敏性、易水解、易氧化物料及含易挥发性成分物料的干燥
微波干燥器	干燥速度快、物料加热均匀、热效率高、控制灵敏及操作方便。不仅适用于含水物质，也适用于许多有机溶剂、无机盐类药物的加热干燥，如各种中药材、提取物等制剂中间体的干燥

思考与练习

1. 单项选择题

（1）以下《中国药典》（2020 年版）中关于筛号的叙述正确的是（　　）。

A. 筛号是以每一英寸筛目表示　　B. 一号筛孔最大，九号筛孔最小

C. 最大筛孔为十号筛　　D. 二号筛相当于工业 200 目筛

（2）下列不是常用的混合方法的是（　　）。

A. 搅拌混合法　　B. 研磨混合法　　C. 过筛混合法　　D. 剪切混合

（3）下列应单独粉碎的药物是（　　）。

A. 大黄　　B. 牛黄　　C. 山萸肉　　D. 厚朴

（4）下列关于渗漉法的陈述，正确的是（　　）。

A. 药材装筒后，加入浸提溶剂即可收集漉液

B. 为了提高浸提效率，药材宜粉碎成细粉

C. 药材需浸渍后才可装入渗漉筒中

D. 快速渗漉 20 g 和 2 kg 药材，所需时间无显著差异

（5）下列不影响干燥的因素是（　　）。

A. 干燥的方法　　B. 干燥的速度　　C. 干燥的压力　　D. 物料稳定

2. 多项选择题

（1）下列关于喷雾干燥的表述，正确的是（　　）。

A. 适用于液态物料的干燥　　B. 瞬间干燥，适用于热敏性物料
C. 制品溶解性好　　D. 制品是松弛颗粒或粉末
(2) 下列应采用加液研磨法粉碎的药料是（　　）。
A. 石膏　　B. 樟脑　　C. 冰片　　D. 薄荷脑
(3) 热敏性物料比较常用的干燥方法有（　　）。
A. 喷雾干燥　　B. 冷冻干燥　　C. 减压干燥　　D. 烘箱干燥
(4) 以下粉碎操作时应注意的问题正确的是（　　）。
A. 药料必须全部混匀后粉碎　　B. 粉碎毒剧药时应避免中毒
C. 药材入药部位必须全部粉碎　　D. 粉碎过程中及时过筛
(5) 影响球磨机粉碎效果的因素有（　　）。
A. 温度　　B. 转速　　C. 圆球大小　　D. 药物性质

3. 简答题

(1) 简述粉碎操作的目的。
(2) 常见干燥设备有哪些？简述它们的特点及应用。
(3) 简述混合操作的影响因素。

实训三　称量与配料

一、实训目的

1. 掌握检查、校正所用计量容器、度量衡器的使用；
2. 会根据称量范围选择适当的容器、衡器、量器进行称量；
3. 能按照清场操作规程进行清场。

二、器材准备

1. 实验场地：实验室；
2. 实训仪器与设备：电子天平、电子秤、称量纸、烧杯等；
3. 实训材料：太子参、陈皮、山药、炒麦芽、山楂等。

三、实训内容和步骤

1. 实训内容

健胃消食片原料的称量配料

【处方】太子参 228.6 g　陈皮 22.9 g　山药 171.4 g　炒麦芽 171.4 g　山楂 114.3 g

2. 实训步骤

（1）检查实训室、电子天平、电子秤的清洁状况；

（2）按生产指令填写工作状态，挂生产标识牌；

（3）用75%乙醇擦拭消毒设备及所用的容器具；

（4）检查电子天平及电子秤的校正合格证，并开机进行校准；

（5）按处方领取太子参、陈皮、山药、炒麦芽、山楂进入称量配料间；

（6）按处方和批生产指令中的投料量，计算配料所需使用量并复核确认无误后，方可进行称量配料；

（7）逐个打开原料包装封口，将所称物料用洁净工具取出置于洁净的容器或塑料袋内，放在电子天平或电子秤上称量；

（8）按照电子天平或电子秤标准操作规程依次称取处方半量的太子参（两份）及处方量的陈皮、山药、炒麦芽、山楂；

（9）将称取的陈皮、炒麦芽、山楂及处方半量太子参混合，山药和剩余太子参单独放置，并标明物料名称、质量、批号、时间等，送交下一道工序；

（10）按照清场规程清洁消毒设备和实训室。

四、实训测评

按表S－3－1所列评分标准进行测评，并填好生产记录表S－3－2。

表S－3－1　实训评分标准

班级：　　　　姓名：　　　　学号：　　　　实训名称：

考核内容		评分标准	分值	实得分
准备工作（分值7%）		着装及个人卫生符合规定	3	
		确认实训室和设备清洁状况	2	
		擦拭消毒设备及所用容器具	2	
操作（分值58%）	衡器准备	检查电子天平和电子秤的校正合格证	3	
		校正电子天平及电子秤	10	
	备料	正确领取太子参、陈皮、山药、炒麦芽、山楂等物料进入称量配料间	5	
		填写物料暂存记录	2	
	称量操作	正确选用衡器	3	
		电子天平和电子秤操作正确	10	
		核对原料的品名、批号、规格	5	
		计算配料所需使用量及复核	10	
		配料操作规范	10	
清场（分值15%）		场地、仪器和设备清洁	10	
		清场记录填写准确完整	5	

续表

考核内容	评分标准	分值	实得分
操作记录 （分值10%）	记录填写准确完整	5	
	质量标准符合规定	5	
其他（分值10%）	正确回答考核人员提出的问题	10	
合计		100	

考核教师：　　　　　　　　　　　　　　　　　　　　　　　　　　时间：　　年　　月　　日

表 S－3－2　　生产记录

班级：　　　　姓名：　　　　学号：　　　　实训名称：

品名	健胃消食片	规格	0.5 g/片
批号		批量	
生产前确认	1. 有“清场合格证” □ 2. 室内无与本产品无关物料 □ 3. 室内洁净 □ 4. 工作台面洁净 □ 5. 电子天平及电子秤洁净 □ 6. 电子天平及电子秤已校正 □ 7. 下发的批生产记录的品名、批号及规格正确 □ 8. 室内温度________℃ 9. 室内湿度________% 操作人：________　复核人：________　QA：________		
物料名称	理论用量（g）	批实际用量（g）	操作复核
太子参			
陈皮			
山药			
炒麦芽			
山楂			
配制结果		总质量	
操作人		复核人	
QA			
生产结束进行清场	1. 无本批产品遗留物 □ 2. 地面清洁 □ 3. 工作台面清洁 □ 4. 送风口、回风口清洁 □ 5. 电子天平及电子秤清洁 □ 6. 灯具清洁 □ 7. 墙面、天花板清洁 □ 8. 容器具清洁 □ （清场合格证附后） 操作人：________　复核人：________　QA：________		
开始生产时间	年　月　日	结束生产时间	年　月　日

实训四 粉碎、筛分与混合

一、实训目的

1. 掌握粉碎、筛分与混合设备的结构和工作原理；

2. 学会粉碎、筛分和混合设备的操作以及清洁消毒操作。

二、器材准备

1. 实验场地：实验室；

2. 实训仪器与设备：电子天平、称量纸、60 目和 80 目筛网、不锈钢桶、万能粉碎机、旋振筛、V 形混合筒等；

3. 实训材料：太子参、山药等。

三、实训内容和步骤

1. 实训内容

健胃消食片原料的粉碎、筛分和混合

【处方】太子参 228.6 g 陈皮 22.9 g 山药 171.4 g 炒麦芽 171.4 g 山楂 114.3 g

2. 实训步骤

（1）检查实训室、万能粉碎机、旋振筛、V 形混合筒的清洁状况；

（2）按生产指令填写工作状态，挂生产标识牌；

（3）用 75% 乙醇擦拭消毒设备及所用的容器具；

（4）按处方称取半量的太子参和山药；

（5）安装万能粉碎机（60 目）、旋振筛（60 目和 80 目）、V 形混合筒并空机运转检查是否异常；

（6）按照标准操作规程分别进行太子参和山药的粉碎、过筛并填写记录；

（7）利用 V 形混合筒将筛分好的太子参和山药混合均匀并填写记录；

（8）按照清场规程清洁消毒设备和实践实训室。

四、实训测评

按表 S－4－1 所列评分标准进行测评，并填好生产记录表 S－4－2。

表 S－4－1　**实训评分标准**

班级：　　　　姓名：　　　　学号：　　　　实训名称：

<table>
<tr><th colspan="2">考核内容</th><th>评分标准</th><th>分值</th><th>实得分</th></tr>
<tr><td colspan="2" rowspan="4">准备工作
（分值 10%）</td><td>着装及个人卫生符合规定</td><td>3</td><td></td></tr>
<tr><td>确认实训室和设备清洁状况</td><td>2</td><td></td></tr>
<tr><td>检查确认仪器设备性能良好，填写生产状态</td><td>3</td><td></td></tr>
<tr><td>擦拭消毒设备及所用容器具</td><td>2</td><td></td></tr>
<tr><td rowspan="9">操作
（分值
55%）</td><td rowspan="2">设备安装</td><td>选用正确目数的筛网且设备安装正确</td><td>6</td><td></td></tr>
<tr><td>设备空机运转检查无异常</td><td>3</td><td></td></tr>
<tr><td rowspan="2">备料</td><td>准确称量太子参、山药</td><td>3</td><td></td></tr>
<tr><td>填写记录</td><td>3</td><td></td></tr>
<tr><td rowspan="3">粉碎、
筛分操作</td><td>万能粉碎机使用规范</td><td>10</td><td></td></tr>
<tr><td>原料粉碎时间控制得当</td><td>5</td><td></td></tr>
<tr><td>旋振筛操作规范</td><td>10</td><td></td></tr>
<tr><td rowspan="2">混合操作</td><td>V 形混合筒使用规范</td><td>10</td><td></td></tr>
<tr><td>混合时间控制得当</td><td>5</td><td></td></tr>
<tr><td colspan="2" rowspan="2">清场
（分值 15%）</td><td>场地、仪器和设备清洁</td><td>10</td><td></td></tr>
<tr><td>清场记录填写准确完整</td><td>5</td><td></td></tr>
<tr><td colspan="2" rowspan="2">操作记录
（分值 10%）</td><td>记录填写准确完整</td><td>5</td><td></td></tr>
<tr><td>质量标准符合规定</td><td>5</td><td></td></tr>
<tr><td colspan="2">其他（分值 10%）</td><td>正确回答考核人员提出的问题</td><td>10</td><td></td></tr>
<tr><td colspan="3">合计</td><td>100</td><td></td></tr>
</table>

考核教师：　　　　　　　　　　时间：　　年　　月　　日

表 S－4－2　**生产记录**

班级：　　　　姓名：　　　　学号：　　　　实训名称：

<table>
<tr><td>品名</td><td>健胃消食片</td><td>规格</td><td>0.5 g/片</td></tr>
<tr><td>批号</td><td></td><td>批量</td><td></td></tr>
<tr><td>生产前确认</td><td colspan="3">1. 有“清场合格证”　□
2. 室内无与本产品无关物料　□
3. 室内洁净　□
4. 容器洁净　□
5. 万能粉碎机、旋振筛及 V 形混合筒洁净　□
6. 下发的批生产记录的品名、批号及规格正确　□
7. 室内温度________℃
8. 室内湿度________%
操作人：________　复核人：________　QA：________</td></tr>
<tr><td>原辅料名称</td><td colspan="3"></td></tr>
<tr><td>原辅料批号</td><td colspan="3"></td></tr>
<tr><td>领入数量</td><td colspan="3"></td></tr>
<tr><td>领料人</td><td colspan="3"></td></tr>
</table>

续表

<table>
<tr><td colspan="6">粉碎、筛分记录</td></tr>
<tr><td>原辅料名称</td><td>处理方式</td><td>筛网目数</td><td>处理后数量</td><td>收得率</td><td>操作人</td></tr>
<tr><td></td><td></td><td></td><td></td><td></td><td></td></tr>
<tr><td></td><td></td><td></td><td></td><td></td><td></td></tr>
<tr><td></td><td></td><td></td><td></td><td></td><td></td></tr>
<tr><td>复核人</td><td colspan="2"></td><td>QA</td><td colspan="2"></td></tr>
<tr><td>设备运行情况</td><td colspan="5"></td></tr>
<tr><td colspan="6">混合记录</td></tr>
<tr><td>混合</td><td colspan="5">关闭蝶阀→物料放入混合机→加料口盖子闭紧锁死→按工艺要求设置混合转速、时间→按下启动按钮</td></tr>
<tr><td colspan="6">混合时间：________分钟　　　混合转速：________转/分钟</td></tr>
<tr><td>日期</td><td>投料量</td><td>开始时间</td><td colspan="2">结束时间</td><td>操作人</td></tr>
<tr><td></td><td></td><td></td><td colspan="2"></td><td></td></tr>
<tr><td></td><td></td><td></td><td colspan="2"></td><td></td></tr>
<tr><td>放料</td><td colspan="2">打开蝶阀放料，称重</td><td colspan="3">□按要求操作
□未按要求操作</td></tr>
<tr><td>复核人</td><td colspan="2"></td><td>QA</td><td colspan="2"></td></tr>
<tr><td>生产结束
进行清场</td><td colspan="5">1. 无本批产品遗留物 □　　6. 灯具清洁 □
2. 地面清洁 □　　7. 墙面、天花板清洁 □
3. 工作台面清洁 □　　8. 容器具清洁 □
4. 送风口、回风口清洁 □　　（清场合格证附后）
5. 万能粉碎机、旋振筛及 V 形混合筒清洁 □
操作人：________　复核人：________　QA：________</td></tr>
</table>

第五章

中药液体制剂制备技术

我国的本草专著《神农本草经》中指出，药性有宜丸者，宜散者，宜水煎者，宜酒渍者，亦有一物兼宜者，亦有不可入汤酒者，并随药性，不得违越。由此可见，古人对中药不同剂型治疗疾病的适宜性已经有了深刻的认知，不同的药性，应选择不同的剂型，才能起到其应有的治疗效果。中药液体制剂包括汤剂、合剂、酒（酊）剂、煎膏剂、糖浆剂等。通过中药液体制剂技术的学习，会依从药品标准和相关法律法规制备、贮存和使用中药液体制剂，能有效地控制中药液体制剂的质量，为将来直接从事酒（酊）剂、煎膏剂、糖浆剂等中药液体制剂的生产奠定基础。

§5－1　浸膏剂与流浸膏剂

学习目标

1. 掌握浸膏剂与流浸膏剂的定义及特点；
2. 掌握浸膏剂与流浸膏剂的制备工艺与制备要点；
3. 熟悉浸膏剂与流浸膏剂的生产过程质量控制与质量评定；
4. 能进行浸膏剂与流浸膏剂制备并做质量检查。

课堂导入

香水赋予人体部位或衣物香味，带给人愉悦的感受。香水制作离不开香精，如茉莉花味的高级香水就是以茉莉花为原料制作香精。

请问：用于制作高级香水及化妆品的香精属于什么剂型？为什么？

一、浸膏剂与流浸膏剂概述

1. 浸膏剂与流浸膏剂的定义

浸膏剂、流浸膏剂系指饮片用适宜的溶剂提取，蒸去部分或全部溶剂，调整至规定浓度而成的制剂。除另有规定外，流浸膏剂系指每1 mL相当于饮片1 g；浸膏剂分为稠膏和干膏两种，每1 g相当于饮片2～5 g。

2. 浸膏剂与流浸膏剂的特点

浸膏剂有效成分含量高，体积小，疗效确切，应密闭于阴凉处保存。浸膏剂可用于制备酊剂、流浸膏剂、丸剂、片剂、软膏剂、栓剂等，常用煎煮法和渗漉法制备。流浸膏剂久置后易发生沉淀，可过滤除去，测定有效成分含量，调整至规定标准，仍可使用。流浸膏剂应置避光容器内密封，阴凉处保存，常用于配制合剂、酊剂、糖浆剂、丸剂等，也可作其他制剂的原料。除另有规定外，流浸膏剂一般用渗漉法或其他适宜方法制备，渗漉时使用不同浓度的乙醇为溶剂。

二、浸膏剂与流浸膏剂的制备

1. 浸膏剂与流浸膏剂的制备工艺

（1）流浸膏剂，除另有规定外，一般用渗漉法制备，其制备工艺流程如图5－1－1所示。

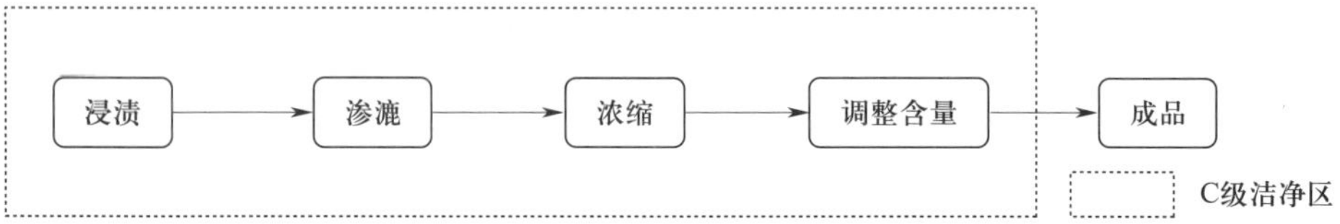

图5－1－1　流浸膏剂的制备工艺流程

（2）浸膏剂的制备方法，一般多采用渗漉法、煎煮法，有的也采用回流法或浸渍法。浸膏剂制备工艺流程与流浸膏剂基本一致。

（3）浸膏剂与流浸膏剂制备的常用设备包括配药器具、渗漉设备、浓缩设备、干燥设备等，如图5－1－2所示。

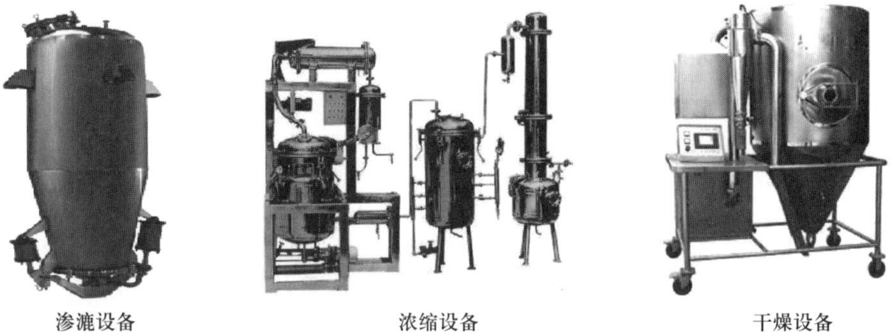

图5－1－2　浸膏剂与流浸膏剂制备的常用设备

2. 浸膏剂与流浸膏剂的制备要点

（1）浸渍

取药材（药粉），用70%乙醇作溶剂，浸渍48小时后进行渗漉。若原料中含有油脂，应先脱脂，再进行渗漉。

（2）渗漉及浓缩

制备流浸膏时，收集85%药材量的初漉液另器保存，续漉液经低温浓缩后与初漉液合并，调整至规定量，静置，取上清液分装。制备浸膏剂时，全部提取液应低温浓缩至稠膏状，加稀释剂或继续浓缩至规定的量。若渗漉溶剂为水，且有效成分又耐热，可不必收集初漉液，将全部漉液常压或减压浓缩后，加适量乙醇作防腐剂。

（3）干燥

浸膏剂干燥往往比较费时，可将浓缩液摊铺在已涂油或撒布一层药粉的烘盘内，80 ℃以下温度干燥，制成薄片状物；也可在浓缩液中掺入适量原药细粉或药渣粉、淀粉稀释后再干燥。如要直接制得干浸膏粉，可用喷雾干燥法，这样既缩短时间，又防止药物的分解或失效。

（4）防止长霉发酵

有些浸膏剂或流浸膏剂含糖、蛋白质等物质，加之制药设备、工具、环境污染等原因，在适宜的温湿度、pH 条件下，微生物易生长繁殖。因此在生产过程中，应添加适宜防腐剂，配药器具应消毒处理，洗净后消毒，或150 ℃烘干，或以0. 1%苯扎溴铵浸泡30分钟，处理后的器具不再接触水。

（5）防止浑浊沉淀

浸膏剂或流浸膏剂贮存日久或受外界温度、光线、pH 等因素影响时，胶粒可逐渐“陈化”、凝聚成大颗粒沉淀析出。在生产过程中，应用改良的明胶法去除鞣质，也可用两次灭菌法沉淀除去鞣质。

三、浸膏剂与流浸膏剂的质量控制与质量评定

1. 生产过程质量控制

（1）操作室内压力应大于室外压力；提取、浸渍、渗漉岗位操作室要求洁净度达C级；浓缩、调整含量岗位操作室要求洁净度达B级或C级，温度为18～26 ℃。

（2）在工艺员的指导下，依照生产指令准确称取净饮片，并按生产工艺要求进行适当粉碎，取粗粉或中等粉备用。

（3）投料后，严格按工艺规程所规定的加水量、渗漉时间与渗漉温度（压力）、渗漉次数进行操作，榨取的鲜汁应另器保存。低温浓缩使其符合规定标准。

（4）提取液应低温浓缩至稠膏状，加稀释剂或继续浓缩至规定的量。

（5）生产过程中的物料应有标示。

（6）操作完毕应按GMP要求进行清场处理，浸流膏剂久置若产生沉淀时，在乙醇和有效成分含量符合各品种项下规定的情况下，可滤过除去沉淀。

2. 质量评定

除另有规定外，流浸膏剂、浸膏剂应进行以下相应检查。

【乙醇量】除另有规定外，含乙醇的流浸膏剂按照乙醇量测定法（通则0711）测定，应符合规定。

【甲醇量】除另有规定外，含乙醇的流浸膏剂按照甲醇量检查法（通则 0871）检查，应符合各品种项下的规定。

【装量】按照最低装量检查法（通则 0942）检查，应符合规定。

【微生物限度】按照非无菌产品微生物限度检查：微生物计数法（通则 1105）和控制菌检查法（通则 1106）及非无菌药品微生物限度标准（通则 1107）检查，应符合规定。

四、实例解析

甘草流浸膏

【处方】甘草浸膏 300 ~ 400 g　浓氨溶液适量　乙醇适量　蒸馏水适量

【制法】取甘草浸膏 300 ~ 400 g，加水适量，不断搅拌，并加热使之溶解，滤过，在滤液中缓缓加入 85% 乙醇，随加随搅拌，直至溶液中含乙醇量达 65% 左右，静置过夜，小心取出上清液，遗留沉淀再加 65% 的乙醇，充分搅拌，静置过夜，取出上清液，沉淀再用 65% 乙醇提取一次，合并三次提取液，滤过，回收乙醇，测定甘草酸含量后，加水与乙醇适量，使甘草酸和乙醇量均符合规定，加浓氨试液适量调节 pH 值，静置使澄清，取出上清液，滤过，即得。

【性状】本品为棕色或红褐色的液体；味甜、略苦、涩。

【鉴别】取本品 1 mL，加水 40 mL，用正丁醇振摇提取 3 次，每次 20 mL（必要时离心），合并正丁醇液，用水洗涤 3 次，每次 20 mL，正丁醇液蒸干，残渣加甲醇 5 mL 使溶解，作为供试品溶液。另取甘草酸铵对照品，加甲醇制成每 1 mL 含 2 mg 的溶液，作为对照品溶液。照薄层色谱法（通则 0502）试验，吸取上述两种溶液各 5 μL，分别点于同一用 1% 氢氧化钠溶液制备的硅胶 G 薄层板上，以乙酸乙酯 - 甲酸 - 冰醋酸 - 水（15∶1∶1∶2）为展开剂，展开，取出，晾干，喷以 10% 硫酸乙醇溶液，在 105 ℃加热至斑点显色清晰，置紫外光灯（366 nm）下检视。供试品色谱中，在与对照品色谱相应的位置上，显相同的橙黄色荧光斑点。

【检查】

1. pH 值应为 7.5 ~ 8.5（通则 0631）。
2. 乙醇量应为 20% ~ 25%（通则 0711）。
3. 其他应符合流浸膏剂与浸膏剂项下有关的各项规定（通则 0189）。

【含量测定】照高效液相色谱法（通则 0512）测定。

色谱条件与系统适用性试验：以十八烷基硅烷键合硅胶为填充剂；以甲醇 - 冰醋酸 - 0.2 mol/L 醋酸铵溶液（67∶1∶33）为流动相；检测波长为 250 nm。理论板数按甘草酸峰计算应不低于 2 000。

对照品溶液的制备：取甘草酸铵对照品约 10 mg，精密称定，置 50 mL 量瓶中，加流动相 45 mL，超声处理使溶解，取出，放冷，加流动相稀释至刻度，摇匀，即得（每 1 mL 含甘草酸铵 0.2 mg，折合甘草酸为 0.195 9 mg）。

供试品溶液的制备：精密量取本品 1 mL，置 50 mL 量瓶中，加流动相约 20 mL，超声处理（功率200 W，频率50 kHz）30分钟，取出，放冷，加流动相稀释至刻度，摇匀，过滤。精密量取续滤液10 mL，置25 mL量瓶中，加流动相稀释至刻度，摇匀，即得。

测定法：分别精密吸取对照品溶液和供试品溶液各10 μL，注入液相色谱仪，测定，即得。

本品含甘草酸（$C_{42}H_{62}O_{16}$）不得少于1.8%（g/mL）。

【贮藏】密封。

思考与练习

1. 单项选择题

（1）流浸膏的浓度为（　　）。

A. 每1 g相当于原药材2～5 g　　B. 每5 g相当于原药材2～5 g

C. 每1 mL相当于原药材1 g　　D. 每1 g相当于原药材1 g

（2）关于流浸膏剂的叙述错误的是（　　）。

A. 流浸膏剂一般用作配制酊剂、合剂、糖浆剂或其他制剂的中间体

B. 流浸膏剂应置遮光容器内密封，置阴凉处贮存

C. 渗漉所用溶剂量一般为饮片量的5～8倍

D. 流浸膏剂大多以不同浓度的乙醇为溶剂

（3）浸膏剂与流浸膏剂浸渍过程中用（　　）乙醇作溶剂，浸渍（　　）后进行渗漉。若原料中含有油脂，应先脱脂，再进行渗漉。

A. 70%　24小时　　B. 75%　24小时　　C. 95%　48小时　　D. 70%　48小时

（4）浸膏剂的制备工艺为（　　）。

A. 浸渍→净化→浓缩→分装→入库　　B. 浸渍→渗漉→浓缩→调含量

C. 浸渍→精制→制粒→干燥→分装　　D. 粉碎→润湿→装筒→排气→浸渍

（5）不属于浸膏剂特点的是（　　）。

A. 含量高　　B. 疗效确切

C. 在常温下密闭保存　　D. 体积小

（6）下列不属于流浸膏剂质量评定过程中必检项目的是（　　）。

A. 甲醇　　B. 乙醇　　C. 不溶物　　D. 装量

（7）浸膏剂干燥可将浓缩液摊铺在已涂油或撒布一层药粉的烘盘内，（　　）℃以下干燥，制成薄片状物。

A. 26　　B. 60　　C. 80　　D. 100

2. 多项选择题

（1）浸膏剂易出现的质量问题有（　　）。

A. 长霉　B. 发酵　C. 混浊　D. 水解
E. 陈化

（2）以浸膏剂为中间体的制剂有（　　）。

A. 颗粒剂　B. 煎膏剂　C. 软膏剂　D. 片剂
E. 胶囊剂

（3）下列关于流浸膏剂的叙述，正确的是（　　）。

A. 除另有规定外，流浸膏剂多用渗漉法制备
B. 渗漉法制备流浸膏的工艺为渗漉、浓缩、调整含量
C. 流浸膏剂渗漉时应先收集药材量 85% 的初漉液，另器保存
D. 流浸膏剂制备时，若渗漉溶剂为水且有效成分又耐热者，可不必收集初漉液
E. 流浸膏剂成品应测定含醇量

（4）浸膏剂或流浸膏剂受（　　）等因素影响时，胶粒可逐渐“陈化”，凝聚成大颗粒沉淀析出。

A. 贮存日久　B. 空气　C. 温度　D. 光线
E. pH 值

（5）浸膏剂可用于制备（　　）等剂型。

A. 流浸膏剂　B. 丸剂　C. 片剂　D. 软膏剂
E. 酊剂

（6）浸膏剂的常用制备方法有（　　）。

A. 渗漉法　B. 煎煮法　C. 浸渍法　D. 回流法
E. 水蒸气蒸馏法

3. 简答题

（1）简述浸膏剂与流浸膏剂的区别。
（2）简要说明浸膏剂与流浸膏剂的检查项目。

§5－2　煎膏剂

学习目标

1. 掌握煎膏剂的定义及特点；
2. 掌握煎膏剂的制备工艺与制备要点；
3. 熟悉煎膏剂的生产过程质量控制与质量评定；
4. 能进行煎膏剂制备并做质量检查。

一、煎膏剂概述

1. 煎膏剂的定义

煎膏剂系指饮片用水煎煮，取煎煮液浓缩，加炼蜜或糖（或转化糖）制成的半流体制剂，是中医惯用于治疗慢性病的一种浸出药剂。在冬季，中医临床常将止咳、活血通经、滋补性以及抗衰老方剂制成煎膏剂应用，如川贝雪梨膏、龟鹿二仙膏、益母草膏、枇杷膏等。

2. 煎膏剂的特点

煎膏剂多以滋补为主，兼有缓和的治疗作用，是中医滋补、防衰老、治疗慢性病的传统剂型之一，具有体积较小、稳定性好、易于贮存、味甜可口、服用方便等优点。

【知识链接】

煎膏剂的历史

煎膏剂是我国习用的一类膏状口服剂型，历史悠长。《后汉书·方术传》有著名外科医学家华佗使用神膏外敷的记载，东汉著名医学家张仲景的《伤寒杂病论》记载有不少膏方的制法与用途，《金匮要略·腹满寒疝宿食病》中的大乌头煎是膏方内服的最早记录。《肘后百一方》有“莽草膏”及“裴氏五毒神膏”的记载。煎膏剂疗法以滋补、保健、强身、抗衰、延年益寿为特点深受人们的青睐。

二、煎膏剂的制备

1. 煎膏剂的制备工艺

（1）煎膏剂制备的工艺流程如图 5-2-1 所示。

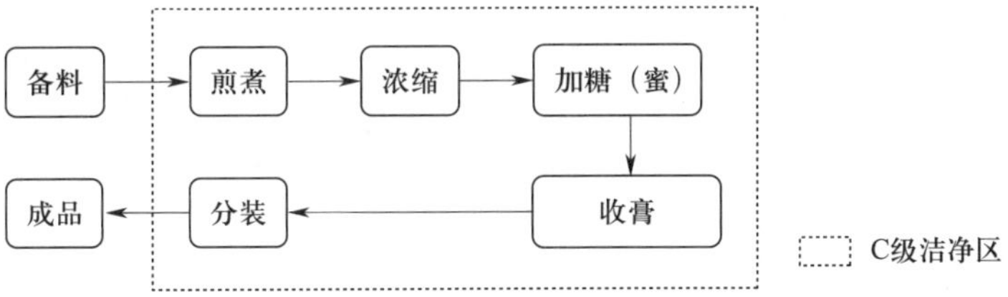

图 5-2-1　煎膏剂制备的工艺流程

（2）煎膏剂制备的常用设备包括煎煮设备、渗漉设备、灌注设备，其中煎煮设备和渗漉设备如图 5-2-2 所示。

2. 煎膏剂的制备要点

（1）原料药物的处理

对煎膏剂的配料按照一般饮片、细料药、胶、糖的不同逐一分类。一般饮片按处方要求炮制合格，准确称量配齐，备用；细料药应根据药物的特性单独处理，或另煎、另炖，或直接和入收膏的药汁中；胶类饮片（如阿胶、鹿角胶等）应烊化后备用；琥珀粉、羚羊角粉、紫河车粉、蛤蚧粉、珍珠粉、川贝粉、三七粉、灵芝孢子粉、青黛等细粉状药料，以及呈液

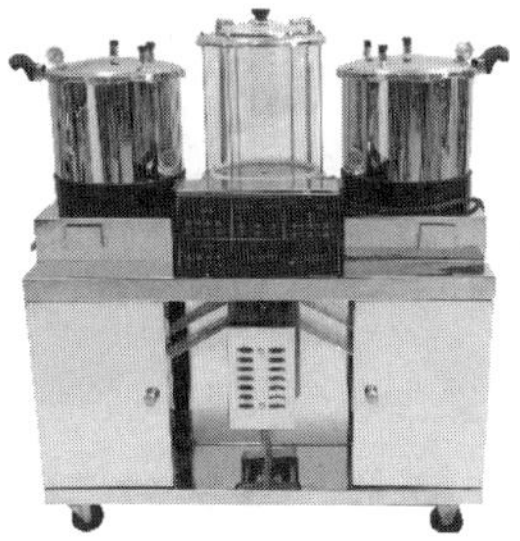
煎煮设备

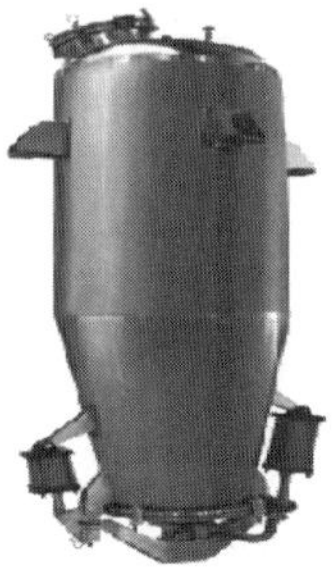
渗漉设备

图5－2－2　煎膏剂制备设备

体状态的鲜竹沥，应在收膏接近完成前，随搅随加，徐徐倾入药汁中，与药汁充分混匀。新鲜果品类药物（如梨、桑椹等）应先去果核等非药用部位，洗净后压榨取汁，另器保存，果渣与其他饮片一同煎煮；不耐久煎的饮片可用渗漉法浸出药用成分后备用，残渣与其他饮片一同煎煮。

（2）煎煮

药材一般以煎煮法浸提。药材饮片加水煎煮2～3次，每次2～3小时，合并煎液，静置澄清35小时，吸取上清液，滤过，备用。若为新鲜果类，则宜洗净后压榨取汁，果渣加水煎煮，煎液与果汁合并备用。也可用适宜浓度的乙醇为溶剂浸提药材中的有效成分，浸提液回收乙醇后备用。

（3）浓缩

煎煮后药液过滤、浓缩至规定的相对密度，即得清膏。

（4）加糖（蜜）

常用蜂蜜、蔗糖、红糖、冰糖、饴糖等。

（5）收膏

1）清膏按规定量加入炼蜜或糖（或转化糖）收膏；或需加饮片细粉，待冷至80 ℃左右时加入，搅拌混匀。除另有规定外，加炼蜜或糖（或转化糖）的量，一般不超过清膏量的3倍。炼糖的转化率一般为40%～50%，收膏时的相对密度一般在1.40左右。

2）收膏的标准一般是夏天宜老、冬天宜嫩。收膏的标准经验判断是夏天挂旗、冬天挂丝，手捻现筋丝，滴于冷水中不散但不成珠状，滴于桑皮纸上周围不现水迹即可。《中国药典》（2020年版，四部）规定用相对密度控制煎膏剂的黏稠度。

（6）检查外观

应无焦臭、异味、无糖的结晶析出。根据《中国药典》（2020年版）规定的方法检查，相对密度、不溶物、装量、微生物都应符合要求。

（7）分装要求

应分装在洁净干燥灭菌的大口容器中，待充分冷却后加盖密闭，以免水蒸气冷凝后流回膏滋表面，久贮后表面易产生霉败现象。

（8）贮藏

除另有规定外，煎膏剂应密封贮藏于阴凉干燥处，服用时取用器具亦须干燥洁净。

三、煎膏剂的生产过程质量控制与质量评定

1. 生产过程质量控制

（1）操作室内压力应大于室外压力；提取、浸渍、渗漉岗位操作室要求洁净度达 C 级；收膏岗位操作室要求洁净度达 B 级或 C 级；灌封岗位操作室要求洁净度达 B 级或 C 级，温度为 18 ~26 ℃。

（2）在工艺员的指导下，依照生产指令准确称取净饮片，并按生产工艺要求进行适当粉碎，分出粗细粉，分别放置备用。

（3）投料后，严格按工艺规程所规定的加水量、煎煮时间与煎煮次数进行操作，榨取的鲜汁应另器保存，尽量缩短加热时间。浓缩时应注意控制好火力大小，防止焦糊。

（4）精制操作应注意选择适宜的方法与设备。

（5）生产过程中的物料应有标示。

（6）操作完毕应按 GMP 要求进行清场处理。

2. 质量评定

按照《中国药典》（2020 年版，四部）煎膏剂质量检查的有关规定，煎膏剂需要进行如下方面的质量检查。

【外观】煎膏剂应无焦臭、无异味、无糖的结晶析出。

【相对密度】除另有规定外，取供试品适量，精密称定，加水约 2 倍，精密称定，混匀，作为供试品溶液。按照相对密度测定法（通则 0601）测定，按下式计算，应符合各品种项下的有关规定。

$$供试品相对密度 = \frac{W_1 - fW_1}{W_2 - fW_1}$$

式中：W_1为比重瓶内供试品溶液的质量（g）；

W_2为比重瓶内水的质量（g）。

$$f = \frac{加入供试品中的水重量}{供试品重量 + 加入供试品中的水重量}$$

凡加饮片细粉的煎膏剂，不检查相对密度。

【不溶物】取供试品 5 g，加热水 200 mL，搅拌使溶化，放置 3 分钟后观察，不得有焦屑等异物。

加饮片细粉的煎膏剂，应在未加入细粉前检查，符合规定后方可加入细粉。加入细粉后不再检查不溶物。

【装量】照最低装量检查法（通则 0942）检查，应符合规定。

【微生物限度】照非无菌产品微生物限度检查：微生物计数法（通则 1105）和控制菌检

查法（通则1106）及非无菌药品微生物限度标准（通则1107）检查，应符合规定。

四、实例解析

川贝雪梨膏

【处方】梨清膏400 g　麦冬100 g　川贝母50 g　百合50 g　款冬花100 g

【制法】以上五味，梨清膏系取鲜梨，洗净，压榨取汁，梨渣加水煎煮2小时，滤过，滤液与上述梨汁合并，静置24小时，取上清液，浓缩成相对密度1.30（90 ℃）。川贝母粉碎成粗粉，用70%乙醇作溶剂，浸渍48小时后进行渗漉，收集渗漉液，回收乙醇，备用；药渣与其余麦冬等三味加水煎煮二次，第一次4小时，第二次3小时，合并煎液，滤过，滤液静置12小时，取上清液，浓缩至适量，加入上述川贝母渗漉液及梨清膏，浓缩至相对密度为1.30（90 ℃）的清膏。每100 g清膏加入用蔗糖400 g制成的转化糖，混匀，浓缩至规定的相对密度，即得。

【性状】本品为棕黄色的稠厚半流体，味甜。

【功能与主治】润肺止咳，生津利咽。用于阴虚肺热，咳嗽，喘促，口燥咽干。

【用法与用量】口服。一次15 g，一日2次。

【注意】忌辛辣食物。

【贮藏】密封。

【处方工艺分析】本制剂是用煎煮技术浸提加炼蜜制成的煎膏剂。款冬花、百合、麦冬均为甘寒养阴清润之品，都有生津利咽润肺作用，蔗糖的转化糖在处方中作辅料。

【制备过程注意事项】注意加水量及煎煮时间、煎煮次数；浓缩时注意火力大小的变化，开始用大火，浓缩至1∶1后改用小火，直至相对密度为1.3（90 ℃）；收膏应用小火，防止焦煳。

思考与练习

1. 单项选择题

（1）煎膏剂制备时，加入炼蜜或炼糖的量一般不超过清膏量的（　　）。

A. 3倍　　B. 4倍　　C. 5倍　　D. 6倍

（2）炼糖时，蔗糖的转化率为（　　）。

A. 20%～30%　　B. 10%～30%　　C. 40%～50%　　D. 30%～50%

（3）煎膏剂的主要制备方法是（　　）。

A. 煎煮法　　B. 浸制法　　C. 渗漉法　　D. 回流法

（4）煎膏剂收膏时的相对密度一般为（　　）。

A. 3.1　　B. 2.3　　C. 1.8　　D. 1.4

(5) 不耐久煎的饮片应采用（　　）方法处理后应用。

A. 煎煮法　　B. 浸制法　　C. 渗漉法　　D. 回流法

(6) 饮片细粉应（　　）加入。

A. 煎煮时　　B. 炼糖时

C. 收膏时　　D. 收膏后冷至80℃左右时

(7) 川贝梨膏糖所用的辅料是（　　）。

A. 蔗糖　　B. 冰糖　　C. 红糖　　D. 蜂蜜

(8) 下列煎膏剂制备工艺流程中，正确的是（　　）。

A. 浸提→纯化→浓缩→炼糖（炼蜜）→分装

B. 备料→煎煮→浓缩→炼糖（炼蜜）→收膏→分装

C. 浸提→纯化→浓缩→分装→灭菌

D. 提取→精制→配液→灌装→灭菌

(9) 下列关于煎膏剂的叙述中，错误的是（　　）。

A. 外观质地细腻，稠度适宜，有光泽，相对密度、不溶物应符合药典规定

B. 煎膏剂收膏的稠度一般应控制相对密度在1.40左右

C. 无浮沫，无焦臭、异味，无返砂

D. 加入糖或炼蜜的量一般不超过清膏量的5倍

(10) 煎膏剂在贮藏时出现糖的结晶析出，这一现象称为（　　）。

A. 晶型转变　　B. 返砂　　C. 析晶　　D. 转化糖

2. 多项选择题

(1) 制备煎膏时，炼糖的目的是（　　）。

A. 使产生适量转化糖　　B. 使产生焦糖

C. 除去杂质和水分　　D. 杀死细菌

E. 防止“返砂”

(2) 浸出制剂易出现的质量问题有（　　）。

A. 长霉　　B. 发酵　　C. 混浊　　D. 水解

E. 陈化

(3) 以浸膏剂为中间体的制剂有（　　）。

A. 颗粒剂　　B. 煎膏剂　　C. 软膏剂　　D. 片剂

E. 胶囊剂

(4) 以乙醇为溶剂从药材中浸出有效成分而制得的浸出制剂有（　　）。

A. 流浸膏剂　　B. 酊剂　　C. 合剂　　D. 糖浆剂

E. 煎膏剂

(5)（　　）在制成煎膏剂时应压榨取汁。

A. 梨　B. 阿胶　C. 桑葚　D. 川贝母

E. 枇杷叶

(6) 可以用作煎膏剂辅料的有（　　）。

A. 蔗糖　B. 饴糖　C. 红糖　D. 蜂蜜

E. 淀粉

(7) 下列关于煎膏剂的叙述中，正确的是（　　）。

A. 多用于慢性病治疗

B. 口感好，体积小，服用方便

C. 含挥发性成分的饮片制成该剂型效果更好

D. 煎膏剂必须加入辅料炼蜜或转化糖

E. 煎膏剂必须添加防腐剂

(8)（　　）细粉状药料，以及呈液体状态的鲜竹沥，应在收膏接近完成前，随搅随加，徐徐倾入药汁中，与药汁充分混匀。

A. 琥珀粉、羚羊角粉　B. 紫河车粉、蛤蚧粉

C. 珍珠粉、川贝粉　D. 三七粉、灵芝孢子粉

E. 青黛、液态鲜竹沥

(9) 煎膏剂制备操作室内压力应大于室外压力，提取、浸渍、渗漉岗位操作室要求洁净度达 C 级，收膏岗位操作室要求洁净度达（　　）。

A. D 级　B. C 级　C. B 级　D. A 级

E. 以上都不是

(10) 煎膏剂制备的常用设备有（　　）。

A. 煎煮设备　B. 渗漉设备　C. 灭菌设备　D. 通风设备

E. 灌注设备

3. 简答题

(1) 简述煎膏剂的收膏标准。

(2) 简要说明煎膏剂质量评定的项目。

§5－3　汤剂与合剂

学习目标

1. 掌握汤剂与合剂的定义及特点；

2. 掌握汤剂与合剂的制备工艺与制备要点；

3. 熟悉汤剂与合剂的生产过程质量控制与质量评定；

4. 能进行汤剂与合剂制备并做质量检查。

一、汤剂与合剂概述

1. 汤剂与合剂的定义

汤剂是将中药饮片或粗粒用水煎煮或沸水浸泡、去渣取汁后制成的液体制剂，也称“汤液”，供内服或外用。汤剂是我国最早使用的有效剂型，也是目前中医治疗使用数量最多的剂型。

合剂系指饮片用水或其他溶剂，采用适宜方法提取制成的口服液体制剂（单剂量灌装者也可称“口服液”）。合剂是在汤剂的基础上改进和发展起来的新中药剂型，是汤剂的浓缩制品，按药材成分的性质，有较为固定的制备工艺及质量控制标准，且可成批生产。《中国药典》（2020 年版，一部）收载有肾宝合剂、小青龙合剂、清开灵口服液、止咳橘红口服液等 111 个品种。

2. 汤剂与合剂的特点

汤剂与合剂的特点比较见表 5－3－1。

表 5－3－1　　汤剂与合剂的特点比较

剂型	优点	缺点
汤剂	组方灵活，可随证加减，制备工艺简单，应用广泛；吸收快、奏效迅速	使用、携带不便，易霉变；儿童及昏迷患者难服用
合剂	能保证制剂的综合疗效，奏效快，携带方便	不能随证加减；易产生沉淀或霉变；成本较高，疗效不稳定

汤剂按制法分有煮剂、煎剂、沸汤泡药，按用途分有内服汤剂和外用汤剂（包括含漱、洗浴和熏蒸）；合剂分为一般合剂与口服液。

二、汤剂与合剂的制备

1. 汤剂的制备工艺与制备要点

（1）汤剂制备的工艺流程如图 5－3－1 所示。

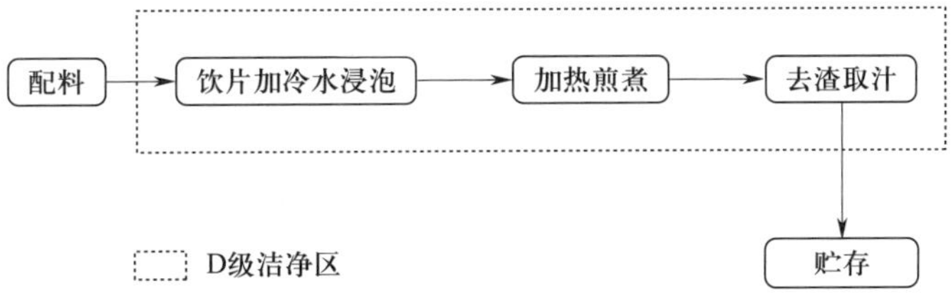

图 5－3－1　汤剂制备的工艺流程

（2）汤剂制备的常用设备

汤剂的煎煮容器小量、大量制备设备分别如图 5－3－2、图 5－3－3 所示。

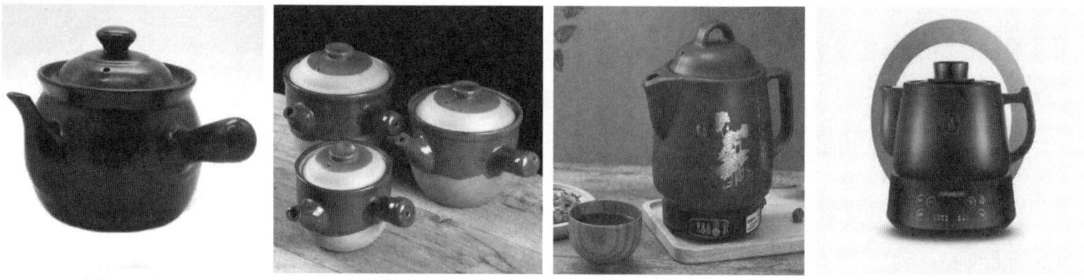

陶瓷煎药罐　　传统煎药砂锅　　电煎壶　　全自动电煎锅

图 5－3－2　传统小剂量煎药设备

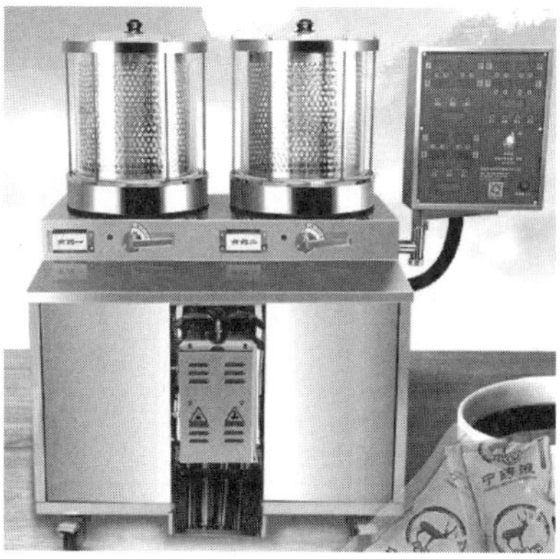

智能双缸煎药包装一体机

图 5－3－3　现代大剂量煎药设备

（3）汤剂的制备要点

1）加冷水浸泡

汤剂在煎煮前应先加冷水浸泡 30 分钟左右，使饮片充分湿润，以利药用成分的煎出。注意含酶类的饮片（如槐米、黄芩等）不能用冷水浸泡。

课堂互动

药材在煎煮前为什么先加冷水浸泡？

煎煮前应将药材预先浸泡湿润，因为植物性药材大多数是干品，有一定的体积、厚度。在煎煮前用冷水在室温下浸泡的目的为使药材湿润变软、细胞膨胀，使有效成分首先溶解在药材组织中，产生渗透压，有效成分便渗透扩散到药材组织细胞外部的水中。抑菌实验证明，在浸泡 20～30 分钟后第一次煎液的抑菌直径为 17 mm，第二次煎液为 15 mm，而未浸泡的第一次煎液抑菌直径为 15 mm，第二次煎液为 14 mm，即未浸泡的第一次煎液只能达到浸泡后的第二次煎效力。

2）加水量

一般一煎加水 8～10 倍，二煎加水 6～8 倍。

3）火候控制

武火至沸，文火保持微沸。

4）加热时间

根据饮片性质、煎煮次数、饮片数量确定。

5）煎煮次数

一般饮片处方煎 2～3 次。

6）特殊饮片的处理

由于饮片的性质、质地等不同，汤剂的制备方法也不相同。为保证汤剂疗效，在汤剂的制备过程中应针对具体情况对饮片进行特殊处理。

① 先煎。将饮片先加热煎煮 30 分钟左右，再加入其他事先浸泡过的饮片一同煎煮。先煎的饮片有：质地坚硬的矿物类（如磁石、自然铜、青礞石、花蕊石）、贝壳类（如海蛤壳、石决明、珍珠母、瓦楞子）、角甲类（如龟板、鳖甲、水牛角、穿山甲）；有毒饮片（如生川乌、生附子、雪上一枝蒿、生南星）；药用成分难溶于水的饮片（如天竺黄、石斛、藏青果、火麻仁）。

② 后下。一般饮片在煎煮 5～15 分钟后再加入后下饮片一同煎煮。目的是减少挥发性成分的损失、避免药用成分分解破坏。后下的饮片有气味芳香、含挥发油多的饮片如砂仁、豆蔻、沉香、降香、檀香、藿香、薄荷等，一般在其他饮片煎煮 5～10 分钟后入煎即可；不耐久煎的饮片如钩藤、大黄、苦杏仁、番泻叶等，一般在其他饮片煎煮 10～15 分钟后入煎。

③ 另煎。将饮片单独进行煎煮取汁，另器保存，药渣与其他饮片一同煎煮，两种煎液合并，混合服用。另煎的目的是防止与其他饮片共煎时被吸附于药渣或沉淀损失。另煎的饮片一般是贵重药如西洋参、鹿茸等。

④ 包煎。把饮片装入煎药袋内，扎紧袋口，与其他饮片一同煎煮。目的是防止饮片沉于锅底引起焦化、糊化，或浮于水面引起溢锅；也能防止绒毛进入汤液，避免服用时刺激咽喉引起咳嗽。需包煎的饮片有花粉类饮片（如松花粉）、细小种子类饮片（如苏子）、饮片细粉（如六一散），这些饮片表面积大，疏水性强，质轻，易浮于水面，故需用纱布包好与其他饮片同煎；含淀粉、黏液质较多的饮片如北秫米等，煎煮时易沉于锅底引起焦煳，也需包煎；带有绒毛的饮片如旋覆花等，包煎可防止其绒毛脱落混于汤液中。

⑤ 冲服。饮片磨成极细粉以汤液冲服或加入汤液中服用。其目的是保证药效，降低饮片损耗。需要冲服的饮片主要是一些难溶于水的贵重药如牛黄、三七、麝香、朱砂、羚羊角等。

⑥ 烊化。饮片加适量水加热溶化或直接投入煎好的汤液中加热溶化后服用。目的是避免因煎液稠度大而影响药用成分的煎出或饮片中的药用成分被药渣吸附而影响疗效。需要烊化的有胶类或糖类饮片如阿胶、龟鹿二仙胶、蜂蜜、饴糖等。

⑦ 取汁兑服。为保证鲜药的疗效，可将新鲜饮片压榨取汁兑入汤液中服用。需要取汁兑服的饮片有鲜生地、生藕、梨、生韭菜、鲜姜、鲜白茅根等。竹沥亦不宜入煎，可用火烤取汁兑入汤液中服用。

7）汤剂的贮存

在室温条件下贮存期不超过一天。

2. 合剂的制备工艺与制备要点

（1）合剂制备的工艺流程如图 5－3－4 所示。

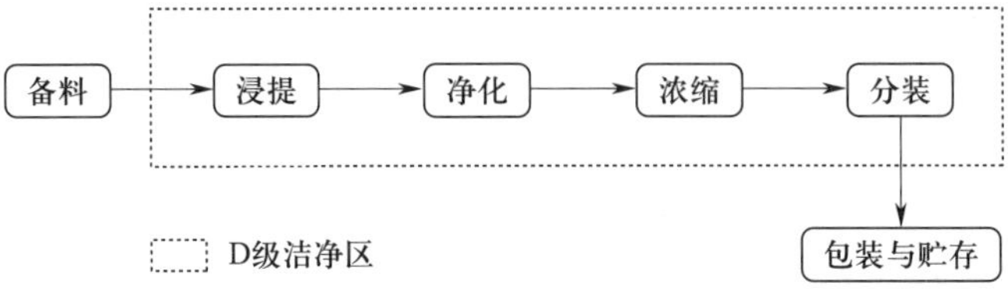

图 5－3－4　合剂制备的工艺流程

（2）合剂制备的常用设备

煎煮设备、水蒸气蒸馏设备、渗漉设备、板框式压滤机、减压蒸发设备、灌装设备。

（3）合剂的制备要点

1）前处理

饮片应按各品种项下规定的方法提取、纯化、浓缩至一定体积。除另有规定外，含有挥发性成分的饮片宜先提取挥发性成分，再与余药共同煎煮。

2）附加剂的加入

根据《中国药典》（2020 年版，四部）通则合剂项下的要求可加入适宜的附加剂。除另有规定外，在制剂确定处方时，该处方的抑菌效力应符合抑菌效力检查法（通则 1121）的规定。山梨酸和苯甲酸的用量不得超过 0.3%（其钾盐、钠盐的用量分别按酸计），羟苯酯类的用量不得超过 0.05%，如加入其他附加剂，其品种与用量应符合国家标准的有关规定，不影响成品的稳定性，并避免对检验产生干扰。必要时可加入适量的乙醇。合剂若加蔗糖，除另有规定外，含蔗糖量不应高于 20%（g/mL）。

3）外观质量

除另有规定外，合剂应澄清。在贮存期间不得有发霉、酸败、异物、变色、产生气体或其他变质现象，允许有少量摇之易散的沉淀。

4）相对密度和 pH 值等

一般应检查相对密度、pH 值等。

5）贮藏

除另有规定外，合剂应密封，置阴凉处贮存。

三、汤剂与合剂的生产过程质量控制与质量评价

1. 生产过程质量控制

（1）操作室内压力应大于室外压力；煎煮浓缩岗位操作室要求洁净度达 C 级；灌封岗位操作室要求洁净度达 B 级或 C 级，温度 18～26 ℃、相对湿度 45%～65%。

（2）在工艺员的指导下，依照生产指令准确称取饮片；投料时，按饮片的质地、性质

决定投料次序，一般质轻者先投，质重者后投。

（3）按工艺规程所规定的加水（醇）量、煎煮时间、煎煮温度、压力、煎煮次数进行操作。含芳香挥发性成分的饮片应用“双提法”浸提挥发性成分，药渣必须同其他饮片一同煎煮。

（4）药液应进行适当浓缩，一般浓缩至1∶（1～2）；回收乙醇时应注意安全。

（5）生产过程中的物料应有标示。

（6）操作完毕应按 GMP 要求进行清场处理。

2. 质量评定

（1）汤剂的质量评定

汤剂应无纤维残渣、无焦煳气味、无酸败霉变，有一定的浓度。

（2）合剂的质量评定

按照《中国药典》（2020 年版，四部）通则合剂项下的有关规定，需要进行如下方面的质量检查。

【装量】单剂量灌装的合剂，照下述方法检查，应符合规定。

检查法：取供试品 5 支，将内容物分别倒入经标化的量入式量筒内，在室温下检视，每支装量与标示装量相比较，少于标示装量的不得多于 1 支，并不得少于标示装量的95%。

多剂量灌装的合剂，照最低装量检查法（通则 0942）检查，应符合规定。

【微生物限度】除另有规定外，照非无菌产品微生物限度检查：微生物计数法（通则 1105）和控制菌检查法（通则 1106）及非无菌药品微生物限度标准（通则 1107）检查，应符合规定。

四、实例解析

1. 羚角钩藤汤

【处方】羚角片 4.5 g　桑叶 6 g　川贝 12 g　鲜生地 15 g　钩藤 9 g　菊花 9 g　茯神木 9 g　白芍 9 g　甘草 2.4 g　竹茹 15 g

【制法】以上十味，川贝粉碎成细粉备用；鲜生地取鲜汁，残渣与茯神木、白芍、甘草、竹茹加水浸泡；羚角片、桑叶同钩藤、菊花分别加水浸泡 30 分钟。羚角片用武火至沸，文火保持微沸，30 分钟后加入鲜生地残渣与茯神木等再煎 20 分钟，后下桑叶等，10 分钟后过滤；药渣再加水煎煮 30 分钟，过滤，合并滤液，加入鲜生地汁，静置，取上清液即得。

【性状】本品为棕色至棕黄色的液体，味微苦。

【功能与主治】凉肝熄风。肝热生风证见高热不退，烦闷躁扰，手足抽搐，发为痉厥，甚则神昏，舌绛而干，或舌焦起刺，脉弦而数。

【用法与用量】口服，分两次或三次服用。川贝粉分两或三次，每次用 100～200 mL 汤液冲服。

【处方工艺分析】本制剂为传统汤剂，方中羚角片质地坚硬应先煎 30 分钟后再与其他药物共同煎煮；鲜生地取汁保持其鲜味；桑叶等因含芳香成分和不耐久煎成分应后下，川贝打成粉冲服。

【制备过程注意事项】影响羚角钩藤汤的主要因素是特殊饮片的处理方法及加水量和火候控制，汤剂的贮存时间在室温条件下最多不超过一天。

2. 止咳橘红口服液

【处方】化橘红 66 g　陈皮 44 g　法半夏 33 g　茯苓 44 g　款冬花 22 g　甘草 22 g　瓜蒌皮 44 g　紫菀 33 g　麦冬 44 g　知母 22 g　桔梗 33 g　地黄 44 g　石膏 44 g　苦杏仁（去皮炒）44 g　炒紫苏子 33 g

【制法】以上十五味，石膏粉碎成粗粉，加水煎煮二次，每次 1 小时，滤过，滤液备用；化橘红、陈皮、款冬花、苦杏仁（去皮炒）四味用水蒸气蒸馏，收集蒸馏液 250 mL；药液滤过，滤液加乙醇使含醇量达到 60%，搅匀，静置 24 小时，滤过，滤液备用；其余法半夏等十味，粉碎成粗粉与上述药渣混匀，用 60% 乙醇作溶剂，浸渍 24 小时后依法渗漉，收集漉液 2 700 mL，与上述备用液合并，减压回收乙醇至无醇味，与石膏水煎液合并，浓缩至相对密度 1.06（50 ℃）的清膏。加入蔗糖 80 g，煮沸，静置 24 小时，滤过，加入用适量热水溶解的羟苯乙酯 0.3 g、苯甲酸 0.5 g 及蒸馏液，加水调整总量至 950 mL，搅匀，冷藏 48 小时，取上清液，灌封，灭菌，即得。

【性状】本品为棕黑色的液体；气香，味甜、微苦。

【鉴别】

（1）取本品 2 mL，加草酸铵试液 1 mL，即生成白色沉淀，分离沉淀，所得沉淀不溶于醋酸，但溶于盐酸。

（2）取本品 40 mL，加盐酸 3 mL，加热回流 1 小时，放冷，加乙醚 30 mL 振摇提取，分取乙醚液，蒸干，残渣加三氯甲烷 1 mL 使溶解，作为供试品溶液。另取麦冬对照药材 2 g，加水煎煮 30 分钟，滤过，滤液浓缩至 40 mL，同法制成对照药材溶液。照薄层色谱法（通则 0502）试验，吸取上述两种溶液各 5 ~ 10 μL，分别点于同一硅胶 G 薄层板上，以三氯甲烷 - 丙酮（4:1）为展开剂，展开，取出，晾干，喷以 10% 硫酸乙醇溶液，在 105 ℃加热 5 分钟。供试品色谱中，在与对照药材色谱相应的位置上，显相同颜色的斑点。

（3）取本品 20 mL，用乙醚振摇提取 2 次，每次 25 mL，弃去乙醚液，水液加乙酸乙酯振摇提取 2 次，每次 25 mL，合并乙酸乙酯液，蒸干，残渣加乙醇 1 mL 使溶解，作为供试品溶液。另取甘草对照药材 0.5 g，加水 25 mL，90 ℃水浴浸渍 30 分钟，放冷，滤过，取滤液自“用乙醚振摇提取 2 次”起，同法制成对照药材溶液。照薄层色谱法（通则 0502）试验，吸取上述两种溶液各 2 μL，分别点于同一硅胶 G 薄层板上，以乙酸乙酯 - 冰醋酸 - 甲酸 - 水（15:1:1:1）为展开剂，展开，取出，晾干，喷以 5% 香草醛硫酸溶液，在 105 ℃加热至斑点显色清晰，置日光下检视。供试品色谱中，在与对照药材色谱相应的位置上，显一个相同颜色的主斑点。

【功能与主治】清肺，止咳，化痰。用于痰热阻肺引起的咳嗽痰多、胸满气短、咽干喉痒。

【用法与用量】口服。一次 10 mL，一日 2 ~ 3 次；儿童遵医嘱。

【注意】忌食辛辣油腻。

【规格】每支装 10 mL。

【贮藏】密封，置阴凉处。

【检查】

1. 相对密度应为1.05~1.15（通则0601）。

2. pH值应为4.5~6.0（通则0631）。

3. 其他应符合合剂项下有关的各项规定（通则0181）。

【含量测定】按照高效液相色谱法（通则0512）测定。

色谱条件与系统适用性试验：以十八烷基硅烷键合硅胶为填充剂；以甲醇-醋酸-水（38∶0.5∶62）为流动相；检测波长为283 nm；柱温为40 ℃。理论板数按柚皮苷峰计算应不低于3 000。

对照品溶液的制备：取柚皮苷对照品适量，精密称定，加甲醇制成每1 mL含45 μg的溶液，即得。

供试品溶液的制备：精密量取本品1 mL，置25 mL量瓶中，加甲醇稀释至刻度，摇匀，滤过，取续滤液，即得。

测定法：分别精密吸取对照品溶液与供试品溶液各10 μL，注入液相色谱仪，测定，即得。

本品每1 mL含化橘红以柚皮苷（$C_{27}H_{32}O_{14}$）计，不得少于0.80 mg。

思考与练习

1. 单项选择题

（1）鲜姜、鲜白茅根等鲜药在煎煮过程中应当（　　）。

A. 后下　　B. 先煎　　C. 取汁兑服　　D. 另煎

（2）提取中药材挥发成分用（　　）。

A. 煎煮法　　B. 渗漉法　　C. 水蒸气蒸馏法　　D. 稀释法

（3）下列药物在制备汤剂时，需要后下的是（　　）。

A. 矿物类　　B. 花粉类　　C. 胶类　　D. 挥发油类

（4）制备中药汤剂用（　　）。

A. 煎煮法　　B. 渗漉法　　C. 浸渍法　　D. 稀释法

（5）合剂（口服液）的主要优点是（　　）。

A. 成本较低　　B. 携带方便　　C. 灵活性大　　D. 疗效稳定

2. 多项选择题

（1）制备中药合剂与口服液时，可根据需要，合理添加附加剂，常用的附加剂有（　　）。

A. 乙醇　　B. 山梨酸　　C. 蔗糖　　D. 羟苯酯类

（2）在制备汤剂时，需要采用后下处理的有（　　）。
A. 质地重实的饮片　　B. 久煎疗效下降的饮片
C. 含热敏成分的饮片　　D. 含挥发性成分的饮片
（3）《中国药典》（2020年版，四部）通则合剂项下规定合剂的质量检查项目有（　　）。
A. 外观　　B. 相对密度　　C. 细度　　D. pH值
（4）羚角钩藤汤制备时所用特殊饮片的处理方法有（　　）。
A. 先煎　　B. 后下　　C. 取汁兑服　　D. 冲服
（5）止咳橘红口服液制备时所用的药用成分浸出方法是（　　）。
A. 回流法　　B. 渗漉法　　C. 浸渍法　　D. 水蒸气蒸馏法

3. 简答题

（1）简述特殊饮片的处理方法。
（2）简述合剂的常用制备方法、制备的工艺流程。

实训五　合剂的制备

一、实训目的

1. 能熟练使用渗漉、煎煮、水蒸气蒸馏和减压回收等方法进行中药饮片的提取和浓缩；
2. 学会对合剂的质量作出评价；
3. 能按清场规程进行清场工作。

二、器材准备

1. 实训场地：实验室；
2. 实训仪器与设备：渗漉筒（500 mL）、磨塞广口瓶（500 mL）、木槌、接收瓶（500 mL）、蒸馏瓶（250 mL）、量杯（500 mL）、球形冷凝管（25 cm）、真空泵、铁架台、酒精计、电炉、不锈钢锅、120目筛网、灌装设备、不锈钢盆、量盅、台称、普通天平、玻璃瓶或塑料瓶、脱脂棉、滤纸、胶塞、托盘天平、蒸发皿、水浴锅、分析天平、干燥器等；
3. 实训材料：95%乙醇、纯化水、麻黄、桂枝、白芍、干姜、细辛、炙甘草、法半夏、五味子、10%尼泊金醇溶液、0.2%苯扎溴铵等。

三、实训内容和步骤

1. 实训内容

小青龙合剂

【处方】麻黄125 g　桂枝125 g　白芍125 g　干姜125 g　细辛62 g　炙甘草125 g　法

半夏 188 g　五味子 125 g

2. 实训步骤

【制法】以上八味，细辛、桂枝蒸馏提取挥发油，蒸馏后的水溶液另器收集；药渣与白芍、麻黄、五味子、炙甘草加水煎煮二次，第一次 2 小时，第二次 1.5 小时，合并煎液，滤过，滤液和蒸馏后的水溶液合并，浓缩至约 1 000 mL。法半夏、干姜用 70% 乙醇作溶剂，浸渍 24 小时后进行渗漉，收集渗漉液回收乙醇并浓缩至适量，与上述药液合并，静置，滤过，滤液浓缩至 1 000 mL，加入苯甲酸钠 3 g 与细辛和桂枝的挥发油，搅匀，即得。

【性状】本品为棕褐色至棕黑色的液体；气微香，味甜、微辛。

【功能与主治】解表化饮，止咳平喘。用于风寒水饮，恶寒发热，无汗，喘咳痰稀。

【用法与用量】口服。一次 10 ~ 20 mL，一日 3 次，用时摇匀。

【规格】（1）每支装 10 mL；（2）每瓶装 100 mL；（3）每瓶装 120 mL。

【贮藏】密封，遮光。

【检查】应符合合剂项下有关的各项规定（通则 0181）。

四、实训测评

按表 S－5－1 所列评分标准进行测评，并填好生产记录表 S－5－2。

表 S－5－1　　实训评分标准

班级：　　姓名：　　学号：　　实训名称：

考核内容		评分标准	分值	实得分
准备工作（分值 10%）		着装及个人卫生符合规定	2	
		正确选用技能操作设备	5	
		检查确认操作仪器和设备性能良好	3	
操作（分值 60%）	备料	称量准确	2	
		按饮片性质分类放置	3	
	浸提	挥发性成分的提取	5	
		煎煮	6	
		渗漉	6	
	浓缩	根据药物性质正确选用浓缩设备	5	
		浓缩操作方法正确	8	
		浓缩剂量符合要求	7	
	配制分装	配制方法正确	6	
		分装操作正确	6	
		时间控制正确	6	
清场（分值 10%）		场地、仪器和设备清洁	5	
		清场记录填写准确完整	5	
操作记录（分值 10%）		记录填写准确完整	5	
		质量标准符合规定	5	

续表

考核内容	评分标准	分值	实得分
其他（分值 10%）	正确回答考核人员提出的问题	10	
合计		100	

考核教师： 时间： 年 月 日

表 S－5－2 **生产记录**

班级： 姓名： 学号： 实训名称：

品名	小青龙合剂	规格	50 mL/瓶
批号		批量	
生产前确认	1. 有“清场合格证” □ 2. 室内无与本产品无关物料 □ 3. 室内洁净 □ 4. 容器洁净 □ 5. 蒸馏器具、煎煮锅洁净 □ 6. 下发的批生产记录的品名、批号及规格正确 □ 7. 室内温度________℃ 8. 室内湿度________% 操作人：________ 复核人：________ QA：________		
原辅料名称			
原辅料批号			
领入数量			
领料人			

蒸馏记录

原辅料名称	投料量	加水量	蒸馏温度	蒸馏液体积	操作人
复核人		QA			
设备运行情况					

提取、浓缩记录

原辅料名称	投料量	加水量	煎煮温度	浓缩温度	浓缩液体积	操作人
复核人		QA				

配制记录

原辅料名称	投料量	加水量	操作人
复核人		QA	

续表

生产结束进行清场	1. 无本批产品遗留物 □ 2. 地面清洁 □ 3. 工作台面清洁 □ 4. 送风口、回风口清洁 □ 5. 蒸馏器具、煎煮锅清洁 □ 6. 灯具清洁 □ 7. 墙面、天花板清洁 □ 8. 容器具清洁 □ （清场合格证附后） 操作人：________ 复核人：________ QA：________

§5－4　酒剂与酊剂

学习目标

1. 掌握酒剂与酊剂的定义及特点；
2. 掌握酒剂与酊剂的制备工艺与制备要点；
3. 熟悉酒剂与酊剂的生产过程质量控制与质量评定；
4. 能进行酒剂与酊剂制备并做质量检查。

一、酒剂与酊剂的概述

1. 酒剂与酊剂的定义

酒剂系指饮片用蒸馏酒提取调配而制成的澄清液体制剂。酒剂又称药酒，是我国传统剂型之一，可供内服、外用或内外兼用，必要时加糖或蜂蜜矫味。《中国药典》（2020 年版，一部）收载有三两半药酒、冯了性风湿跌打药酒等 6 个酒剂品种。

酊剂系指将原料药物用规定浓度的乙醇提取或溶解而制成的澄清液体制剂，也可用流浸膏稀释制成，供口服或外用。《中国药典》（2020 年版，一部）收载有十滴水、云香祛风止痛酊、消肿止痛酊等 12 个酊剂品种。

2. 酒剂与酊剂的特点

酒剂与酊剂的特点比较见表 5－4－1。

表 5－4－1　酒剂与酊剂的特点比较

剂型	优点	缺点
酒剂	组方灵活，制备简便，剂量较小，服用方便，且不易霉变，易于保存，久贮不变质	儿童、孕妇、心脏病及高血压患者不宜服用
酊剂	组方灵活，以乙醇为溶剂，含药量较高，制备简便，用药剂量小，服用方便，不易变质	应置遮光容器内密封，置阴凉处贮存，久贮可导致沉淀

酒剂与酊剂均为含乙醇澄清液体制剂，可用渗漉法和浸渍法制备，区别见表 5－4－2。

表 5-4-2　　酒剂与酊剂的区别

剂型	酒剂	酊剂
浓度	不固定	固定：除另有规定外，每 100 mL 相当于原饮片 20 g；含有毒剧药的中药酊剂，每 100 mL 应相当于原饮片 10 g
辅料	以谷类酒、蒸馏酒为辅料，可加入矫味剂和着色剂	食用酒精作为辅料，不加矫味剂和着色剂
服用量	服用量较大，10～50 mL	一般不超过 10 mL

二、酒剂与酊剂的制备

1. 酒剂的制备工艺与制备要点

酒剂用浸渍法和渗漉法制备。

（1）酒剂制备的工艺流程如图 5-4-1 所示。

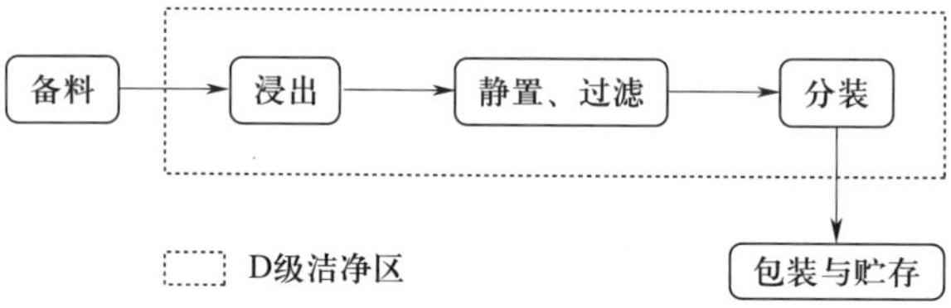

图 5-4-1　酒剂制备的工艺流程

（2）酒剂制备的常用设备

酒剂制备的常用设备有浸渍容器、渗漉设备、配制容器、过滤设备、灌装设备。

（3）酒剂的制备要点

1）饮片的前处理

生产酒剂所用的饮片，一般应适当粉碎，用浸渍法制备粉碎成最粗粉，用渗漉法制备粉碎成粗粉或中粉。

2）溶剂

生产内服酒剂应以谷类酒为原料。

3）浸出

可用浸渍法、渗漉法或其他适宜的技术制备。蒸馏酒的浓度及用量、浸渍温度和时间、渗漉速度，均应符合各品种制法项下的要求。

4）附加剂

可加入适量的糖（如蔗糖、冰糖）或蜂蜜调味。

5）配制与外观要求

配制后的酒剂须静置澄清，过滤后分装于洁净的容器中。在贮存期间允许有少量摇之易散的沉淀。

6）内在质量要求

酒剂应检查乙醇含量和甲醇含量。

7）贮藏

除另有规定外，酒剂应密封、置阴凉处贮存。

【知识链接】

甲醇的危害

甲醇有较强的毒性，对人体的神经系统和血液系统影响最大，经消化道、呼吸道或皮肤摄入都会产生毒性反应，其蒸气能损害人的呼吸道黏膜和视力。急性甲醇中毒症状有：头疼、恶心、胃痛、疲倦、视物模糊以至失明，继而呼吸困难，最终导致呼吸中枢麻痹而死亡。

2. 酊剂的制备工艺与制备要点

（1）酊剂制备方法

1）溶解法或稀释法

取原料药物的粉末或流浸膏，加规定浓度的乙醇适量，溶解或稀释，静置，必要时过滤，即得。

2）浸渍法

取适当粉碎的饮片，置有盖容器中，加入溶剂适量，密盖，搅拌或振摇，浸渍 3 ~ 5 日或规定的时间，倾取上清液，再加入溶剂适量，依法浸渍至有效成分充分浸出，合并浸出液，加溶剂至规定量后，静置，滤过，即得。

3）渗漉法

照流浸膏剂项下的方法（通则 0189），用溶剂适量渗漉，至流出液达到规定量后，静置，滤过，即得。

（2）酊剂制备的工艺流程，如图 5 – 4 – 2 所示。

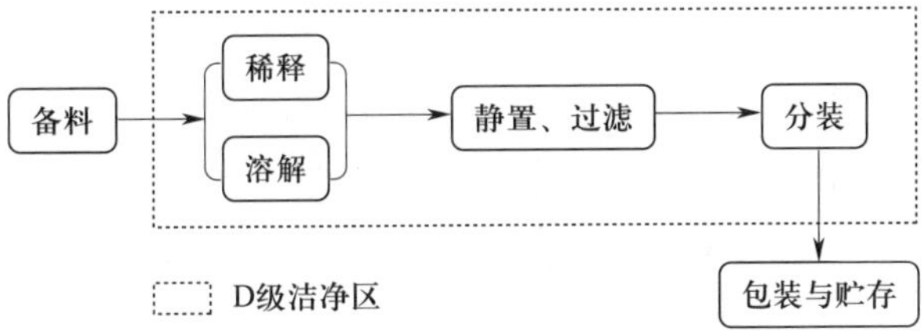

图 5 – 4 – 2　酊剂制备的工艺流程

（3）酊剂制备常用设备

酊剂制备常用设备有浸渍容器、渗漉设备、带搅拌的搪瓷容器、配制容器、过滤设备、灌装设备。

（4）酊剂的制备要点

1）浓度要求

除另有规定外，每 100 mL 相当于原饮片 20 g。含有毒剧药品的中药酊剂，每 100 mL 应相当于原饮片 10 g；其有效成分明确者，应根据其半成品的含量加以调整，使符合各酊剂项下的规定。

2）内在质量检查

酊剂应检查乙醇量、甲醇量。

3）贮存沉淀的处理

酊剂久置产生沉淀时，在乙醇量和有效成分含量符合各品种项下规定的情况下，可滤过除去沉淀。

【知识拓展】

酒剂与酊剂在贮存中沉淀的处理方法

酒剂与酊剂较易产生沉淀，原因是成分复杂，主要是：浸提的胶体物质久贮后逐渐凝聚生成沉淀；溶剂浓度变化或贮存温度变化以及容器的酸碱性变化等析出沉淀。可通过精选原料及溶剂、选择适宜的浸出技术、冷处理与精滤处理以及净化去杂质或酌加稳定剂等解决沉淀问题。

（5）贮存要求

除另有规定外，酊剂应置遮光容器内密封，置阴凉处贮存。

三、酒剂与酊剂的生产过程质量控制与质量评定

1. 生产过程质量控制

（1）操作室内压力应大于室外压力；浸渍、渗漉岗位操作室要求洁净度达 C 级；灌封岗位操作室要求洁净度达 B 级或 C 级，温度 18～26 ℃。

（2）在工艺员的指导下，依照生产指令准确称取饮片，并按生产工艺要求进行适当粉碎，分出粗细粉，分别放置备用。

（3）投料后，严格按工艺规程所规定的加醇量、醇流量、浸渍时间与浸渍温度、浸渍次数、渗漉时间与渗漉温度（压力）、渗漉次数进行操作。

（4）生产过程中的物料应有标示。

（5）注意生产过程的安全操作，严防明火。

（6）操作完毕应按 GMP 要求进行清场处理。

2. 质量评定

（1）酒剂的质量评定

按照《中国药典》（2020 年版，四部）通则酒剂项下的有关规定，进行相应的质量检查。

（2）酊剂的质量评定

按照《中国药典》（2020 年版，四部）通则酊剂项下的有关规定，进行相应的质量检查。

四、实例解析

1. 三两半药酒

【处方】当归 100 g　炙黄芪 100 g　牛膝 100 g　防风 50 g

【制法】以上四味，粉碎成粗颗粒，用白酒 2 400 mL 与黄酒 8 000 mL 的混合液作溶剂，浸渍 48 小时后，缓缓渗漉，收集渗漉液，加入蔗糖 840 g，搅拌使溶解后静置，滤过，即得。

【性状】本品为黄棕色的澄清液体；气香，味微甜、微辛。

【功能与主治】益气活血，祛风通络。用于气血不和、感受风湿所致的痹病，症见四肢疼痛、筋脉拘挛。

【用法与用量】口服。一次 30 ~ 60 mL，一日 3 次。

【注意】高血压患者慎服；孕妇忌服。

【贮藏】密封，置阴凉处。

【检查】

1. 乙醇量应为 20% ~25%（通则 0711）。

2. 总固体不得少于 1.0%（通则 0185 第一法）。

3. 其他应符合酒剂项下有关的各项规定（通则 0185）。

【处方工艺分析】本制剂是通过渗漉法制成的酒剂。方中饮片具有祛风除湿、活血通络功能，利用白酒作溶剂，既能使药用成分易于溶出，又能起到助长药效的作用；黄酒的含醇量低，可以增加成品的服用剂量。

【制备过程注意事项】因方中蔗糖易溶于白酒和黄酒的混合物，故蔗糖待药用成分浸提完成后加入；渗漉速度以每分钟 1 ~3 mL 的速度缓缓渗漉为宜。

2. 十滴水

【处方】樟脑 25 g　干姜 25 g　大黄 20 g　小茴香 10 g　肉桂 10 g　辣椒 5 g　桉油 12.5 mL

【制法】以上七味，除樟脑和桉油外，其余干姜等五味粉碎成粗粉，混匀，用 70% 乙醇作溶剂，浸渍 24 小时后进行渗漉，收集渗液约 750 mL，加入樟脑和桉油，搅拌使完全溶解，再继续收集渗漉液至 1 000 mL，搅匀，即得。

【性状】本品为棕红色至棕褐色的澄清液体；气芳香，味辛辣。

【鉴别】（1）取本品 20 mL，蒸干，残渣加 30% 乙醇 - 盐酸（10∶1）的混合溶液 20 mL 使溶解，置水浴中加热回流 1 小时，立即冷却，用三氯甲烷振摇提取 2 次，每次 20 mL，合并三氯甲烷液，蒸干，残渣加无水乙醇 - 乙酸乙酯（2∶1）的混合溶液 5 mL 使溶解，作为供试品溶液。另取大黄对照药材 1 g，加甲醇 30 mL，置水浴中加热回流 30 分钟，滤过，滤液蒸干，同法制成对照药材溶液。再取大黄素对照品、大黄酚对照品，加甲醇制成每 1 mL 各含 0.5 mg 的混合溶液，作为对照品溶液。照薄层色谱法（通则 0502）试验，吸取上述三种溶液各 3 μL，分别点于同一硅胶 G 薄层板上，以石油醚（30 ~60 ℃）- 甲酸乙酯 - 甲酸（15∶5∶1）的上层溶液为展开剂，展开，取出，晾干，置紫外光灯（365 nm）下检视。供试品色谱中，在与对照药材色谱和对照品色谱相应的位置上，显相同的橙黄色荧光斑点；置氨蒸气中熏后，置日光下检视，显相同的红色斑点。

（2）取本品 20 mL，置分液漏斗中，加水 50 mL，混匀，用石油醚（30 ~60 ℃）25 mL 振摇提取，分取石油醚液，挥干，残渣加石油醚（30 ~60 ℃）0.5 mL 使溶解，作为供试品溶液。另取桂皮醛对照品与茴香醛对照品，加甲醇制成每 1 mL 各含 2 μL 的混合溶液，作为对照品溶液。照薄层色谱法（通则 0502）试验，吸取上述两种溶液各 2 μL，分别点于同一硅胶 G 薄层板上，以石油醚（60 ~ 90 ℃）– 乙酸乙酯（17∶3）为展开剂，展开，取出，晾干，喷以二硝基苯肼试液。供试品色谱中，在与对照品色谱相应的位置上，显相同颜色的斑点。

【检查】

1. 相对密度应为 0.87 ~ 0.92（通则 0601）。

2. 乙醇量应为 60% ~ 70%（通则 0711）。

3. 总固体精密量取本品上清液 10 mL，置已干燥至恒重的蒸发皿中，置水浴上蒸干，在 105 ℃干燥 3 小时，置干燥器中冷却 30 分钟，迅速精密称定质量。遗留残渣不得少于 0.12 g。

4. 其他应符合酊剂项下有关的各项规定（通则 0120）。

【含量测定】照气相色谱法（通则 0521）测定。

色谱条件与系统适用性试验：改性聚乙二醇 20 000 毛细管柱（柱长为 30 m，内径为 0.53 mm，膜厚度为 1 μm）；柱温为程序升温，初始温度为 65 ℃，以每分钟 6 ℃的速率升温至 155 ℃。理论板数按樟脑峰计算应不低于 12 000。

校正因子测定：取环己酮适量，精密称定，加 70% 乙醇制成每 1 mL 含 10 mg 的溶液，作为内标溶液。分别取樟脑对照品 20 mg、桉油精对照品 10 mg，精密称定，置同一 10 mL 量瓶中，精密加入内标溶液 1 mL，加 70% 乙醇至刻度，摇匀。吸取 1 μL，注入气相色谱仪，计算校正因子。

测定法：精密量取本品 1 mL，置 10 mL 量瓶中，精密加入内标溶液 1 mL，加 70% 乙醇至刻度，摇匀。吸取 1 ~ 2 μL，注入气相色谱仪，测定，即得。

本品每 1 mL 含樟脑（$C_{10}H_{16}O$）应为 20.0 ~ 30.0 mg；含桉油以桉油精（$C_{10}H_{18}O$）计，不得少于 6.3 mg。

【功能与主治】健胃，祛暑。用于因中暑而引起的头晕、恶心、腹痛、胃肠不适。

【用法与用量】口服。一次 2 ~ 5 mL；儿童酌减。

【注意】孕妇忌服。驾驶员和高空作业者慎用。

【贮藏】遮光，密封。

思考与练习

1. 单项选择题

（1）制备酒剂常用（　　）。

A. 煎煮法　　B. 渗漉法　　C. 回流法　　D. 稀释法

(2) 正骨水是（　　）。

A. 酒剂　　B. 酊剂　　C. 流浸膏剂　　D. 浸膏剂

(3) 饮片用蒸馏酒提取制成的澄清液体制剂称为（　　）。

A. 酒剂　　B. 酊剂　　C. 流浸膏剂　　D. 浸膏剂

(4) 原料药物用规定浓度的乙醇提取或溶解而制成的澄清液体制剂称为（　　）。

A. 酒剂　　B. 酊剂　　C. 流浸膏剂　　D. 浸膏剂

(5) 用中药流浸膏剂作原料制备酊剂用（　　）。

A. 煎煮法　　B. 渗漉法　　C. 浸渍法　　D. 稀释法

2. 多项选择题

(1) 酒剂中可以加入（　　）。

A. 蜂蜜　　B. 蔗糖　　C. 单糖浆　　D. 冰糖

(2) 酊剂可用（　　）方法制备。

A. 煎煮法　　B. 渗漉法　　C. 溶解法　　D. 稀释法

(3) 酒剂可用（　　）方法制备。

A. 煎煮法　　B. 渗漉法　　C. 浸渍法　　D. 稀释法

(4)《中国药典》(2020 年版，四部) 通则规定，三两半药酒应做以下质量检查（　　）。

A. 外观　　B. 乙醇量　　C. 总固体　　D. 甲醇量

(5)《中国药典》(2020 年版，四部) 通则规定，十滴水应做以下质量检查（　　）。

A. 外观　　B. 乙醇量　　C. 总固体　　D. 甲醇量

3. 简答题

(1) 简述酒剂的质量要求。

(2) 简述酊剂的常用制备方法、制备的工艺流程。

实训六　酒剂的制备

一、实训目的

1. 能熟练运用渗漉法进行酒剂的制备；
2. 能对酒剂的质量作出评价；
3. 能按清场规程进行清场工作。

二、器材准备

1. 实训场地：实验室、实训车间；

2. 实训仪器与设备：渗漉筒（500 mL）、磨塞广口瓶（500 mL）、木槌、接收瓶（500 mL）、量杯（500 mL）、酒精计、200 目筛网、灌装设备、量盅、普通天平、玻璃瓶或塑料瓶、脱脂棉、滤纸、胶塞、托盘天平、水浴锅、分析天平等；

3. 实训材料：白酒、黄酒、纯化水、当归、炙黄芪、牛膝、防风等。

三、实训内容和步骤

1. 实训内容

三两半药酒制备及质量检查。

【处方】见酒剂实例解析。

2. 实训步骤

【制法】【检查】见酒剂实例解析。

四、实训测评

按表 S－6－1 所列评分标准进行测评，并填好生产记录表 S－6－2。

表 S－6－1　　实训评分标准

班级：　　姓名：　　学号：　　实训名称：

考核内容		评分标准	分值	实得分
准备工作（分值 10%）		着装及个人卫生符合规定	2	
		正确选用技能操作设备	5	
		检查确认操作仪器和设备性能良好	3	
操作（分值 60%）	备料	称量准确	2	
		选用适宜的粉碎度	3	
	浸出	正确选用渗漉装置	5	
		正确安装渗漉装置	6	
		渗漉速度控制正确	6	
	静置、过滤	过滤装置选择正确	5	
		过滤方法正确	8	
		滤液澄清无沉淀	7	
	灌装	蔗糖溶解方法正确	6	
		药液静置沉淀、过滤	6	
		灌注操作正确，剂量准确	6	
清场（分值 10%）		场地、仪器和设备清洁	5	
		清场记录填写准确完整	5	
操作记录（分值 10%）		记录填写准确完整	5	
		质量标准符合规定	5	
其他（分值 10%）		正确回答考核人员提出的问题	10	
合计			100	

考核教师：　　　　时间：　　年　　月　　日

表 S－6－2　　　　生产记录

班级：　　　　姓名：　　　　学号：　　　　实训名称：

品名	三两半药酒	规格	50 mL/瓶
批号		批量	
生产前确认	1. 有“清场合格证” ☐ 2. 室内无与本产品无关物料 ☐ 3. 室内洁净 ☐ 4. 容器洁净 ☐ 5. 渗漉器具、煎煮锅洁净 ☐ 6. 下发的批生产记录的品名、批号及规格正确 ☐ 7. 室内温度________℃ 8. 室内湿度________% 操作人：________ 复核人：________ QA：________		
原辅料名称			
原辅料批号			
领入数量			
领料人			

浸出记录

原辅料名称	投料量	加水量	渗漉温度	渗出液体积	操作人
复核人		QA			
设备运行情况					

静置、过滤记录

原辅料名称	投料量	加水量	加酒精量	过滤温度	渗出液体积	操作人
复核人			QA			

灌装记录

原辅料名称	蔗糖量	加水量	操作人
复核人		QA	
生产结束进行清场	1. 无本批产品遗留物 ☐ 2. 地面清洁 ☐ 3. 工作台面清洁 ☐ 4. 送风口、回风口清洁 ☐ 5. 渗漉器具、煎煮锅清洁 ☐ 6. 灯具清洁 ☐ 7. 墙面、天花板清洁 ☐ 8. 容器具清洁 ☐ （清场合格证附后） 操作人：________ 复核人：________ QA：________		

§5－5　糖浆剂

学习目标

1. 掌握糖浆剂的定义与特点，了解糖浆剂的分类；
2. 掌握糖浆剂的制备工艺与制备要点；
3. 熟悉糖浆剂的生产过程质量控制与质量评定；
4. 能进行糖浆剂制备并做质量检查。

一、糖浆剂概述

1. 糖浆剂的定义与特点

（1）糖浆剂的定义

糖浆剂系指含有药物、中药提取物或芳香物质的浓蔗糖水溶液，外观为黏稠状，供内服。除另有规定外，中药糖浆剂含蔗糖量应不低于45%（g/mL）。糖浆剂如图5－5－1所示。

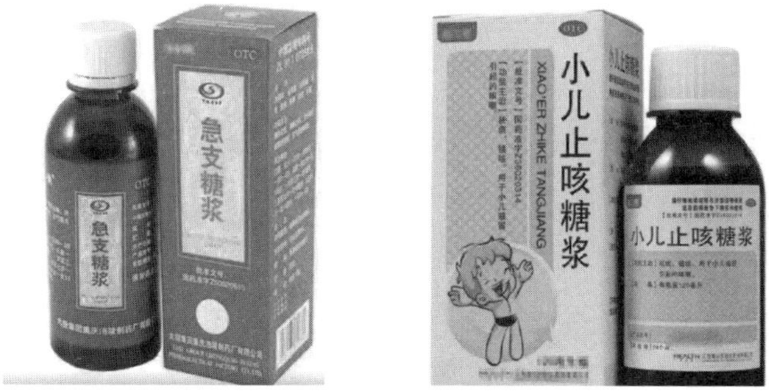

图5－5－1　糖浆剂

【知识链接】

糖浆剂的发展

糖浆剂是在汤剂、煎膏剂的基础上发展起来的一种中成药剂型。近年来，不仅将一些传统方剂改为糖浆剂应用，而且还利用中草药研制了不少糖浆剂新品种，如人参五味糖浆、脑乐静、满山红糖浆等已批量生产，广受患者欢迎。

（2）糖浆剂的特点

糖浆剂具有味甜、量小、服用方便、吸收较快等特点。糖浆剂中富含糖和香料等能掩盖药物的不良气味，改善口感，易于服用，特别适用于儿童和老年人用药，但糖尿病患者禁用。

2. 糖浆剂的分类

根据其组成及应用不同，糖浆剂分为以下三类，见表5－5－1。

表5－5－1　　糖浆剂的分类

种类	组成	应用
单糖浆	蔗糖的近饱和水溶液，浓度85%（g/mL）或64.72%（g/g）	配制药用糖浆；其他口服液体制剂的矫味剂、助悬剂；丸剂、片剂的黏合剂
芳香糖浆	芳香物质或果汁与浓蔗糖水溶液	矫味剂（如橙皮糖浆）
药用糖浆	药物或中药提取物与浓蔗糖水溶液	治疗作用（如五味子糖浆）

二、糖浆剂的制备

1. 糖浆剂的制备工艺

糖浆剂制备的工艺流程如图5－5－2所示。

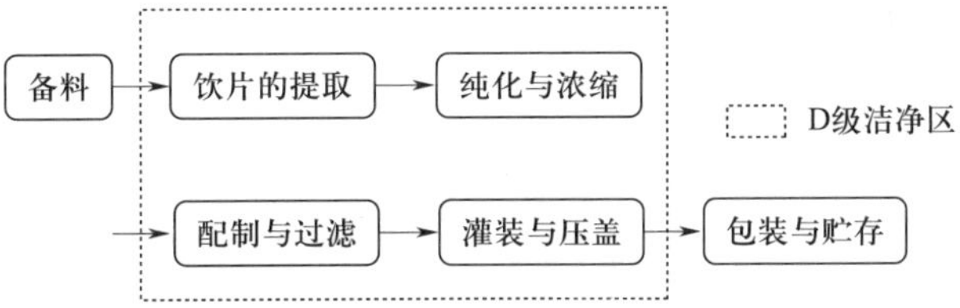

图5－5－2　糖浆剂的工艺流程

糖浆剂的配制方法根据原料药物性质的不同有以下三种。

（1）热溶法操作步骤（见图5－5－3）

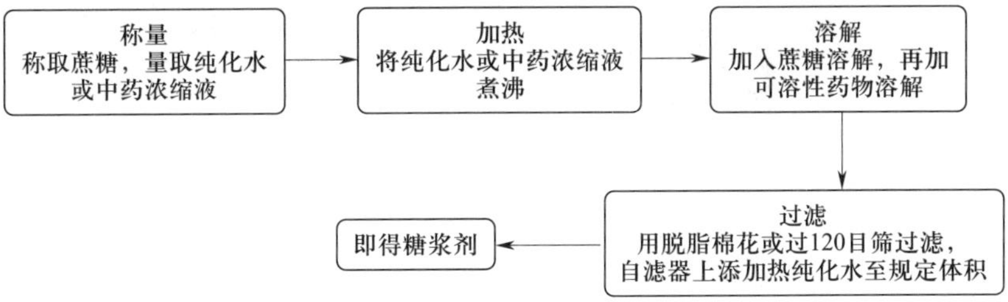

图5－5－3　热溶法操作步骤

此法适用于单糖浆、不含挥发性成分的糖浆、受热较稳定饮片的糖浆、有色糖浆的制备，不适用于含有机酸糖浆剂的制备。

（2）冷溶法操作步骤（见图5－5－4）

此法适用于单糖浆和不宜用热溶法制备的糖浆剂的制备，如含挥发油或挥发性药物的糖浆。

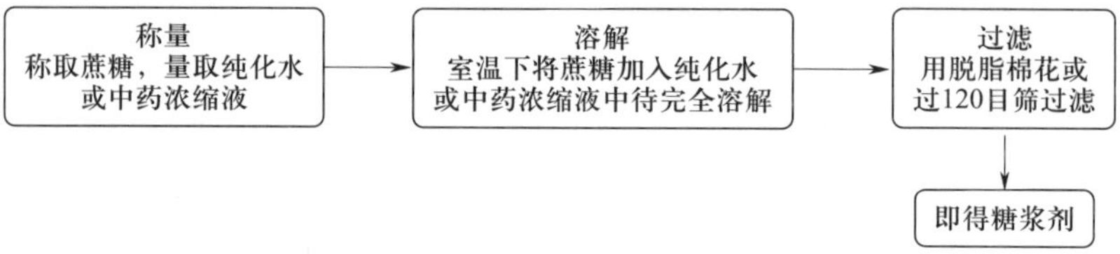

图 5－5－4　冷溶法操作步骤

（3）混合法操作步骤（见图 5－5－5）

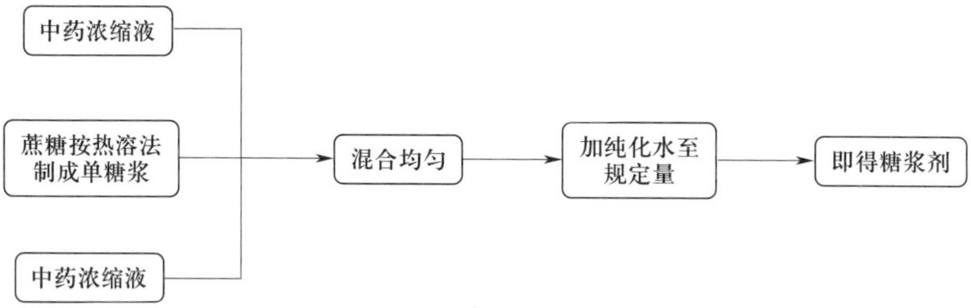

图 5－5－5　混合法操作步骤

此法适用于中药糖浆剂的制备。

三种配制方法优缺点比较见表 5－5－2。

表 5－5－2　　三种配制方法比较

配制方法	优点	缺点
热溶法	蔗糖溶解速度快，易于过滤澄清； 加热可杀死微生物，产品易于保存	加热时间和温度不易控制，时间过长或温度过高会导致转化糖含量增加，成品颜色加深（如配制单糖浆颜色发黄）
冷溶法	成品色泽较浅或呈无色，含转化糖少	糖溶解时间较长，生产过程易受微生物污染，不利于产品保存，故较少应用
混合法	质量易控制，大多数中药糖浆剂用此法制备	操作步骤复杂

2. 糖浆剂的制备要点

（1）容器清洗

糖浆剂的容器可以用有刻度的玻璃瓶或塑料瓶，用前先用纯化水淋洗或超声波洗涤，红外线干燥或灭菌处理，检验合格后备用。

（2）中药浓缩液制备

饮片应按各品种项下规定的方法提取、纯化、浓缩至一定体积。除另有规定外，含有挥发性成分的饮片宜先提取挥发性成分，再与余药共同煎煮。

（3）化糖

按处方称取符合《中国药典》（2020 年版）标准的药用蔗糖，加入适量纯化水，加热煮沸搅拌，使溶解，过滤即可（加热时间不能太久）。

（4）混合

上述饮片浓缩液与糖浆混合均匀，根据需要可加入适宜的附加剂。

1）防腐剂：山梨酸和苯甲酸的用量不得超过 0.3%（其钾盐、钠盐的用量分别按酸计），羟苯酯类的用量不得超过 0.05%。

2）pH 调节剂、芳香剂等：其品种与用量应符合国家标准的有关规定，不影响成品的稳定性，并避免对检验产生干扰。

3）必要时可加入适量的乙醇、甘油或其他多元醇。

（5）精制

糖浆剂在贮存一段时间后会产生沉淀，是因中药提取浓缩液中存在着高分子和小颗粒物质。因此糖浆剂应尽可能减少沉淀，精制方法：将药液在 10～20 ℃条件下，静置 24～48 小时，将静置沉降好的药液精滤。

（6）糖浆剂配制注意事项

1）糖浆剂配制均应在无菌环境中操作。

2）若需加入挥发性物质，则应将糖浆剂冷却至适当温度方可加入。

3）生产中宜用蒸气夹层锅加热，温度和时间应严加控制。

三、糖浆剂的生产过程质量控制与质量评定

1. 生产过程质量控制

（1）生产环境要求

操作室内压力应大于室外压力；灌装前物料的准备、轧盖、产品配制和过滤（指浓配或采用密闭系统的稀配）以及玻璃瓶或塑料瓶清洗、干燥、灭菌、煎煮浓缩岗位操作室要求洁净度达 C 级；灌封岗位操作室要求洁净度达 B 级或 C 级，温度控制在 18 ℃～26 ℃、相对湿度控制在 45%～65%。

（2）工作人员要求

1）进岗前按规定着装，做好操作前的一切准备工作。

2）根据生产指令按规定程序领取原辅料，核对糖浆剂制备所需物料的品名、规格、产品批号、数量、生产企业名称、物理外观、检验合格证等。

3）严格按工艺规程及各岗位标准操作程序进行操作。

4）生产完毕，按规定进行物料移交，并认真填写岗位记录及生产记录。

5）工作期间，严禁串岗、脱岗，不得做与本岗位无关之事。

6）工作结束或更换品种时，严格按本岗位清场 SOP 进行清场，经质监员检查合格后，挂标识牌。

7）注意设备保养，经常检查设备运转情况，操作时发现故障及时排除并上报。

（3）物料要求

严格按工艺规程及各岗位标准操作程序进行原辅料处理，通过物料通道传递。生产过程

中的物料应有标示，并按规定存放。

（4）设备设施要求

1）洗瓶室、配液室、灌封室所在的厂房内应安装地漏、清洗等设施。

2）洗瓶机、配液罐和灌封机等配套设备及工艺的技术参数应经验证确认。

2. 质量评定

按照《中国药典》（2020 年版，四部）通则糖浆剂项下的有关规定，需要进行以下方面的质量检查。

【外观】除另有规定外，糖浆剂应澄清。在贮存期间不得有发霉、酸败、产生气体或其他变质现象，允许有少量摇之易散的沉淀。

【相对密度】照相对密度测定法（通则 0601）检查，应符各品种项下的规定。

【pH 值】照 pH 值测定法（通则 0631）检查，应符各品种项下的规定。

【装量】单剂量灌装的糖浆剂，照下述方法检查应符合规定。

检查法：取供试品 5 支，将内容物分别倒入经标化的量入式量筒内，尽量倾净。在室温下检视，每支装量与标示装量相比较，少于标示装量的不得多于 1 支，并不得少于标示装量的 95%。

多剂量灌装的糖浆剂，照最低装量检查法（通则 0942）检查，应符合规定。

【微生物限度】除另有规定外，照非无菌产品微生物限度检查：微生物计数法（通则 1105）和控制菌检查法（通则 1106）及非无菌药品微生物限度标准（通则 1107）检查，应符合规定。

四、实例解析

川贝枇杷糖浆

【处方】川贝母流浸膏 45 mL　桔梗 45 g　枇杷叶 300 g　薄荷脑 0.34 g

【制法】以上四味，川贝母流浸膏系取川贝母 45 g，粉碎成粗粉，用 70% 乙醇作溶剂，浸渍 5 天后，缓缓渗漉，收集初渗漉液 38 mL，另器保存，继续渗漉，俟可溶性成分完全漉出，续渗漉液浓缩至适量，与初渗漉液混合，继续浓缩至 45 mL，滤过。桔梗和枇杷叶加水煎煮二次，第一次 2.5 小时，第二次 2 小时，合并煎液，滤过，滤液浓缩至适量，加入蔗糖 400 g 及防腐剂适量，煮沸使溶解，滤过，滤液与川贝母流浸膏混合，放冷，加入薄荷脑和含适量杏仁香精的乙醇溶液，加水至 1 000 mL，搅匀，即得。

【性状】本品为棕红色的黏稠液体；气香，味甜、微苦、凉。

【功能与主治】清热宣肺，化痰止咳。用于风热犯肺、痰热内阻所致的咳嗽痰黄或咯痰不爽、咽喉肿痛、胸闷胀痛；感冒、支气管炎见上述证候者。

【用法与用量】口服。一次 10 mL，一日 3 次。

【贮藏】密封，置阴凉处。

【处方工艺分析】本方剂型为糖浆剂，用热溶法制备。处方中川贝母用乙醇渗漉法提取浓缩得流浸膏，桔梗、枇杷叶用水煎煮制成浓缩液，加入蔗糖煮沸（即热溶法），过滤后与川贝母流浸膏混匀；薄荷脑易挥发加入冷却的糖浆中；杏仁香精的乙醇起矫味作用。

【制备过程注意事项】注意加蔗糖后煮沸温度与时间（至蔗糖全部溶解后立即过滤以免蔗糖转化）、pH 值调节，应在 100 ℃温度下流通蒸汽 30 分钟或煮沸灭菌。

思考与练习

1. 单项选择题

（1）《中国药典》（2020 年版）规定，中药糖浆剂的含糖量应（　　）。

A. 不低于 30%　　B. 不低于 40%　　C. 不低于 45%　　D. 不低于 20%

（2）热溶法制备糖浆剂不具备（　　）特点。

A. 适合于对热稳定成分的制备　　B. 糖浆剂易于保存

C. 糖浆剂易于滤过澄清　　D. 成品颜色较深

E. 生产周期长

（3）中药糖浆剂的制备多采用（　　）。

A. 冷溶法　　B. 热溶法　　C. 冷溶法与热溶　　D. 混合法

（4）不适合服用糖浆剂的患者是（　　）。

A. 老年　　B. 儿童　　C. 高血压患者　　D. 糖尿病患者

（5）聚乙二醇在消咳喘糖浆（无醇糖浆）中作（　　）。

A. 溶剂　　B. 增溶剂　　C. 防腐剂　　D. 潜溶剂

2. 多项选择题

（1）单糖浆在制剂中可以起（　　）作用。

A. 药用辅料　　B. 增稠剂　　C. 矫味剂　　D. 黏合剂

（2）糖浆剂的制备方法有（　　）。

A. 溶解法　　B. 冷溶法　　C. 热溶法　　D. 混合法

（3）根据其组成及应用，糖浆剂可分为（　　）。

A. 单糖浆　　B. 矫味糖浆　　C. 药用糖浆　　D. 芳香糖浆

（4）除另有规定外，糖浆剂应进行以下（　　）。

A. 相对密度　　B. pH 值　　C. 装量　　D. 微生物限度

（5）糖浆剂制备的工艺流程包括（　　）。

A. 备料　　B. 饮片的提取、净化与浓缩

C. 配制与过滤　　D. 灌封与包装

3. 简答题

（1）简述糖浆剂的质量要求。

（2）糖浆剂常用的制备方法有哪些？简述糖浆剂制备的工艺流程。

实训七　糖浆剂的制备

一、实训目的

1. 掌握糖浆剂制备方法和操作要点；
2. 掌握糖浆剂质量检查的标准；
3. 熟悉糖浆剂的清场规程。

二、器材准备

1. 实训场地：实验室；

2. 实训仪器与设备：具塞量筒（500 mL）、比重计、蒸馏器具、电磁炉、不锈钢锅、不锈钢盆、电子天平、包装瓶（玻璃或塑料）等；

3. 实训材料：纯化水、处方饮片、蔗糖、苯甲酸、山梨酸钾等。

三、实训内容和步骤

1. 实训内容

急支糖浆

【处方】鱼腥草 150 g　金荞麦 150 g　四季青 150 g　麻黄 30 g　紫菀 75 g　前胡 45 g　枳壳 45 g　甘草 15 g

2. 实训步骤

【制法】以上八味，鱼腥草、枳壳加水蒸馏，收集蒸馏液；药渣与其余金荞麦等六味加水煎煮二次，滤过，合并滤液，浓缩至适量；取适量蔗糖，加水煮沸，滤过，滤液与上述蒸馏液和浓缩液合并，加入苯甲酸和山梨酸钾适量，或加入苯甲酸、山梨酸钾和矫味剂适量，加水至 1 000 mL，混匀，分装，即得。

【性状】本品为棕黑色的黏稠液体；味甜、微苦。

【功能与主治】清热化痰，宣肺止咳。用于外感风热所致的咳嗽，症见发热、恶寒、胸膈满闷、咳嗽咽痛；急性支气管炎、慢性支气管炎急性发作见上述证候者。

【用法与用量】口服。一次 20 ~ 30 mL，一日 3 ~ 4 次；儿童周岁以内一次 5 mL，一至三岁一次 7 mL，三至七岁一次 10 mL，七岁以上一次 15 mL，一日 3 ~ 4 次。

【规格】（1）每瓶装 100 mL；（2）每瓶装 200 mL。

【贮藏】密封。

【检查】

1. 相对密度应不低于 1.17（通则 0601）。
2. pH 值应为 4.0 ~ 5.5（通则 0631）。
3. 其他应符合糖浆剂项下有关的各项规定（通则 0116）。

四、实训测评

按表 S-7-1 所列评分标准进行测评，并填好生产记录表 S-7-2。

表 S-7-1　　实训评分标准

班级：　　　　姓名：　　　　学号：　　　　实训名称：

考核内容		评分标准	分值	实得分
准备工作（分值 10%）		着装及个人卫生符合规定	2	
		正确选用技能操作设备	5	
		检查确认操作仪器和设备性能良好	3	
操作（分值 60%）	备料	称量准确	5	
	提取	提取方法正确	10	
	浓缩	浓缩操作方法正确	10	
		清膏标准符合规定	5	
	配制	加糖及附加剂溶解符合规定	10	
	灌装贮存	容器清洁、干燥、灭菌	5	
		密封、避光、干燥贮存	5	
	产品质量	符合标准规定	10	
清场（分值 10%）		场地、仪器和设备清洁	5	
		清场记录填写准确完整	5	
操作记录（分值 10%）		记录填写准确完整	5	
		质量标准符合规定	5	
其他（分值 10%）		正确回答考核人员提出的问题	10	
合计			100	

考核教师：　　　　　　　　　　时间：　　年　　月　　日

表 S-7-2　　生产记录

班级：　　　　姓名：　　　　学号：　　　　实训名称：

品名	急支糖浆	规格	100 mL/瓶
批号		批量	
生产前确认	1. 有"清场合格证"　☐ 2. 室内无与本产品无关物料　☐ 3. 室内洁净　☐ 4. 容器洁净　☐ 5. 蒸馏器具、煎煮锅洁净　☐ 操作人：________　复核人：________	QA：________	6. 下发的批生产记录的品名、批号及规格正确　☐ 7. 室内温度________℃ 8. 室内湿度________%

续表

<table>
<tr><td>原辅料名称</td><td colspan="6"></td></tr>
<tr><td>原辅料批号</td><td colspan="6"></td></tr>
<tr><td>领入数量</td><td colspan="6"></td></tr>
<tr><td>领料人</td><td colspan="6"></td></tr>
<tr><td colspan="7">蒸馏记录</td></tr>
<tr><td>原辅料名称</td><td>投料量</td><td>加水量</td><td>蒸馏温度</td><td colspan="2">蒸馏液体积</td><td>操作人</td></tr>
<tr><td></td><td></td><td rowspan="2"></td><td rowspan="2"></td><td colspan="2" rowspan="2"></td><td rowspan="2"></td></tr>
<tr><td></td><td></td></tr>
<tr><td>复核人</td><td colspan="2"></td><td>QA</td><td colspan="3"></td></tr>
<tr><td>设备运行情况</td><td colspan="6"></td></tr>
<tr><td colspan="7">提取、浓缩记录</td></tr>
<tr><td>原辅料名称</td><td>投料量</td><td>加水量</td><td>煎煮温度</td><td>浓缩温度</td><td>浓缩液体积</td><td>操作人</td></tr>
<tr><td></td><td></td><td rowspan="3"></td><td rowspan="3"></td><td rowspan="3"></td><td rowspan="3"></td><td rowspan="3"></td></tr>
<tr><td></td><td></td></tr>
<tr><td></td><td></td></tr>
<tr><td>复核人</td><td colspan="2"></td><td colspan="2">QA</td><td colspan="2"></td></tr>
<tr><td colspan="7">配制记录</td></tr>
<tr><td>原辅料名称</td><td colspan="2">投料量</td><td colspan="2">加水量</td><td colspan="2">操作人</td></tr>
<tr><td></td><td colspan="2"></td><td colspan="2"></td><td colspan="2"></td></tr>
<tr><td>复核人</td><td colspan="2"></td><td colspan="2">QA</td><td colspan="2"></td></tr>
<tr><td>生产结束
进行清场</td><td colspan="6">1. 无本批产品遗留物 □
2. 地面清洁 □
3. 工作台面清洁 □
4. 送风口、回风口清洁 □
5. 蒸馏器具、煎煮锅清洁 □
6. 灯具清洁 □
7. 墙面、天花板清洁 □
8. 容器具清洁 □
（清场合格证附后）
操作人：________ 复核人：________ QA：________</td></tr>
</table>

§5-6　注射剂

学习目标

1. 掌握中药注射剂的定义与特点，了解注射剂的分类、注射剂的溶剂、注射剂的附加剂；

2. 掌握中药注射剂的制备技术与制备要点；

3. 熟悉中药注射剂的生产过程质量控制与质量评定；

4. 能进行注射剂的制备并做质量检查。

一、注射剂概述

1. 注射剂的定义与特点

（1）注射剂的定义

注射剂系指原料药物或与适宜的辅料制成的供注入体内的无菌制剂，如图5－6－1所示。

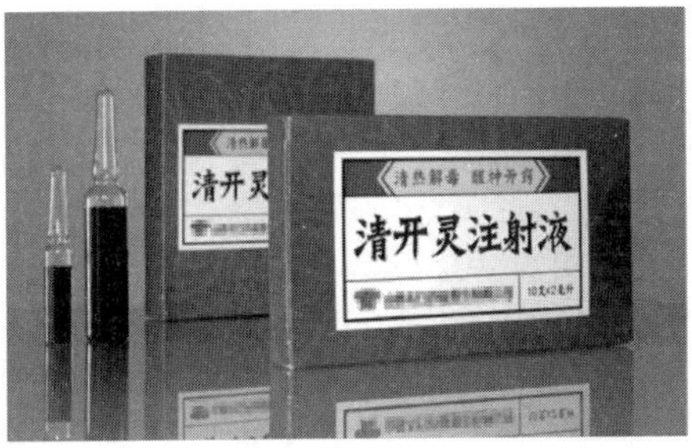

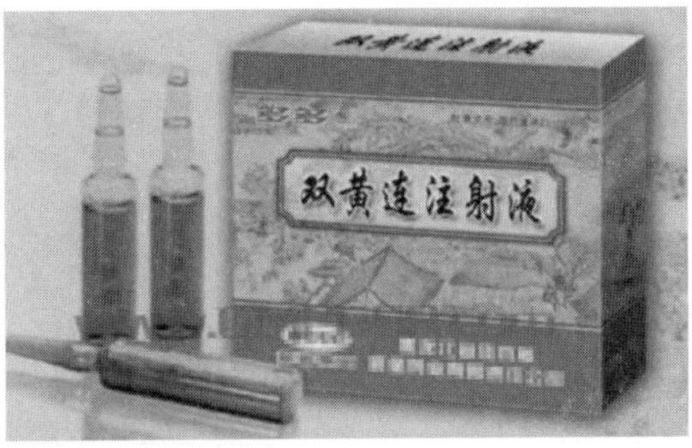

图5－6－1　注射剂

（2）注射剂的特点

注射剂药效迅速、作用可靠，可发挥局部定位作用，适用于不宜口服给药的患者和不宜口服的药物，可使某些药物产生局部定位作用。但存在使用不安全、注射时疼痛、用药不方便、生产工艺比较复杂、质量控制严格、成本费用较大等缺点。

2. 注射剂的分类

（1）按分散体系分

中药注射剂按分散体系可分为注射液、注射用无菌粉末和注射用浓溶液。

1）注射液

注射液系指原料药或与适宜的辅料制成的供注入体内的无菌液体制剂，包括溶液型、乳状液型和混悬型等注射液。可用于肌内注射、静脉注射或静脉滴注等。

2）注射用无菌粉末

注射用无菌粉末系指原料药物或与适宜辅料制成的供临用前用无菌溶液配制成注射液的无菌粉末或无菌块状物，可用适宜的注射用溶剂配制后注射，也可用静脉输液配制后静脉滴注。无菌粉末用冷冻干燥法或喷雾干燥法制得，无菌块状物用冷冻干燥法制得。

3）注射用浓溶液

注射用浓溶液系指原料药物或与适宜辅料制成的供临用前稀释供静脉滴注用的无菌浓溶液。

（2）按给药途径分

在医疗临床上，注射剂按给药途径可分为皮内注射、皮下注射、肌内注射、静脉注射、脊椎腔注射等。给药途径不同，作用也不相同。

1）皮内注射

注射于表皮与真皮之间，药物吸收少而慢，一次剂量在0.2 mL以下，主要用于过敏性试验或疾病诊断，如心脉隆注射液制成的皮试液。

2）皮下注射

注射于真皮与肌肉之间的松软组织内，通常用量为1～2 mL。皮下注射剂主要是无刺激性水溶液，药物吸收速度稍慢。常用于接种疫苗或疾病治疗。

3）肌内注射

注射于肌肉组织中，注射部位大都在臀肌或上臂三角肌。一次剂量为1～5 mL。注射用水溶液、油溶液、混悬液及乳浊液均可作肌内注射。油溶性注射剂在肌肉中吸收缓慢而均匀，可起延效作用。

4）椎管注射

药物注入脊椎四周蜘蛛膜下腔内。每次用量不得超过10 mL，此类注射剂必须与脊椎液等渗，pH值与脊椎液相当，不得添加抑菌剂，质量应严格控制，注入时应缓慢。

5）静脉注射

静脉注射分静脉推注和静脉滴注，前者用量一般5～50 mL，后者50 mL至数千毫升。常用水溶液，也可用乳浊液，但油溶液和混悬液易引起毛细血管栓塞，不能做静脉注射。静脉注射药效最快，常作急救、补充体液和供营养之用。

6）其他

此外，还包括心内注射、关节内注射、穴位注射、硬膜外注射等。

3. 注射剂的溶剂

注射剂所用溶剂应安全无害，并与其他药用成分兼容性良好，不得影响活性成分的疗效和质量。一般分为水性溶剂和非水性溶剂。

（1）水性溶剂

水性溶剂最常用的为注射用水，也可用0.9%氯化钠溶液或其他适宜的水溶液。

1）注射用水

注射用水的制备技术和质量要求见第三章第二节制药用水制备技术。

2）0.9%氯化钠溶液

氯化钠的灭菌水溶液，为无色的澄清液体，pH值应为4.5～7.0，含重金属不得过3‰，氯化钠含量符合规定。

（2）非水性溶剂

非水性溶剂常用植物油，主要为供注射用的大豆油，其他还有乙醇、丙二醇和聚乙二醇等。供注射用的非水性溶剂，应严格限制其用量，并应在各品种项下进行相应检查。

1）注射用油

某些不溶于水而溶于油或需要在人体内缓慢释放呈现长效作用的药物，制成注射剂时可选用注射用油作溶剂。

① 注射用油质量标准。《中国药典》（2020 年版，四部）规定，注射用油选用非水性溶剂常用植物油，主要为供注射用的大豆油，为淡黄色的澄明液体，无臭或几乎无臭，相对密度为 0.916 ~ 0.922，折光率为 1.472 ~ 1.476，碘值为 126 ~ 140，皂化值为 188 ~ 195，酸值应不大于 0.1。其吸光度、过氧化物、不皂化物、棉籽油、碱性杂质、重金属、砷盐、脂肪酸组成、微生物限度、无菌等指标应符合规定。

碘值、皂化值、酸值是评价注射用油质量的重要指标，见表 5 – 6 – 1。

表 5 – 6 – 1　注射用油质量的重要指标

指标	含义	意义
碘值	100 g 油脂与碘起加成反应时所需碘的克数	为油脂脂肪不饱和程度的一种度量（碘值高，油脂易氧化，不适合注射用）
皂化值	水解 1 g 油脂所需氢氧化钾的毫克数	游离脂肪酸和结合成酯的脂肪酸的总量（辨别油脂种类和纯度）
酸值	中和 1 g 含有游离酸的油脂所需氢氧化钾的毫克数	反映油脂酸败程度（酸值越大，酸败程度越严重）

② 注射用油的精制。植物油在贮存时与空气、光线接触往往会发生复杂的化学变化，产生特异的刺激性臭味，称为酸败。酸败的油脂产生低分子分解产物如醛类、酮类和脂肪酸等，注入体内后会产生刺激性，故凡用于制备注射剂的植物油均应精制。

精制的过程：中和植物油中的游离脂肪酸→洗涤与分离→脱色与除臭→灭菌。

注射用油应贮存于避光密闭的洁净容器中。

2）乙醇

本品与水、甘油、挥发油等可任意混溶，可供静脉或肌内注射。注射溶剂的乙醇浓度可达 50%，但浓度超过 10% 时可能会有溶血作用或疼痛感。

3）丙二醇（1,2 – 丙二醇）

本品与水、乙醇、甘油可混溶，能溶解多种挥发油。供静脉或肌注，用做皮下或肌注时有局部刺激性。与其溶解能力性质相似的二甘醇不能作药用溶剂，因二甘醇有较强的肾毒性。

4）聚乙二醇（PEG）

本品与水、乙醇相混合，无色液体，常用 PEG 400 用作注射用溶剂。

4. 热原

（1）热原的含义与组成

热原是指微量即能引起恒温动物体温升高的物质的总称。广义的热原包括细菌性热原、内源性热原及化学性热原等。药剂学上所指的热原，主要指细菌性热原，是某些细菌的代谢产物、细菌尸体及内毒素。致热能力最强的是革兰氏阴性杆菌的产物，其次是革兰氏阳性杆菌类，革兰氏阳性球菌则较弱，霉菌、酵母菌甚至病毒也能产生热原。热原广泛存在于天然水、自来水及其他不洁水中，注射用水、药物原辅料、容器、用具、管道和设备、生产过程及输液器具等都有可能存在热原。

【知识链接】

热原反应

含有热原的注射剂注入人体后，大约 30 分钟就能使人体出现发冷、寒战、体温升高、恶心呕吐等不良反应，严重者出现昏迷、虚脱，体温可升高至 40 ℃以上，甚至有生命危险，临床上称为“热原反应”。所以，对于注射剂中热原的防范尤为重要。

（2）热原的性质

热原除具有致热性以外，还具有以下几种性质。

1）水溶性

在热原的分子结构中，磷脂部分连接有多糖，所以热原能溶于水，其浓缩的水溶液带有乳光。

2）不挥发性

热原本身不挥发，但蒸馏时，热原可溶于水蒸气产生的水滴中，从而带入蒸馏水内，因此在蒸馏水器的蒸发室上部设有隔沫装置，用以分离蒸汽和雾滴。

3）耐热性

一般情况下，热原在 60 ℃加热 1 小时不受影响，100 ℃加热也不发生热解；但在 120 ℃加热 4 小时能破坏 98% 左右，在 180 ~ 200 ℃干热 2 小时、250 ℃干热 45 分钟或 650 ℃干热 1 分钟可使热原彻底破坏。

4）可滤过性

热原体积小，为 1 ~ 5 nm，故一般的除菌滤器均可通过。可使用活性炭吸附热原，石棉板、纸浆等滤材对热原也有一定的吸附作用。

5）带电性

热原分子上含有磷酸根与羧酸根，并且在水溶液中可因吸附作用而带有电荷，所以可被某些离子交换树脂所吸附。

6）其他性质

热原还能被强酸、强碱和强氧化剂破坏，超声波及某些表面活性剂也能使之失活。

（3）热原的污染途径

1）溶剂

溶剂是污染热原的主要途径，特别是注射用水制备时，蒸馏器结构不合理或操作不当，就会使注射用水中带有热原。注射用水如果贮存时间较长或存放容器不洁净，也有可能由于微生物污染而产生热原。

2）原辅料

某些原辅料，如中药提取物、蔗糖、含蛋白为主的生物制品等，由于细菌容易繁殖而引起热原污染。

3）容器及设备

在注射剂的配液过程中，药液与容器、用具、管道直接接触，如果未按规定进行清洗和灭菌，都会导致热原产生。

4）制备过程

在药物制剂配制过程中，由于生产环境未达到规定要求，或操作人员未按 GMP 操作规程进行配制，以及生产周期长、灭菌不及时或不彻底，都会导致微生物污染，从而产生热原。

5）使用过程

有时注射剂本身不含热原，但在使用注射剂的过程中，由于输液器、配药器具的污染或输液环境不洁净等原因，也会引起热原反应，亦应引起重视。

（4）除去热原的方法

1）容器或用具上热原的除去方法。

① 高温法：凡能经受高温加热处理的物品，如针头、安瓿或玻璃器皿等，在洗净后，于 180 ℃加热 2 小时或 250 ℃加热 30 分钟以上，可以破坏热原。

② 酸碱法：热原能被强酸、强碱和强氧化剂破坏，所以对于耐酸碱的玻璃容器、瓷器或其他用具，可用重铬酸钾硫酸清洗液、硝酸硫酸洗液或稀氢氧化钠溶液处理。

2）溶液或溶剂中热原的除去方法。

① 吸附法：常选用优质活性炭（针剂用），用量为 0.05% ~0.5% （W/V）。活性炭除了可吸附热原外，还有脱色、助滤、除臭等作用，但应注意活性炭也会吸附溶液中的某些药物成分，如生物碱、黄酮等。

② 离子交换法：热原分子上往往带有电荷，可以被离子交换树脂吸附，因而可以采用离子交换法除去溶剂中的热原。

③ 凝胶过滤法：也称分子筛过滤法，本法是利用凝胶作为过滤介质，使溶液通过凝胶柱，热原等相对分子质量小的成分渗入到凝胶颗粒内部而被阻滞，相对分子质量大的成分则沿凝胶颗粒间隙随溶剂流出，如用二乙氨基乙基葡聚糖凝胶制备无热原纯化水。

④ 反渗透法：可利用反渗透装置，应用三醋酸纤维膜除去热原。

⑤ 超滤法：利用高分子薄膜的选择性与渗透性，依靠一定的压力和流速，达到除去热原的目的，一般超滤膜孔径为 3 ~15 nm。

⑥ 其他方法：采用两次以上湿热灭菌，适当提高灭菌温度或延长灭菌时间，也可除去热原，此外，微波也能破坏热原。

（5）热原的检查方法

1）家兔致热实验法

将一定剂量的供试品，静脉注入家兔体内，在规定时间内，观察家兔体温升高的情况，以判定供试品中所含热原的限度是否符合规定。具体操作方法见《中国药典》（2020 年版，四部）热原检查法（通则 1142）。

由于家兔对热原的反应与人基本相似，家兔升温法为各国药典规定的检查热原的法定方法。但此法操作烦琐费时，不能用于注射剂生产过程中的质量监控，且不适用于放射性药物、肿瘤抑制剂等细胞毒性药物制剂。

2）细菌内毒素检查法（鲎试剂法）

利用鲎试剂（见图 5 -6 -2）来检测或量化由革兰氏阴性菌产生的细菌内毒素，以判断供试品中细菌内毒素的限量是否符合规定的一种方法。具体操作方法见《中国药典》（2020年版，四部）细菌内毒素检查法（通则1143）。

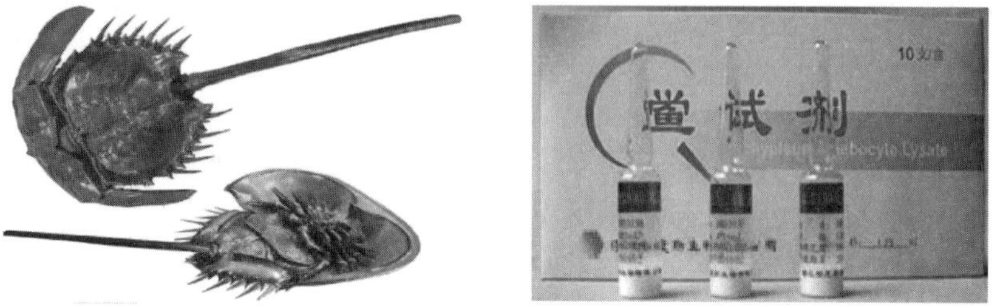

图5－6－2　鲎与鲎试剂

鲎试剂法反应灵敏，操作简单，结果迅速可靠，试验费用也少，适用于生产过程中的热原控制，特别适用于某些不能用家兔升温法进行热原检测的品种，如放射性制剂、肿瘤抑制剂等。但由于鲎试剂法对革兰氏阴性菌以外的内毒素不够灵敏，故不能完全代替家兔升温法。

【知识链接】

鲎与鲎试剂

鲎的长相既像虾又像蟹，人称之为“马蹄蟹”，是一类与三叶虫一样古老的动物。鲎的血液中含有铜离子，它的血液是蓝色的。这种蓝色血液的提取物——“鲎试剂”，可以准确、快速地检测人体内部组织是否因细菌感染而致病；在制药和食品工业中，可用它对毒素污染进行监测。

鲎试剂是由海洋生物鲎的血液变形细胞溶解物制成的无菌冷冻干燥品，含有能被微量细菌内毒素和真菌葡聚糖激活的凝固酶原、凝固蛋白原，能够准确、快速地定性或定量检测样品中是否含有细菌内毒素和（1,3）-β-葡聚糖。鲎试剂目前广泛用于制药、临床以及科研等领域，并用于细菌内毒素和真菌葡聚糖检测。目前使用的鲎试剂分为美洲鲎试剂和东方鲎试剂两大类。

5. 注射剂的附加剂

《中国药典》（2020年版，四部）规定，配制注射剂时，可根据需要加入适宜的附加剂，如pH值调节剂、渗透压调节剂、增溶剂、助溶剂、抗氧剂等。

加入附加剂的主要目的是增加药物的溶解度、增加药物的物理和化学稳定性、提高使用的安全性、减轻注射时的疼痛、抑制微生物生长。

附加剂的添加原则：根据药物的性质和给药途径；与主药无配伍禁忌；不影响主药的疗效，对质量检验不产生干扰；所用浓度不得引起毒性或不适当的刺激性。

（1）pH值调节剂

正常人体的血液pH值为7.35～7.45，若血液中pH值突然改变，对细胞的代谢存在极大危险，可能引起酸中毒或碱中毒，甚至危及生命。由于人体血液缓冲体系等一系列调节机能，正常人体的 pH 值基本保持恒定。因此，注射剂的 pH 值只要不超过血液的缓冲极限，则可自行调整。一般要求注射剂的 pH 值为 4～9，大剂量的静脉注射剂要尽可能接近正常人体的 pH 值。

通过调节注射剂的 pH 值在适宜范围，可达到增加药物溶解度、提高药物的稳定性、减少对机体的刺激性等目的。常用 pH 值调节剂有盐酸、柠檬酸及盐、氢氧化钠、碳酸氢钠、磷酸氢二钠、磷酸二氢钠等。

（2）抑菌剂

多剂量包装的注射液可加入适宜的抑菌剂以确保使用安全，抑菌剂的用量应能抑制注射剂中微生物的生长。加有抑菌剂的注射剂，仍应采用适宜方法灭菌，并应在标签或说明书上注明抑菌剂的种类及浓度。静脉给药与脑池内、硬膜外、椎管内用的注射剂均不得添加抑菌剂。

抑菌剂应符合以下要求：抑菌效能可靠；对人体无毒害；与主药无配禁忌，不影响药效与质量检查；性质稳定，不易受温度、pH 值等因素影响而降低抑菌效果；不与橡胶塞起作用。常用的抑菌剂见表 5－6－2。

表 5－6－2　　常用的抑菌剂

名称	使用浓度/%	适用条件
苯酚	0.5	偏酸性药液
甲酚	0.3	偏酸性药液
三氯叔丁醇	0.5	偏酸性药液
苯甲醇	1～3	偏碱性药液
羟苯酯类	0.01	偏酸性药液

（3）渗透压调节剂

1）等渗溶液的含义与意义

等渗溶液是指与血浆具有相等渗透压的溶液，如 0.9% 的氯化钠溶液（生理盐水）、5% 的葡萄糖溶液。注入机体内的注射剂一般要求等渗。如果血液中注入大量的低渗溶液时，就有大量水分子透过血细胞膜进入血细胞内，造成血细胞膨胀甚至破裂，引起溶血现象，患者感到头胀、胸闷等；如果血液中注入大量高渗溶液时，血细胞就会因水分大量渗出而萎缩。一般来说，机体对渗透压有一定的调节功能，只要输入量不太大，速度不太快，就不致产生不良影响。但为了减少疼痛、不损害组织并利于吸收，最好能调整成等渗或接近等渗。凡静脉滴注、注入椎管内的注射剂必须等渗。常用的等渗调节剂有氯化钠、葡萄糖等。

2）等渗调节的计算方法

调节等渗的计算方法很多，最常见的是冰点降低法和氯化钠等渗当量法。在此仅仅介绍冰点降低数据法。

冰点降低数据法调节渗透压的依据是冰点相同的稀溶液具有相等的渗透压。一般情况下，血浆冰点为 −0.52 ℃，任何溶液冰点降低到 −0.52 ℃，即与血浆等渗。常用药物水溶液冰点下降度数见表 5－6－3。等渗调节剂的用量可用公式（5－6－1）计算得到。

表 5-6-3　　常用药物水溶液冰点下降度

名称	1%/g·mL⁻¹ 水溶液冰点降低度/℃
硼酸	0.28
氯化钠	0.58
葡萄糖（含水）	0.091
无水葡萄糖	0.10
磷酸二氢钠（$2H_2O$）	0.202
盐酸普鲁卡因	0.122

$$W=\frac{0.52-a}{b} \quad (5-6-1)$$

式中，W 为配制 100 mL 等渗溶液需加入等渗调节剂的克数；a 为药物溶液的冰点降低值，若溶液中含有两种或两种以上的物质时，则 a 为各物质冰点降低值的总和；b 为 1%（g/mL）等渗调节剂的冰点降低值。

【实例解析】

配制 2% 盐酸普鲁卡因溶液 300 mL，需加入多少克氯化钠使之成等渗溶液？

解： 查表 5-6-3 得 $b=0.58$ ℃（1% 氯化钠溶液的冰点降低度），$a=0.122\times2$（1% 盐酸普鲁卡因溶液的冰点降低值为 0.122），代入公式（5-6-1）得：

$$W=\frac{0.52-0.122\times2}{0.58}=0.48$$

$$总量=\frac{0.48}{100}\times300=1.44\ (g)$$

答： 配制 2% 盐酸普鲁卡因溶液 300 mL，需加入氯化钠 1.44 g 使成等渗溶液。

对于成分不明或查不到冰点降低数据的注射剂（如中药注射剂），可测定药液的冰点降低数据后再按式（5-6-1）计算。

【实例解析】

配制 50% 金银花注射液 100 mL，需加入多少克氯化钠，使成等渗溶液？

解： 经测定，50% 金银花注射液的冰点下降度为 0.05 ℃，代入公式（5-6-1）得：

$$W=\frac{0.52-0.05}{0.58}=0.81\ (g)$$

答： 配制 50% 金银花注射液 100 mL，需加入氯化钠 0.81 g 使成等渗溶液。

（4）抗氧剂、金属络合剂与惰性气体

有些中药中的主要成分在配成注射剂后逐渐分解变色、沉淀，减效或失效，甚至产生有毒物质，这些现象往往是由于主药氧化变质所致。一般通过加入以下附加剂避免或延缓药物的氧化。

1）抗氧剂

抗氧剂是一类极易氧化的还原性物质，当它与易氧化的主药同时存在时，抗氧剂首先与氧发生反应，从而保护主药不被氧化。注射剂中常用的抗氧剂见表5-6-4。

表5-6-4　注射剂中常用的抗氧剂

名称	使用浓度/%	适用条件
焦亚硫酸钠	0.05~0.5	偏酸性药液
亚硫酸氢钠	0.05~0.2	偏酸性药液
亚硫酸钠	0.1~0.2	偏碱性药液
硫代硫酸钠	0.1~0.3	偏碱性药液
硫脲	0.05~0.1	常用于抗坏血酸等药物
维生素C	0.05~0.1	偏酸性或微碱性药液
二甲基羟基甲苯	0.005~0.02	油溶性
α-生育酚	0.05~0.075	油溶性，对热和碱稳定

2）惰性气体

惰性气体通入注射剂中可驱除溶解在溶液中的氧和容器空间的氧，防止药物氧化。常用惰性气体有氮气和二氧化碳，使用二氧化碳时应注意使药液pH值降低。

3）金属络合剂

许多注射剂可因微量金属离子的存在而加速其氧化降解，可通过加入金属络合剂，与溶液中微量金属离子形成稳定的络合物，从而避免金属离子对中药有效成分的氧化和催化作用。常用的金属络合剂有依地酸钙钠、依地酸二钠，其浓度为0.01%~0.05%。

（5）增溶剂和助溶剂

在配制注射剂时，为了增加主药的溶解度，按《中国药典》（2020年版）规定可以添加增溶剂或助溶剂。

1）增溶剂

某些难溶性药物由于在表面活性剂中形成胶团而使溶解度增大并形成澄清溶液的过程。具有增溶能力的表面活性剂称为增溶剂。常用的增溶剂有聚山梨酯80，主要用于小剂量注射剂；用于静脉注射剂的增溶剂有卵磷脂、泊洛沙姆等。

2）助溶剂

难溶性药物由于第三种物质的存在而使溶解度增大并形成澄清溶液的过程，其中加入的第三种物质称为助溶剂。助溶剂可与溶解度小的药物形成可溶性复合物，如苯甲酸钠咖啡因注射液，其中苯甲酸钠为助溶剂。

（6）局部止痛剂

有些注射剂在皮下和肌内注射时，对组织产生刺激而引起剧痛，可考虑加入适量的局部止痛剂。常用的局部止痛剂有三氯叔丁醇、苯甲醇、盐酸普鲁卡因和利多卡因等。

（7）乳化剂与助悬剂

乳化剂与助悬剂用于制备性质稳定的乳剂型和混悬型注射剂。常用乳化剂有卵磷脂、豆磷脂和泊洛沙姆等，常用助悬剂有羟丙甲基纤维素。

二、中药注射剂的制备

1. 小容量注射剂的制备工艺

小容量注射剂也称水针剂，指装量小于 50 mL 的注射剂，通常采用湿热灭菌法制备。

（1）小容量注射剂制备的工艺流程如图 5－6－3 所示。

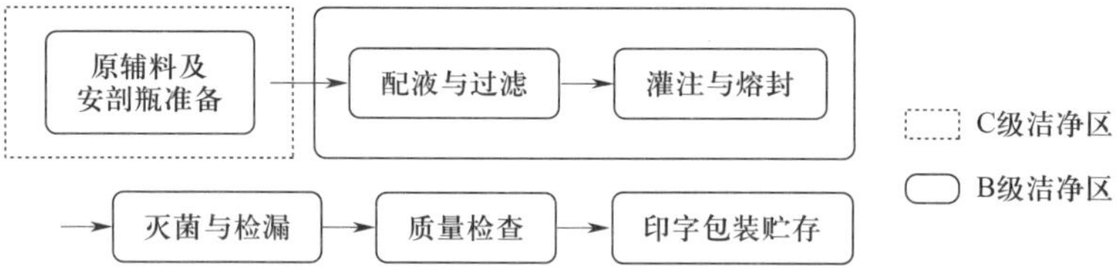

图 5－6－3　小容量注射剂制备的工艺流程

（2）小容量注射剂制备常用设备

1）安瓿处理常用设备

安瓿的洗涤、甩水、灭菌与干燥所用设备如图 5－6－4、图 5－6－5、图 5－6－6 所示。

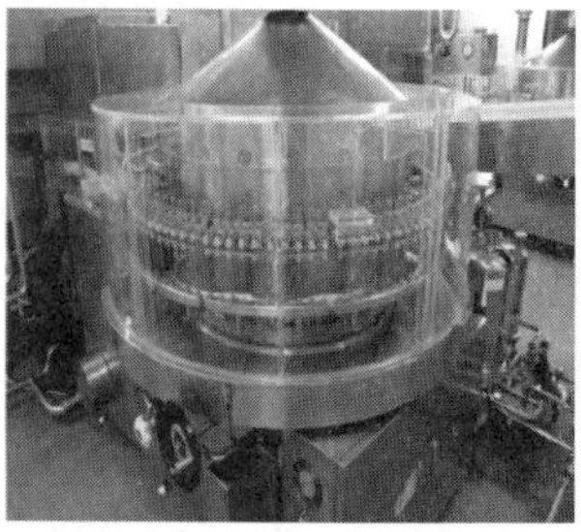

图 5－6－4　安瓿洗瓶机

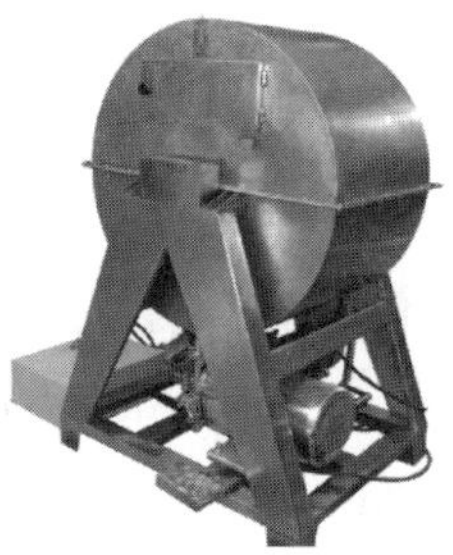

图 5－6－5　安瓿甩水机

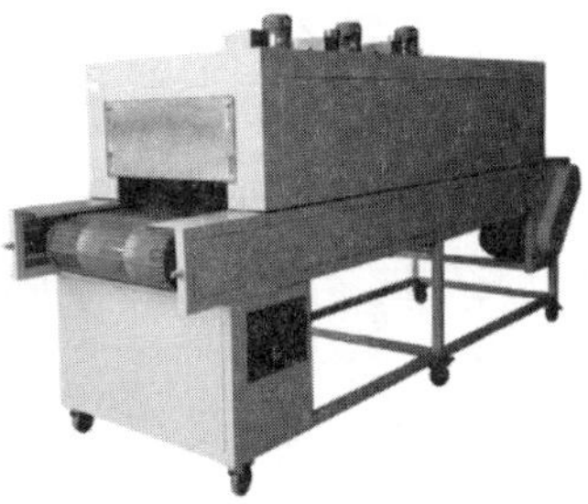

图 5－6－6　隧道式烘箱

2）灌封设备

注射剂的常用灌封设备如图 5－6－7 所示。

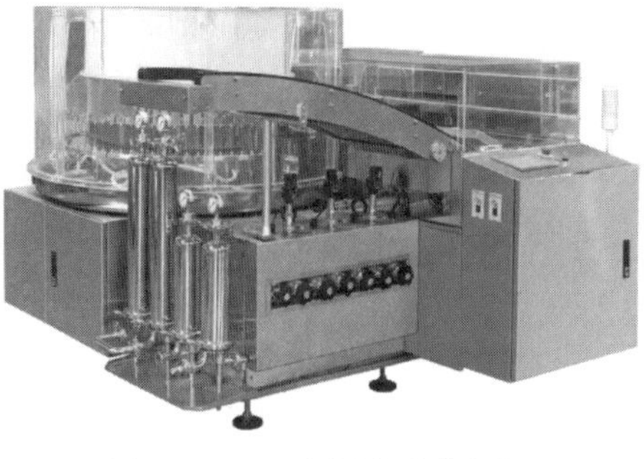

图 5－6－7　安瓿自动灌封机

3）灭菌检漏设备

一般采用灭菌和检漏两用的灭菌器进行，如图5－6－8所示。

4）印字包装设备

目前广泛使用的印字包装机为印字、装盒、贴签及包装等联成一体的印字包装联动机（见图5－6－9），提高了安瓿的印包效率。

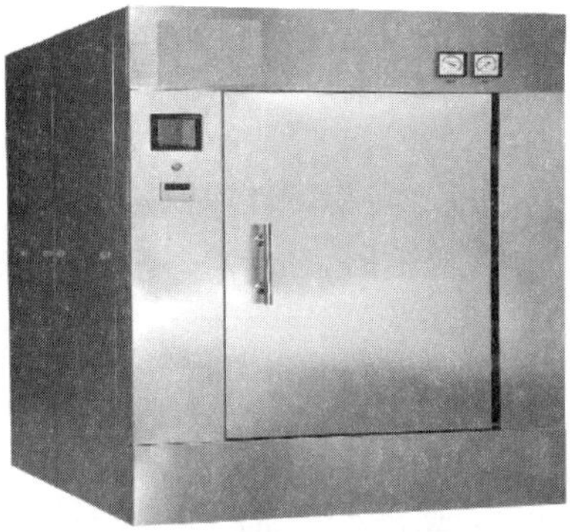

图5－6－8　灭菌检漏两用灭菌柜

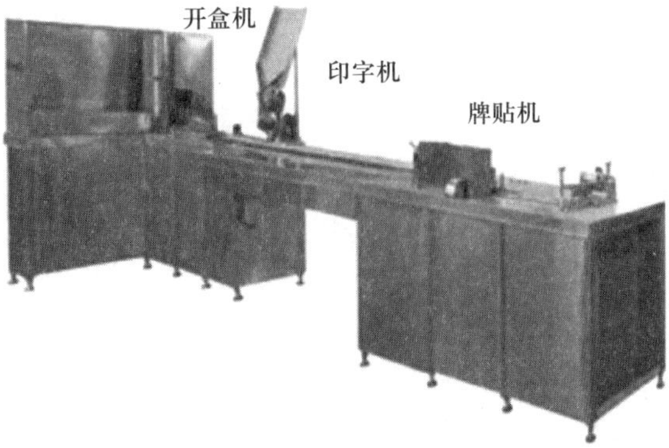

图5－6－9　印字包装联动机

2. 小容量注射剂的制备要点

（1）容器与处理容器的种类

玻璃安瓿，安瓿的容积通常有1 mL、2 mL、5 mL、10 mL、20 mL等规格，国家标准规定水针剂使用的安瓿一律为曲颈易折安瓿，如图5－6－10所示，其标准规格见国家标准《安瓿》（GB/T 2637—2016），安瓿的颜色有无色透明和棕色两种；抗生素瓶，又称西林瓶，用于分装注射用粉末或结晶性药物，常用容积为10 mL和20 mL两种，配有胶塞，外加铝塑盖压紧（见图5－6－11）。

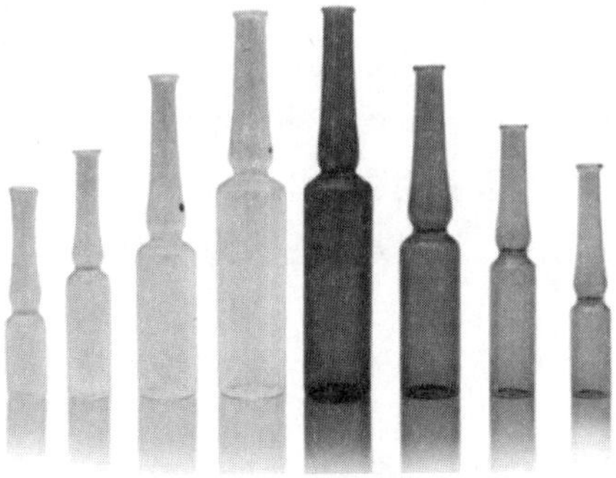

图5－6－10　玻璃安瓿

安瓿的质量要求：1）无色透明（不得有气泡、麻点及砂粒，以便内容物的检视）；2）膨胀系数小、耐热性好（能耐受洗涤和灭菌过程中产生的冲击，生产过程中不易冷爆破裂）；3）足够的物理强度（能耐受热压灭菌时所产生的压力差，生产、运输、贮藏过程中不易破损）；4）化学稳定性高（不易被药液侵蚀，不改变药液的pH值）；5）熔点较低

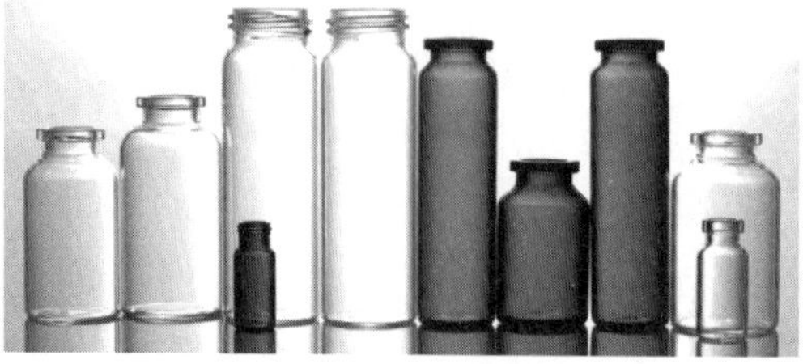

图 5-6-11　西林瓶

(易于熔封)。

安瓿的质量检查：物理检查（外观、尺寸、内应力、清洁度、热稳定性等）；化学检查(如耐酸性、耐碱性检查和中性检查)；装药试验（当安瓿材料变更时，应作装药试验，证明无影响才能应用)。

安瓿的处理：安瓿→灌满纯化水→蒸瓶→纯化水洗涤→注射用水洗涤→干燥或灭菌→洁净安瓿。

洁净空安瓿存放于柜内，应有净化空气保护，存放时间不应超过 24 小时。

（2）提取与精制

对有效成分明确且比较单一的，可选择合适的溶剂与附加剂配成注射剂，如穿心莲注射液、丹皮酚注射液及银黄注射液等。若有效成分尚不明确或不完全明确的，特别是一些验方和复方制剂，为了使药用成分在提取中不损失，通常采用水或乙醇提取有效成分，再用适宜的方法尽量除去杂质，制成注射剂，如复方丹参注射液、复方大青叶注射液等。

（3）配液与过滤

1）配液

注射剂所用的原辅料应从来源及工艺等生产环节进行严格控制并应符合注射用的质量要求；配液的用具均应由化学稳定性好的材料制成，如玻璃、搪瓷、耐酸耐碱的陶瓷及无毒聚氯乙烯、聚乙烯塑料等，不宜采用铝、铁、铜质器具。配制少量注射剂可在中性硬质玻璃瓶或搪瓷桶内进行，大量生产多采用搪玻璃反应罐、不锈钢配液缸、瓷缸等。配液用具在使用前先用肥皂、洗衣粉等刷洗清洁，最后用注射用水冲洗。玻璃器皿可用清洁液处理，随即用自来水刷洗，最后用注射用水荡洗。注射剂的配制必须使用新鲜注射用水，配制好的药液，需进行 pH 值、含量等项检查，合格后进入下一道工序。注射剂的配制方法及适用范围见表 5-6-5。

表 5-6-5　注射剂的配制方法及适用范围

名称	方法	适用范围
浓配法	将全部原料药物加入部分溶剂配成浓溶液，加热过滤，滤液加注射溶剂稀释至所需浓度	药物（原液）杂质含量较高
稀配法	将原料加入所需的溶剂中直接配制成所需浓度	药物（原液）杂质含量低

如处方中有两种或两种以上药物时，应使难溶性药物先进行溶解；如有易氧化药物需加

抗氧剂时，应先加抗氧剂，后加药物；如需加入增溶剂或助溶剂时，最好将增溶剂或助溶剂与主药预先混合后再加入稀释。中药成分复杂，虽经提取精制，仍然残存一些杂质，常在配液时通过加入吸附剂、热处理与冷藏等方法克服。常用的吸附剂有活性炭、滑石粉等。活性炭用量一般为0.1%～1%，应选用纯度高的优级品（常用767型一级针剂用炭），使用前需进行活化，提高其吸附性。

2）过滤

过滤是保证注射剂澄清的重要操作，一般分为初滤和精滤，有时也将二者结合起来同时进行，即板框压滤机→垂熔玻璃滤球→微孔膜滤器。如果药液中沉淀较多，特别是加过活性炭的溶液须经初滤后方可精滤，以免沉淀堵塞滤孔。常用的过滤方法见表5－6－6。

表5－6－6　常用的过滤方法

方法	过滤原理	特点
高位静压法	利用液体高位产生静压力而过滤的方法	压力稳定，滤过质量好，流速稍慢
加压过滤法	利用泵对药液加压通过过滤器而过滤的方法	滤过速度快，压力稳定，质量好，适于大量生产
减压过滤法	利用真空泵在过滤系统形成负压抽滤的方法	滤过速度快，但压力不够稳定，滤层易松动，影响质量

（4）灌注与熔封

灌注与熔封包括灌注药液和安瓿封口，灌注药液后应立即封口，以免污染。灌封间是无菌制剂制备的关键工作区，其环境要严格控制，操作室洁净度按B级要求，灌封部位局部达到A级。

1）灌注药液

灌注药液时应注意剂量准确。灌装注射液时应根据《中国药典》（2020年版，四部）要求适当增加装量，以保证注射用量不少于标示装量（见表5－6－7）；药液不沾瓶，为防止灌注器针头“挂水”，活塞中心常有毛细孔，可使针头挂的水滴缩回并调节灌装速度，过快时药液易溅至瓶壁而沾瓶；易氧化的药物灌装时应通惰性气体，通惰性气体时既不使药液溅至瓶颈，又使安瓿空间空气除尽，一般认为2次通气的效果较1次通气的效果好。1～2 mL的安瓿，常在灌注药液后充气；5 mL以上的安瓿，则在灌注前后各充气1次。

表5－6－7　注射剂装量增加量

标示装量/mL	增加量/mL	
	易流动液	黏稠液
0.5	0.10	0.12
1	0.10	0.15
2	0.15	0.25
5	0.30	0.50
10	0.50	0.70
20	0.60	0.90
50	1.00	1.50

2）安瓿封口

安瓿封口须采用直立（或倾斜）旋转拉丝式封口方法。安瓿封口时要求不漏气、顶端圆整光滑，无尖头、焦头及小泡。粉末安瓿或具有广口的其他类型安瓿，都必须拉封。安瓿灌封过程中可能出现的问题见表 5－6－8。

表 5－6－8　安瓿灌封过程中可能出现的问题

出现的问题	原因
剂量不准确	可能是剂量调节螺丝松动
大头（鼓泡）	与火焰太强，位置太低或安瓿内空气过度膨胀有关
出现瘪头	主要是因为安瓿不转动，火焰集中一点所致
焦头	安瓿颈部沾有药液，熔封时炭化所致。当灌药太急、溅起药液在安瓿壁；针头注药后不能立即缩液回药，针端挂有水珠；操作不正确，针头刚进瓶口就注药或针头临出瓶口时才注完药液；或升降轴不够润滑，针头起落迟缓等
封口不严	可能是火焰不够强所致

（5）灭菌与检漏

1）灭菌

注射液的灭菌，要求杀灭所有微生物，以保证用药安全。除采用无菌操作法生产的注射剂外，一般注射剂在灌封后必须尽快灭菌，从配液到灭菌时间不得超过 8 小时。一般根据药物性质选择适宜的灭菌方法、灭菌温度和灭菌时间，必须保证成品无菌。若耐热的药物，宜用热压灭菌；而不耐热的药物或一般小容量的注射剂（1～5 mL 安瓿）多采用 100 ℃温度湿热灭菌 30 分钟，10～20 mL 的安瓿可酌情延长 15 分钟灭菌时间。

2）检漏

灭菌后的安瓿应立即进行漏气检查。若安瓿未严密熔合，有毛细孔或微小裂缝存在，药液易被微生物污染或造成药液泄漏，必须检查剔除。

灭菌完毕后，稍降温，抽气减压至真空达 85.3～90.6 kPa，停止抽气，将有色液（0.05% 曙红或亚甲蓝）放入灭菌锅中，至浸没安瓿，再放入空气，有色液从漏气的毛细孔进入安瓿而检出。也可在灭菌后，趁热立即放入有色液至灭菌锅内，安瓿遇冷内部压力降低，有色水即从漏气的毛细孔进入安瓿而被检出。

（6）印字与包装

注射剂经质量检查合格后即可进行印字和包装，每支注射剂应直接印上品名、规格、批号等并装盒。

【知识链接】

静脉输液

静脉输液是供静脉滴注用的大容量注射液（除另有规定外，一般不小于 100 mL）。通常包装在玻璃或塑料的输液瓶或袋中，不含抑菌剂。使用时通过输液器调整滴速，持续而稳定地进入静脉，以达到补充必要的营养、热能和水分，维持体内电解质平衡，改善血液循环，防止和治疗休克，调节酸碱平衡等目的。

输液的种类包括电解质输液、营养输液、胶体输液、含药输液等。

输液的制备工艺与普通注射剂制备工艺的大致相同。

输液的质量要求除符合注射剂的一般质量要求外，应无热原，无菌、澄清处理的要求更高，渗透压尽可能等渗或偏高渗。

3. 注射用无菌粉末的制备工艺

（1）注射用无菌粉末

注射用无菌粉末简称粉针剂，是临用前用适宜的无菌溶液配制成注射液的无菌粉末或无菌块状物。可用适宜的注射用溶剂配制后注射，也可用静脉输液配制后静脉滴注。适用于在水中不稳定的药物，特别是对湿热敏感的抗生素及生物制品，均需制成注射用无菌粉末，以保证药物成分稳定，不分解失效。

根据生产工艺条件不同，注射用无菌粉末可分为两种：一种是原料药精制成无菌粉末直接进行无菌分装，成品为无菌分装制品；另一种是将药物配成无菌溶液或混悬液，无菌分装后，再进行冷冻干燥得到冻干粉末（块），也称冻干制品。目前，中药粉针剂以冻干制品为多。

（2）制备技术

注射用无菌分装制品制备的工艺流程如图 5－6－12 所示。

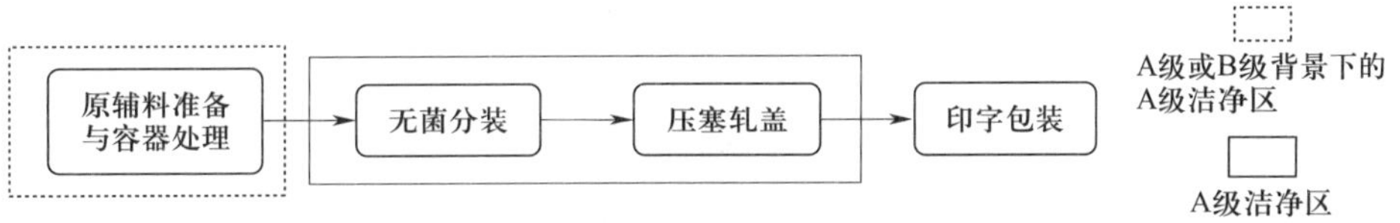

图 5－6－12　注射用无菌分装制品制备的工艺流程

注射用无菌分装制品制备常用设备有无菌粉针剂分装机，如图 5－6－13 所示。

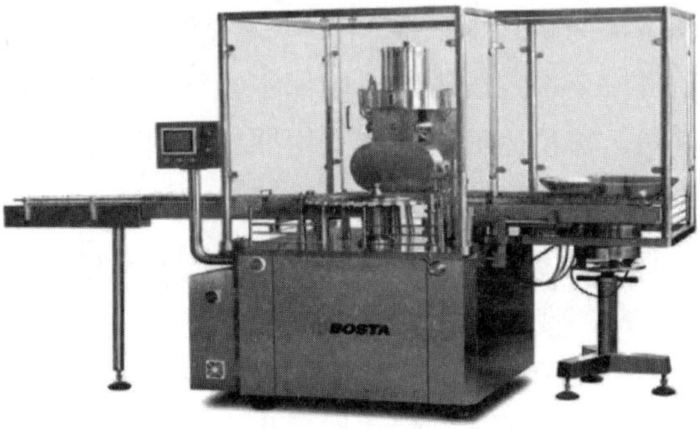

图 5－6－13　无菌粉针剂分装机

4. 注射用无菌粉末的制备要点

（1）原料准备

必须在 A 级或 B 级背景下的局部 A 级洁净度环境下进行。无菌原料经过无菌过滤、无菌结晶或喷雾干燥，必要时需进行粉碎、过筛等操作，在无菌条件下制得符合注射用的无菌粉末。

安瓿或小瓶及橡胶塞的质量要求及处理方法与注射剂相同，但均须进行灭菌处理。各种分装容器洗净后，须用干热灭菌或红外线灭菌后备用。已灭菌的空瓶存放柜中应有净化空气保护，存放时间不超过24小时。

（2）分装

必须在高度洁净的A级洁净度无菌室中按无菌操作法进行，分装过程中应注意抽样检查装量差异。分装后，小瓶立即加塞铝盖密封、安瓿熔封。药物的分装及安瓿的封口宜在局部层流下进行。

贴上印有药物名称、规格、批号、生产日期、有效期、用法等的标签并装盒。

无菌分装产品工艺存在的问题和解决办法见表5－6－9。

表5－6－9　无菌分装产品工艺存在的问题和解决办法

存在问题	原因	解决方法
装量差异	物料流动性差	视具体情况而定
澄清度问题	工艺步骤多，导致污染机会增多	严格控制原料质量及其处理方法和环境，防止污染
无菌问题	受到微生物污染	采用层流净化装置
吸潮变质	胶塞透气性和铝盖松动所致	选择性能好的胶塞，铝盖压紧后瓶口应烫蜡，以防水气透入

三、中药注射剂生产过程质量控制与质量评定

1. 小容量注射剂生产过程质量控制

洁净室内应相对室外呈正压，温度为18～26℃，相对湿度为45%～65%。安瓿洗涤和干燥灭菌操作室要求洁净度达C级；药液浓配间洁净度达C级；稀配间洁净度达B级，精滤后药液在B级存放；药液灌封操作室洁净度按B级要求，灌封部位局部达到A级。

安瓿清洗过程中应随时检查水蒸气压力，确保水蒸气冲到安瓿底部，保证洗涤质量。

配液应尽可能缩短时间，防止药液变质；所用原料、附加剂及配制用器具尽可能无菌处理，防止微生物污染。

灌封时要检查装量及封口质量。灌封后安瓿应有标签，标签上应标明品名、规格、批号、生产日期、灌封人员、灌封序号，防止发生混药、混批。

灌封后应立即进行灭菌，灭菌时间必须从全部药液温度达到所要求的温度算起。

更换生产品种或规格时要注意各工段的清场工作。

2. 小容量注射剂质量评定

按照《中国药典》（2020年版，四部）通则注射剂项下的有关规定，小容量注射剂需要进行如下方面的质量检查。

【装量】注射液及注射用浓溶液照下述方法检查，应符合规定。

检查法：供试品标示装量不大于2 mL者，取供试品5支（瓶）；2 mL以上至50 mL者，取供试品3支（瓶）。开启时注意避免损失，将内容物分别用相应体积的干燥注射器及注射针头抽尽，然后缓慢连续地注入经标化的量入式量筒内（量筒的大小应使待测体积至少占其额定体积的40%，不排尽针头中的液体），在室温下检视。测定油溶液、乳状液或混悬液时，应先加温（如有必要）摇匀，再用干燥注射器及注射针头抽尽后，同前法操作，放冷（加温时），检视。每支（瓶）的装量均不得少于其标示装量。

标示装量为50 mL以上的注射液及注射用浓溶液照最低装量检查法（通则0942）检查，应符合规定。

【可见异物】除另有规定外，按照可见异物检查法（通则0904）检查，应符合规定。

【不溶性微粒】除另有规定外，用于静脉注射、静脉滴注、鞘内注射、椎管内注射的溶液型注射液、注射用无菌粉末及注射用浓溶液照不溶性微粒检查法（通则0903）检查，均应符合规定。

【中药注射剂有关物质】按各品种项下规定，照注射剂有关物质检查法（通则2400）检查，应符合有关规定。

【重金属及有害元素残留量】除另有规定外，中药注射剂照铅、镉、砷、汞、铜测定法（通则2321）测定，按各品种项下每日最大使用量计算，铅不得超过12 μg、镉不得超过3 μg、砷不得超过6 μg、汞不得超过2 μg、铜不得超过150 μg。

【无菌】按照无菌检查法（通则1101）检查，应符合规定。

【细菌内毒素】或【热原】除另有规定外，静脉用注射剂按各品种项下的规定，照细菌内毒素检查法（通则1143）或热原检查法（通则1142）检查，应符合规定。

此外，应根据具体品种要求进行鉴别、杂质检查、溶血性检查以及安全试验、含量测定等项目。

3. 注射用无菌粉末生产过程质量控制

无菌分装产品分装车间的生产环境要符合工艺要求，温度为18～26 ℃，相对湿度应控制在分装产品的临界相对湿度以下，空气洁净度级别A级。按A级洁净区清洁消毒规程确保场地、设备、容器、用具等处于洁净状态。

冻干燥制品的称量、配液等工序的环境洁净度为B级，灌装、压塞的暴露环境洁净度为A级，轧盖、灯检等工序的环境洁净度最低为C级。

4. 注射用无菌粉末质量评定

按照《中国药典》（2020年版，四部）通则注射剂项下的有关规定，注射用无菌粉末需要进行如下方面的质量检查。

【装量差异】除另有规定外，注射用无菌粉末照下述方法检查，应符合规定。

检查法：取供试品5瓶（支），除去标签、铝盖，容器外壁用乙醇擦净，干燥，开启时注意避免玻璃屑等异物落入容器中，分别迅速精密称定；容器为玻璃瓶的注射用无菌粉末，首先小心开启内塞，使容器内外气压平衡，盖紧后精密称定。然后倾出内容物，容器用水或乙醇洗净，在适宜条件下干燥后，再分别精密称定每一容器的质量，求出每瓶（支）的装量与平均装量。每瓶（支）装量与平均装量相比较（如有标示装量，则与标示装量相比较），应符合表5－6－10的规定。如有1瓶（支）不符合规定，应另取10瓶（支）复试，均应符合规定。

表5－6－10　　注射用无菌粉末装量差异

平均装量或标示装量	装量差异限度
0.05 g及0.05 g以下	±15%
0.05 g以上及0.15 g	±10%
0.15 g及0.5 g	±7%
0.5 g以上	±5%

【不溶性微粒】、【渗透压摩尔浓度】、【可见异物】、【有关物质】、【无菌】、【细菌内毒素】或【热原】等质量检查同小容量注射剂。

四、实例解析

1. 清开灵注射液

【处方】胆酸3.25 g　珍珠母（粉）50.0 g　猪去氧胆酸3.75 g　栀子25.0 g　水牛角（粉）25.0 g　板蓝根200.0 g　黄芩苷5.0 g　金银花60.0 g

【制法】以上八味，板蓝根加水煎煮二次，每次1小时，合并煎液，滤过，滤液浓缩至200 mL，加乙醇使含醇量达60%，冷藏，滤过，滤液回收乙醇，加水，冷藏备用。栀子加水煎煮二次，第一次1小时，第二次0.5小时，合并煎液，滤过，滤液浓缩至25 mL，加乙醇使含醇量达60%，冷藏，滤过，滤液回收乙醇，加水，冷藏备用。金银花加水煎煮二次，每次0.5小时，合并煎液，滤过，滤液浓缩至60 mL，加乙醇使含醇量达75%，滤过，滤液调节pH值至8.0，冷藏，回收乙醇，再加乙醇使含醇量达85%，冷藏，滤过，滤液回收乙醇，加水，冷藏备用。水牛角粉用氢氧化钡溶液、珍珠母粉用硫酸分别水解7～9小时，滤过，合并滤液，调节pH值至3.5～4.0，滤过，滤液加乙醇使含醇量达60%，冷藏，滤过，滤液回收乙醇，加水，冷藏备用。将栀子液、板蓝根液和水牛角、珍珠母水解混合液合并后，加到胆酸、猪去氧胆酸的75%乙醇溶液中，混匀，加乙醇使含醇量达75%，调节pH值至7.0，冷藏，滤过，滤液回收乙醇，加水，冷藏备用。黄芩苷用注射用水溶解，调pH值至7.5，加入金银花提取液，混匀，与上述各备用液合并，混匀，并加注射用水至1 000 mL，再经活性炭处理后，冷藏，灌封，灭菌，即得。

【性状】本品为棕黄色或棕红色的澄明液体。

【功能与主治】清热解毒，化痰通络，醒神开窍。用于热病，神昏，中风偏瘫，神志不清；急性肝炎、上呼吸道感染、肺炎、脑血栓形成、脑出血见上述证候者。

【用法与用量】肌内注射，一日2～4 mL。

重症患者静脉滴注，一日20～40 mL，以10%葡萄糖注射液200 mL或氯化钠注射液100 mL稀释后使用。

【注意】

（1）有表证恶寒发热者、药物过敏史者慎用。

（2）如出现过敏反应应及时停药并做脱敏处理。

（3）本品如产生沉淀或浑浊时不得使用。如经10%葡萄糖或氯化钠注射液稀释后，出现浑浊亦不得使用。

（4）药物配伍：到目前为止，已确认清开灵注射液不能与硫酸庆大霉素、青霉素G钾、肾上腺素、间羟胺、乳糖酸红霉素、多巴胺、山梗菜碱、硫酸美芬丁胺等药物配伍使用。

（5）清开灵注射液稀释以后，必须在4小时以内使用。

（6）输液速度：注意滴速勿快，儿童以20～40滴/分为宜，成年人以40～60滴/分为宜。

（7）除按〔用法与用量〕中说明使用以外，还可用5%葡萄糖注射液、氯化钠注射液按每10 mL药液加入100 mL溶液稀释后使用。

【规格】（1）每支装2 mL；（2）每支装10 mL。

【贮藏】密闭。

2. 注射用双黄连（冻干）

【处方】连翘500 g　金银花250　黄芩250 g

【制法】以上三味，黄芩加水煎煮二次，每次1小时，滤过，合并滤液，用2 mol/L盐酸溶液调节pH值至1.0～2.0，在80 ℃保温30分钟，静置12小时，滤过，沉淀加8倍量水，搅拌，用10%氢氧化钠溶液调节pH值至7.0，加入等量乙醇，搅拌时沉淀溶解，滤过，滤液用2 mol/L盐酸溶液调节pH值至2.0，在60 ℃保温30分钟，静置12小时，滤过，沉淀用乙醇洗至pH值4.0，加10倍量水，搅拌，用10%氢氧化钠溶液调节pH值至7.0，每1 000 mL溶液中加入5 g活性炭，充分搅拌，50 ℃保温30分钟，加入等量乙醇，搅拌均匀，滤过，滤液用2 mol/L盐酸溶液调节pH值至2.0，在60 ℃保温30分钟，静置12小时，滤过，沉淀用少量乙醇洗涤，于60 ℃以下干燥，备用；金银花、连翘分别用水温浸30分钟后煎煮二次，每次1小时，滤过，合并滤液，浓缩至相对密度为1.20～1.25（70 ℃），冷却至40 ℃，缓缓加入乙醇使含醇量达75%，充分搅拌，静置12小时以上，滤取上清液，回收乙醇至无醇味，加入4倍量水，静置12小时以上，滤取上清液，浓缩至相对密度为1.10～1.15（70 ℃），冷却至40 ℃，加入乙醇使含醇量达85%，静置12小时以上，滤取上清液，回收乙醇至无醇味，备用。取黄芩提取物，加入适量的水，加热，用10%氢氧化钠溶液调节pH值至7.0使溶解，加入上述金银花提取物和连翘提取物，加水至1 000 mL，加入活性炭5 g，调节pH值至7.0，加热至沸并保持微沸15分钟，冷却，滤过，加注射用水至1 000 mL，灭菌，冷藏，滤过，浓缩，冷冻干燥，制成粉末，分装；或取黄芩提取物，加入适量的水，加热，用10%氢氧化钠溶液调节pH值至7.0使溶解，加入上述金银花提取物和连翘提取物以及适量的注射用水，每1 000 mL溶液中加入活性炭5 g，调节pH值至7.0，加热至沸并保持微沸15分钟，冷却，滤过，灭菌，滤过，灌装，冷冻干燥，压盖，即得。

【性状】本品为黄棕色的无定形粉末或疏松固体状物；有引湿性。

【功能与主治】清热解毒，疏风解表。用于外感风热所致的发热、咳嗽、咽痛；上呼吸道感染、轻型肺炎、扁桃体炎见上述证候者。

【用法与用量】静脉滴注。每次每千克体重 60 mg，一日 1 次；或遵医嘱。临用前，先以适量灭菌注射用水充分溶解，再用氯化钠注射液或5%葡萄糖注射液 500 mL 稀释。

【注意】本品与氨基糖苷类（庆大霉素、卡那霉素、链霉素）及大环内酯类（红霉素、吉他素）等配伍时易产生浑浊或沉淀，请勿配伍使用。

【规格】每支装 600 mg。

【贮藏】遮光，密闭，置阴凉处。

【制备过程注意事项】配制注射剂所用金银花提取物和连翘提取物均以水提醇沉法制得；配制注射剂所用黄芩苷粉末，用煎煮法提取，并经酸碱法纯化处理制得；用高效液相色谱法测定成品中绿原酸和黄芩苷的含量，作为质量控制指标。

思考与练习

1. 单项选择题

（1）注射剂按下列给药途径，不能添加抑菌剂的是（　　）。

A. 肌内注射　　B. 皮内注射　　C. 皮下注射　　D. 静脉注射

（2）在下列有关热原检查法的叙述中，错误的是（　　）。

A. 法定检查方法为家兔致热试验和鲎试验法

B. 鲎试验法操作简单，结果迅速可靠

C. 鲎试验法特别适用于生产过程中的热原控制

D. 鲎试验法对一切内毒素均敏感，可代替家兔试验法

（3）下列能彻底破坏热原的是（　　）。

A. 100 ℃加热 60 分钟　　B. 150 ℃加热 30 分钟

C. 180 ℃加热 30 分钟　　D. 250 ℃加热 30 分钟

（4）下列属于等渗葡萄糖溶液的是（　　）。

A. 2.5%　　B. 5.0%　　C. 10%　　D. 20%

（5）注射剂的 pH 值要求一般控制在（　　）。

A. 4.0～9.0　　B. 4.0～8.0　　C. 5.0～9.0　　D. 6.0～9.0

2. 多项选择题

（1）热原的基本性质包括（　　）。

A. 耐热性　　B. 滤过性　　C. 水溶性　　D. 不挥发性

（2）注射容器的质量要求有（　　）。
A. 无色透明，不得有气泡麻点与砂粒
B. 具有低的膨胀系数和优良的耐热性
C. 有足够的物理强度
D. 具有较高的化学稳定性
（3）安瓿的质量检查包括（　　）。
A. 外观　　B. 耐热　　C. 容积　　D. 耐酸
（4）对注射用无菌粉末描述正确的是（　　）。
A. 简称粉针剂
B. 对热不稳定或易水解的药物宜制成此剂型
C. 按无菌操作法操作
D. 为无菌的干燥粉末或海绵状物
（5）下列对热原的叙述正确的有（　　）。
A. 热原是一种能引起恒温动物体温异常升高的致热物质
B. 热原为由磷脂、脂多糖、蛋白质组成的高分子复合物
C. 磷脂是热原的主要活性成分
D. 热原主要由革兰氏阴性杆菌产生，且致热活性最强

3. 简答题

（1）简述热原的含义、组成及基本性质。
（2）注射剂的附加剂有哪些？

实训八　注射剂的制备

一、实训目的

1. 掌握注射剂制备方法和操作要点；
2. 掌握注射剂质量检查的标准；
3. 熟悉注射剂的清场规程。

二、器材准备

1. 实训场地：实验室；

2. 实训仪器与设备：铁架台、酒精计、电炉、不锈钢锅、120 目筛网、灌封设备、不锈钢盆、普通天平、玻璃瓶或塑料瓶、脱脂棉、滤纸、胶塞、蒸发皿、水浴锅、灌封机、灭菌柜等；

3. 实训材料：乙醇、纯化水、麻黄、洋金花、苦杏仁、连翘、注射用水、柠檬酸及盐、氢氧化钠等。

三、实训内容和步骤

1. 实训内容

止喘灵注射液

【处方】麻黄 150 g　洋金花 30 g　苦杏仁 150 g　连翘 150 g

2. 实训步骤

【制法】以上四味，加水煎煮二次，第一次 1 小时，第二次 0.5 小时，合并煎液，滤过，滤液浓缩至约 150 mL，用乙醇沉淀处理二次，第一次溶液中含醇量为 70%，第二次为 85%，每次均于 4 ℃冷藏放置 24 小时，滤过，滤液浓缩至约 100 mL，加注射用水稀释至 800 mL，测定含量，调节 pH 值，滤过，加注射用水至 1 000 mL，灌封，灭菌，即得。

【性状】本品为浅黄棕色的澄明液体。

【功能与主治】宣肺平喘，祛痰止咳。用于痰浊阻肺、肺失宣降所致的哮喘、咳嗽、胸闷、痰多；支气管哮喘、喘息性支气管炎见上诉证候者。

【用法与用量】肌内注射。一次 2 mL，一日 2 ~3 次；七岁以下儿童酌减。1 ~2 周为一疗程，或遵医嘱。

【注意】青光眼患者禁用；严重高血压、冠心病、前列腺肥大、尿潴留患者在医生指导下使用。

【规格】每支装 2 mL。

【贮藏】遮光、密闭。

四、实训测评

按表 S－8－1 所列评分标准进行测评，并填好生产记录表 S－8－2。

表 S－8－1　　**实训评分标准**

班级：　　姓名：　　学号：　　实训名称：

考核内容		评分标准	分值	实得分
准备工作（分值 10%）		着装及个人卫生符合规定	2	
		正确选用技能操作设备	5	
		检查确认操作仪器和设备性能良好	3	
操作（分值 60%）	备料	称量准确	2	
		按饮片性质分类放置	3	
	浸提	煎煮	10	
	浓缩	根据药物性质正确选用浓缩设备	5	
		浓缩操作方法正确	5	
		浓缩剂量符合要求	5	
	稀释	稀释方法正确，pH 值调整合理	10	
	灌封	灌封操作正确	10	
	灭菌	灭菌方法正确	10	

续表

考核内容	评分标准	分值	实得分
清场（分值10%）	场地、仪器和设备清洁	5	
	清场记录填写准确完整	5	
操作记录（分值10%）	记录填写准确完整	5	
	质量标准符合规定	5	
其他（分值10%）	正确回答考核人员提出的问题	10	
合计		100	

考核教师：　　　　　　　　　　　　　　　　　　　　　　　　　　时间：　　年　　月　　日

表 S-8-2　　　　　　　　　　　　　生产记录

班级：　　　　　　　姓名：　　　　　　　学号：　　　　　　　实训名称：

品名	止喘灵注射液	规格	2 mL/支
批号		批量	
生产前确认	1. 有"清场合格证" □ 2. 室内无与本产品无关物料 □ 3. 室内洁净 □ 4. 容器洁净 □ 5. 煎煮锅、灌封机、灭菌柜洁净 □ 6. 下发的批生产记录的品名、批号及规格正确 □ 7. 室内温度________℃ 8. 室内湿度________% 操作人：________　复核人：________　QA：________		
原辅料名称			
原辅料批号			
领入数量			
领料人			

浸提、浓缩记录

原辅料名称	投料量	加水量	煎煮温度	浓缩温度	浓缩液体积	操作人
复核人		QA				

稀释记录

浓缩液体积	加注射用水量	pH 值	操作人
复核人		QA	

灌封、灭菌记录

灌封支数	灭菌温度	灭菌时间	操作人
复核人		QA	

续表

生产结束 进行清场	1. 无本批产品遗留物 □ 2. 地面清洁 □ 3. 工作台面清洁 □ 4. 送风口、回风口清洁 □ 5. 蒸馏器具、煎煮锅、 灌封机、灭菌柜洁净 □	6. 灯具清洁 □ 7. 墙面、天花板清洁 □ 8. 容器具清洁 □ （清场合格证附后）
	操作人：______ 复核人：______ QA：______	

第六章

中药固体制剂制备技术

元代著名医学家王海藏在《汤液本草·东垣先生用药心法》中记载:"汤者,荡也,去大病用之;散者,散也,去急病用之;丸者,缓也,不能速去之,其用药之舒缓而治之意也。"由此可见,古人不仅可以利用中药液体制剂对疾病进行治疗,也能够很好地使用散、丸等固体类型的制剂,针对不同类型的治疗需求,进行合理使用。

中药固体制剂系指含有中药成分并以固体状态存在的剂型的总称。中药固体制剂包括散剂(茶剂)、颗粒剂、胶囊剂、片剂、丸剂、栓剂等,已成为应用最为广泛的中药剂型。

通过中药固体制剂制备技术的学习,能根据药品标准和相关法律法规制备、贮存和使用中药固体制剂,能有效地控制中药固体制剂的质量,为将来直接从事散剂(茶剂)、颗粒剂、胶囊剂、片剂、丸剂、栓剂等中药固体制剂的制备生产奠定基础。

§6-1　散剂和茶剂

学习目标

1. 掌握散剂和茶剂的特点及分类;
2. 掌握散剂和茶剂的制备技术;
3. 掌握散剂和茶剂的质检项目;
4. 能进行散剂和茶剂制备和检查。

课堂导入

《三国演义》中记述了不少发生在盛暑季节的战役。诸葛亮创制的"诸葛行军散",能避暑避瘟,保证军士在炎热的天气里,仍能战胜瘴气疫疠,勇猛地战斗。据《中医大辞典》介绍,诸葛行军散又名"武侯行军散",因为诸葛亮曾封为武乡侯,死后谥号"忠武侯"。同学们可以查查资料,看看行军散里有哪些中药成分?

一、散剂和茶剂概述

1. 散剂和茶剂的定义与特点

（1）散剂的定义与特点

散剂系指原料药物或与适宜的辅料经粉碎、均匀混合制成的干燥粉末状制剂，可供口服和局部使用，如图 6－1－1 所示。

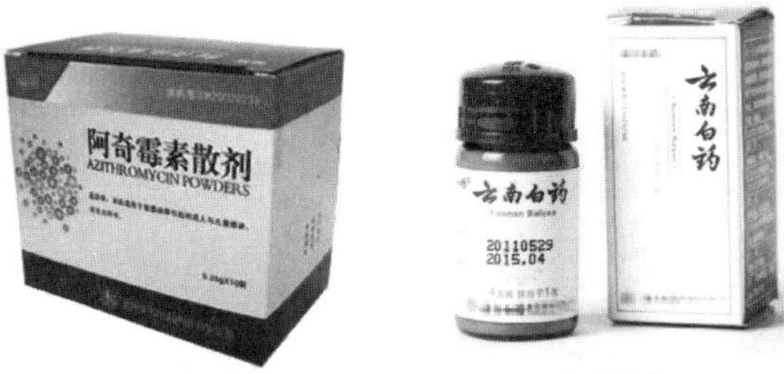

西药散剂　　中药散剂

图 6－1－1　西药散剂和中药散剂

散剂的药物粒径小、表面积大，药物分散程度高，外用散剂覆盖面积大，有保护和收敛作用；与外界接触面积大，容易造成吸湿性增加；与空气氧气接触多，对药物活性影响增加，刺激性和气味等方面影响增加。散剂的制备工艺相对简单，易于控制剂量，方便运输、携带。

（2）茶剂的定义与特点

茶剂系指饮片或提取物（液）与茶叶或其他辅料混合制成的内服制剂，为古老中药剂型之一，如图 6－1－2 所示。

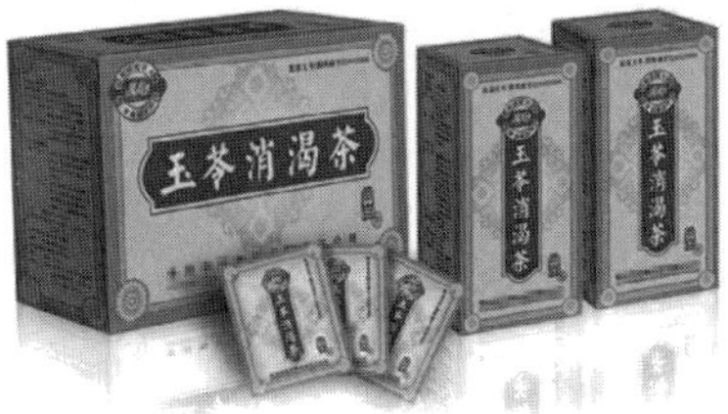

图 6－1－2　茶剂

茶剂可以按药物的性能特点、配方要求等，将各药粉或段、丝按先后次序逐味浸泡，也可以同时浸泡。浸泡时，以沸水为溶媒，可将其中的酶迅速杀灭，避免有效成分的分解和破坏。茶剂中的药物为粗粉或细丝、小段，其表面面积大，与溶媒的接触面积大，易使有效成分溶出。从疗效上看，药茶的有效成分溶出量大，药液质量好，宜于临床使用。

2. 散剂和茶剂的分类

（1）散剂的分类

散剂按给药途径可分为口服散剂（如益元散）和局部用散剂（如皮肤外用生肌散，点、吹喉用冰硼散等）。

散剂按饮片组成可分为单散剂（如川贝粉等）和复方散剂（如云南白药散等）。

散剂按剂量分为单剂量散剂（如足光散等）和多剂量散剂（如痱子粉等）。

散剂按饮片性质可分为普通散剂（如六一散等）和特殊散剂（包括含毒性药散剂、含液体成分散剂、含低共熔组分散剂）。

（2）茶剂的分类

目前最为常用的茶剂类别有块状茶剂、袋装茶剂和煎煮茶剂。

块状茶剂可分为不含糖块状茶剂和含糖块状茶剂。不含糖块状茶剂系指饮片粗粉、碎片与茶叶或适宜的黏合剂压制成块状的茶剂；含糖块状茶剂系指提取物、饮片细粉与蔗糖等辅料压制成块状的茶剂。

袋装茶剂系指茶叶、饮片粗粉或部分饮片粗粉吸收提取液经干燥后，装入袋的茶剂，其中装入饮用茶袋的又称袋泡茶剂。

煎煮茶剂系指将饮片适当碎断后，装入袋中，供煎服的茶剂。

二、散剂和茶剂的制备

1. 散剂和茶剂的制备工艺

（1）散剂的制备

散剂生产过程中应符合相应的生产级别要求，如口服散剂的生产环境洁净度需要达到 D 级，外用散剂表皮用药的生产环境要求达到 D 级，深部组织创伤或大面积体表创面用药散剂需要达到 C 级。散剂制备的工艺流程如图 6－1－3 所示。

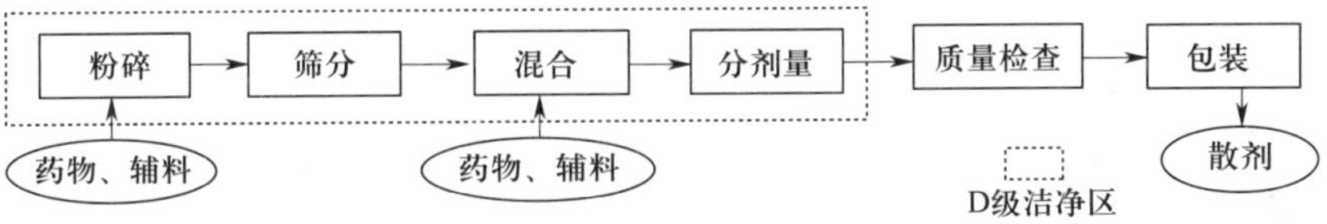

图 6－1－3　散剂制备的工艺流程

（2）茶剂的制备

袋装茶剂和煎煮茶剂均用混合法制备，块状茶剂用压制法制备。

茶剂制备的工艺流程如图 6－1－4 所示。

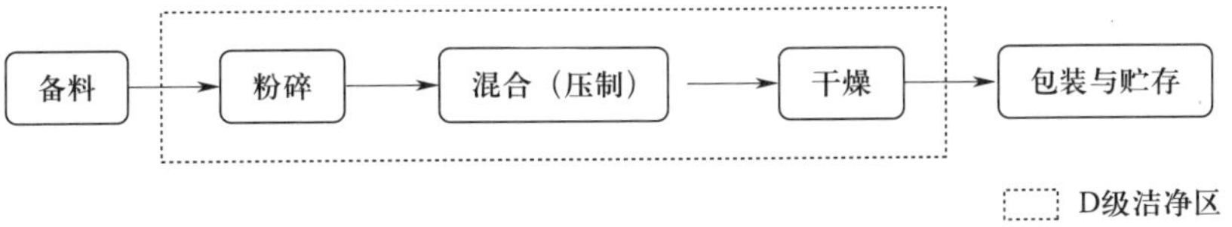

图 6－1－4　茶剂制备的工艺流程

2. 散剂和茶剂的制备要点

（1）散剂的制备要点

1）粉碎程度的选择，药粉的粒度直接影响散剂的疗效。不同粒度的药粉具有不同的比表面积，与粗粉相比，细粉具有较大的比表面积，能够更快速起效。

根据不同药物的特性，药粉粒度有不同的要求，易溶于水的药物制备成内服散剂，不必粉碎得太细，因其服用后可快速溶解吸收；难溶性药物则需要粉碎成细粉，以加速其溶解和吸收。具有不良气味、刺激性强、易分解的药物制成内服散剂时，不宜粉碎得过细。

不同的医疗需求对药粉粒度也有不同的要求，口服散剂粉碎成细粉，局部用及儿科用散剂应粉碎成最细粉。

2）过筛是将粉碎后的药物通过网孔工具使粗粉和细粉分离的操作，目的是取得目标粒度的药物。

3）混合是将多种药粉互相分散的过程。散剂要求各组分均匀混合，因此混合是散剂制备的关键步骤。需要筛选合适机理的混合设备，选择合适的混合参数和混合时间。制备含有毒性药、贵重药或药物剂量小的散剂时，应采用配研法混匀并过筛。配研法分为打底套色法和等量递增法。

4）分装是将混合均匀的散剂按照用药剂量装入合适的包装容器中，可以按照体积分装，也可按照质量分装。

（2）茶剂的制备要点

1）制备时饮片应按规定适当碎断或粉碎成粗粉，均匀喷洒提取液，然后加黏合剂或蔗糖等辅料，混合均匀。

2）选用适宜的方法干燥，茶剂一般应在 80 ℃以下干燥，含挥发性成分较多的应在 60 ℃以下干燥。不宜加热干燥的应选用吸附剂吸附或自然干燥。

三、散剂和茶剂的生产过程质量控制与质量评定

1. 生产过程质量控制

（1）操作室内压力应大于室外压力粉碎、过筛与混合、分剂量操作室要求洁净度达 D 级，温度为 18～26 ℃、相对湿度为 45%～65%。

（2）依照批生产指令，填写领料单，领取原辅料，核对品名、规格、产品批号、数量、生产企业名称、物理外观、检验合格证等；按照生产厂家制定的工艺规程及散剂（茶剂）岗位标准操作规程进行生产。

（3）生产过程对原辅料洁净程度、粉碎机的粉碎速度、筛网大小、混合设备转速、混合物料装量、混合时间及混合均匀度等进行控制。

（4）按照清场程序及规程进行现场清理，请质量保证（QA）人员检查，合格后签发“清场合格证”，挂出清场合格标识。

（5）及时填写“批生产记录”“设备运行记录”“交接班记录”等。

2. 质量评定

（1）散剂的质量评定

按照《中国药典》（2020 年版，四部）通则散剂项下的有关规定，需要进行以下检查。

【粒度】用于烧伤或严重创伤的中药局部用散剂及儿科用散剂，照下述方法检查，应符

合规定。

检查法：除另有规定外，取供试品 10 g，精密称定，照粒度和粒度分布测定法（通则 0982 单筛分法）测定。化学药散剂通过七号筛（中药通过六号筛）的粉末重量，不得少于 95%。

【外观均匀度】取供试品适量，置光滑纸上，平铺约 5 cm^2，将其表面压平，在明亮处观察，应色泽均匀，无花纹与色斑。

【水分】中药散剂照水分测定法（通则 0832）测定，除另有规定外，不得超过 9.0%。

【装量差异】单剂量包装的散剂，照下述方法检查，应符合规定。

检查法：除另有规定外，取供试品 10 袋（瓶），分别精密称定每袋（瓶）内容物的质量，求出内容物的装量与平均装量。每袋（瓶）装量应与平均装量相比较［凡有标示装量的散剂，每袋（瓶）装量应与标示装量相比较］，按表 6－1－1 中规定，超出装量差异限度的散剂不得多于 2 袋（瓶），并不得有 1 袋（瓶）超出装量差异限度的 1 倍。

表 6－1－1　散剂装量差异限度

平均装量或标示装量	装量差异限度
0.1 g 或 0.1 g 以下	±15%
0.1 g 以上至 0.5 g	±10%
0.5 g 以上至 1.5 g	±8%
1.5 g 以上至 6 g	±7%
6 g 以上	±5%

【装量】除另有规定外，多剂量包装的散剂，照最低装量检查法（通则 0942）检查，应符合规定。

【无菌】除另有规定外，用于烧伤［除程度较轻的烧伤（Ⅰ°或浅Ⅱ°外）］、严重创伤或临床必需无菌的局部用散剂，照无菌检查法（通则 1101）检查，应符合规定。

【微生物限度】除另有规定外，照非无菌产品微生物限度检查：微生物计数法（通则 1105）和控制菌检查法（通则 1106）及非无菌药品微生物限度标准（通则 1107）检查，应符合规定。

（2）茶剂的质量评定

除另有规定外，茶剂应进行以下相应检查。

【水分】不含糖块状茶剂：取供试品，研碎，照水分测定法（通则 0832）测定，除另有规定外，不得过 12.0%。

含糖块状茶剂：取供试品，破碎成直径约 3 mm 的颗粒，照水分测定法（通则 0832）测定，除另有规定外，不得过 3.0%。

袋装茶剂与煎煮茶剂：照水分测定法（通则 0832）测定，除另有规定外，不得过 12.0%。

【溶化性】含糖块状茶剂照下述方法检查，应符合规定。

检查法：取供试品1块，加20倍量的热水，搅拌5分钟，应全部溶化，可有轻微浑浊，不得有焦屑等。

【重量差异】块状茶剂照下述方法检查，应符合规定。

检查法：取供试品10块，分别称定重量，每块的重量与标示重量相比较，不含糖块状茶剂按表6-1-2、含糖块状茶剂按表6-1-3的规定，超出重量差异限度的不得多于2块，并不得有1块超出限度1倍。

【装量差异】除另有规定外，袋装茶剂与煎煮茶剂照下述方法检查，应符合规定。

检查法：取供试品10袋（盒），分别称定每袋（盒）内容物的重量，每袋（盒）装量与标示装量相比较，按表6-1-2的规定，超出装量差异限度的不得多于2袋（盒），并不得有1袋（盒）超出限度1倍。

表6-1-2　不含糖块茶剂装量差异限度

标示重量或标示装量	重量或装量差异限度
2 g及2 g以下	±15%
2 g以上至5 g	±12%
5 g以上至10 g	±10%
10 g以上至20 g	±6%
20 g以上至40 g	±5%
40 g以上	±4%

表6-1-3　含糖块茶剂装量差异限度

标示重量	重量差异限度
6 g及6 g以下	±7%
6 g以上	±5%

【微生物限度】除煎煮茶剂外，照非无菌产品微生物限度检查：微生物计数法（通则1105）和控制菌检查法（通则1106）及非无菌药品微生物限度标准（通则1107）检查，应符合规定。

四、实例解析

1. 川芎茶调散

【处方】川芎120 g　白芷60 g　羌活60 g　细辛30 g　防风45 g　荆芥120 g　薄荷240 g　甘草60 g

【制法】以上八味，粉碎成细粉，过筛，混匀，即得。

【性状】本品为黄棕色的粉末；气香，味辛、微苦。

【功能与主治】疏风止痛。用于外感风邪所致的头痛，或有恶寒、发热、鼻塞。

【用法与用量】饭后清茶冲服。一次3~6 g，一日2次。

【注意事项】川芎茶调散久置易结成轻触即散的团块，制备时注意湿度、水分的控制。

2. 九一散

【处方】石膏（煅）900 g　红粉100 g

【制法】以上二味，石膏（煅）研磨成极细粉；红粉水飞成极细粉，配研，过绢筛（不得用金属筛），混匀，即得。

【性状】本品为浅橙色或浅粉红色的细腻粉末。

【功能与主治】提脓拔毒，去腐生肌。用于热毒壅盛所致的溃疡，症见疮面鲜活、脓腐将尽。

【用法与用量】外用。取本品适量均匀地撒于患处，对深部疮口及瘘管，可用含本品的纸捻条插入，疮口表面均用油膏或敷料盖贴。每日换药一次或遵医嘱。

【注意事项】红粉中含氧化汞，注意尽量避免与金属器物接触，不得用金属材料筛，应使用绢筛进行过筛操作。

思考与练习

1. 单项选择题

（1）关于散剂的特点，说法错误的是（　　）。

A. 工艺简单　　B. 质量稳定

C. 比表面面积大，分散度好　　D. 易于分剂量

（2）密度不同的药物在制备散剂时，最好的混合方法是（　　）。

A. 等量递加法　　B. 多次过筛

C. 将密度小的加到密度大的上面　　D. 将密度大的加到密度小的上面

（3）一般应制成倍散的是（　　）。

A. 含毒性药品散剂　　B. 眼用散剂

C. 含液体成分散剂　　D. 含共熔成分散剂

2. 多项选择题

散剂的制备中分剂量方法有（　　）。

A. 混合法　　B. 重量法　　C. 容量法　　D. 目测法

3. 简答题

（1）散剂制备的工艺要点有哪些？

（2）茶剂的分类有哪些？

（3）《中国药典》（2020 年版）中对粉末的粗细等级进行了规定，请说明有哪六种粉末等级。

实训九　散剂的制备

一、实训目的

1. 掌握散剂制备方法和操作要点；
2. 掌握散剂质量检查的标准；
3. 熟悉散剂的清场规程。

二、器材准备

1. 实训场地：实验室；
2. 实训仪器与设备：电子秤、中药打粉机、研钵、筛网、药勺、烧杯等；
3. 实训材料：滑石、甘草、朱砂。

三、实训内容和步骤

1. 实训内容

益元散

【处方】滑石 600 g　甘草 100 g　朱砂 30 g

2. 实训步骤

【制法】以上三味，滑石、甘草粉碎成细粉；朱砂水飞成极细粉，与上述粉末配研，过筛，混匀，即得。

【性状】本品为浅粉红色的粉末，手捻有润滑感；味甜。

【功能主治】清暑利湿。用于感受暑湿，身热心烦，口渴喜饮，小便短赤。

【用法与用量】调服或煎服。一次 6 g，一日 1 ~2 次。

【注意事项】加入朱砂前研钵应预先用少量滑石粉研磨，以饱和其表面能，用于打底。朱砂极细粉应先与滑石粉混匀，以免朱砂极细粉被甘草粉末吸附而“咬色”。朱砂与滑石粉宜采用打底套色法进行混合，各组分混合时应遵从等量递增的原则，以保证混合的均匀性。

四、实训测评

按表 S –9 –1 所列评分标准进行测评，并填好生产记录表 S –9 –2。

表 S –9 –1　　益元散的制备实训操作评分标准

班级：　　　　姓名：　　　　学号：

考核内容	评分标准	分值	实得分
准备工作（分值 10%）	着装及个人卫生符合规定	2	
	正确选用技能操作设备	5	
	检查确认操作仪器和设备性能正常	3	

续表

考核内容		评分标准	分值	实得分
操作（分值60%）	备料	称量准确	15	
	粉碎过筛	按饮片性质正确粉碎、粒度符合要求	25	
	混合	采用打底套色法、等量递增法进行混合	20	
清场（分值10%）		场地、容器和设备清洁	10	
操作记录（分值10%）		领料单、生产记录、清场记录等填写及时、正确、完整，符合规定	10	
其他（分值10%）		正确回答考核人员随机提出的问题	10	
合计			100	

考核教师：　　　　　　　　　　　　　　　　　　　　考核时间：　　年　　月　　日

表 S-9-2　　　　生产记录

班级：　　　　　　姓名：　　　　　　学号：　　　　　　实训名称：

品名	益元散	规格	
批号		批量	
生产前确认	1. 有“清场合格证” □ 2. 室内无与本产品无关物料 □ 3. 室内洁净 □ 4. 容器洁净 □ 5. 下发的批生产记录的品名、批号及规格正确 □ 6. 室内温度________℃ 7. 室内湿度________% 操作人：________　复核人：________　QA：________		
原辅料名称			
原辅料批号			
领入数量			
领料人			

粉碎、筛分记录

原辅料名称	处理方式	筛网目数	处理后数量	收得率	操作人
复核人			QA		
设备运行情况					

混合记录

混合时间：________分钟　　　混合转速：________转/分钟

日期	投料量	开始时间	结束时间	操作人
放料	放料，称重		□按要求操作 □未按要求操作	

续表

复核人		QA	
生产结束 进行清场	1. 无本批产品遗留物 □ 2. 地面清洁 □ 3. 工作台面清洁 □ 4. 送风口、回风口清洁 □ 操作人：________ 复核人：________ QA：________	5. 灯具清洁 □ 6. 墙面、天花板清洁 □ 7. 容器具清洁 □ （清场合格证附后）	

§6－2 颗粒剂

学习目标

1. 掌握颗粒剂的特点及分类；
2. 掌握颗粒剂的制备技术；
3. 熟悉颗粒剂的质检项目；
4. 能进行颗粒剂制备和检查。

课堂导入

中药颗粒剂是在汤剂和糖浆剂基础上发展起来的剂型。资料表明，我国最早出现颗粒剂是在20世纪70年代，由于辅料中蔗糖占有相当比例，当时被称为干糖浆。由于可以冲服，故又称为冲剂。《中国药典》1995版将1990年版的“冲剂”重新定义恢复为“颗粒剂”，我们平时所熟知的“板蓝根冲剂”就属于颗粒剂。

一、颗粒剂概述

1. 颗粒剂的定义与特点

颗粒剂系指原料药物与适宜的辅料混合制成具有一定粒度的干燥颗粒状制剂。颗粒剂具有飞散性、附着性、团聚性、吸湿性较小；服用方便，根据需要可制成色、香、味俱全的颗粒剂；包衣后具有防潮性、缓释性或肠溶性；各颗粒的大小或粒密度差异较大时易产生离析现象，导致剂量不准。颗粒剂示意图如图6－2－1所示。

2. 颗粒剂的分类

颗粒剂可分为可溶性颗粒（通称为颗粒）、混悬颗粒、泡腾颗粒、肠溶颗粒、缓释颗粒和控释颗粒等，供口服用。

（1）混悬颗粒系指难溶性原料药物与适宜辅料混合制成的颗粒剂，临用前加水或其他适宜的液体振摇即可分散成混悬液。除另有规定外，混悬颗粒应进行溶出度（通则0931）

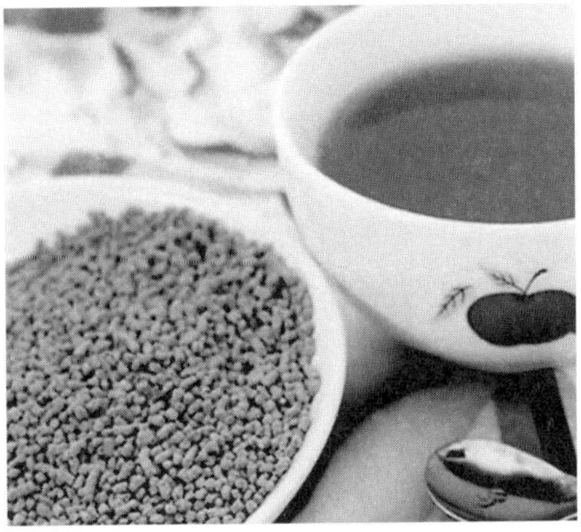
中药颗粒剂

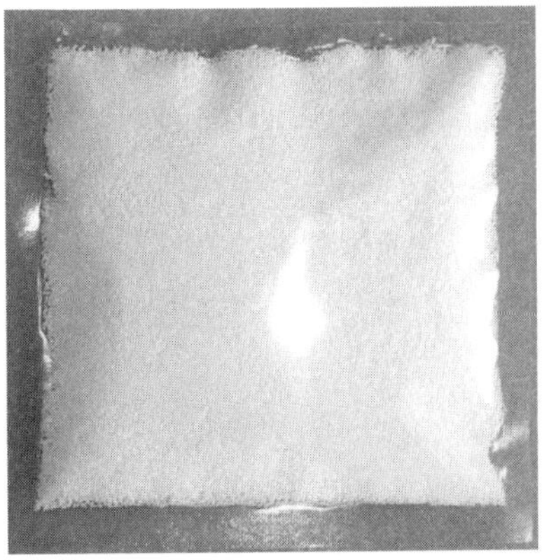
西药颗粒剂

图 6-2-1　颗粒剂

检查。

（2）泡腾颗粒系指含有碳酸氢钠和有机酸，遇水可放出大量气体而呈泡腾状的颗粒剂。泡腾颗粒剂中的原料药物应是易溶性的，加水产生气泡后应能溶解。有机酸一般用枸橼酸、酒石酸等。泡腾颗粒一般不直接吞服。

（3）肠溶颗粒系指采用肠溶材料包裹颗粒或其他适宜方法制成的颗粒剂。肠溶颗粒耐胃酸而在肠液中释放活性成分或控制药物在肠道内定位释放，可防止药物在胃内分解失效，避免对胃的刺激。肠溶颗粒应进行释放度（通则 0931）检查。

（4）缓释颗粒系指在规定的释放介质中缓慢地非恒速释放药物的颗粒剂。缓释颗粒应符合缓释制剂（指导原则 9013）的有关要求，并应进行释放度（通则 0931）检查。

（5）控释颗粒系指在规定的释放介质中缓慢地恒速释放药物的颗粒剂。

【知识链接】

中药配方颗粒

中药配方颗粒是传统中药饮片的替代品，但传统中药饮片是合煎，而中药配方颗粒则是单提混合（单煎）。中药配方颗粒是对传统汤剂的创新，在体现中医药理论内涵的同时，具有易于保存、携带及服用方便等优点，更易被国际市场接受。

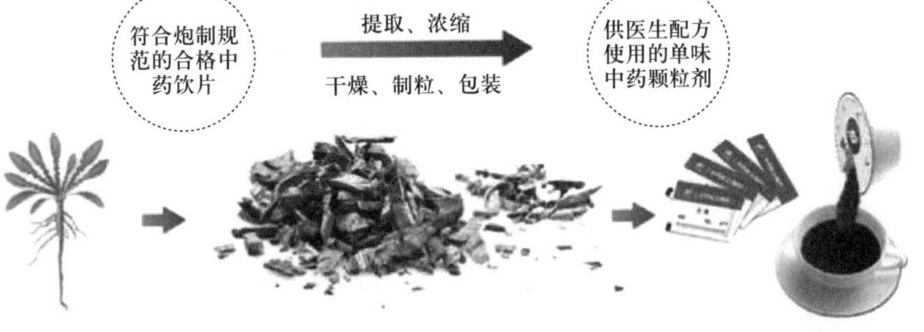

二、颗粒剂的制备

1. 颗粒剂的制备工艺

（1）湿法制粒

湿法制粒是在原料粉末中加入黏合剂，靠黏合剂的架桥和黏合作用使粉末粒子间产生结合力聚结在一起而制备颗粒的方法。常用的湿法制粒方法有挤出制粒、转动制粒、高速搅拌制粒、熔融制粒等。

以挤出制粒为例，工艺流程如图 6－2－2 所示。

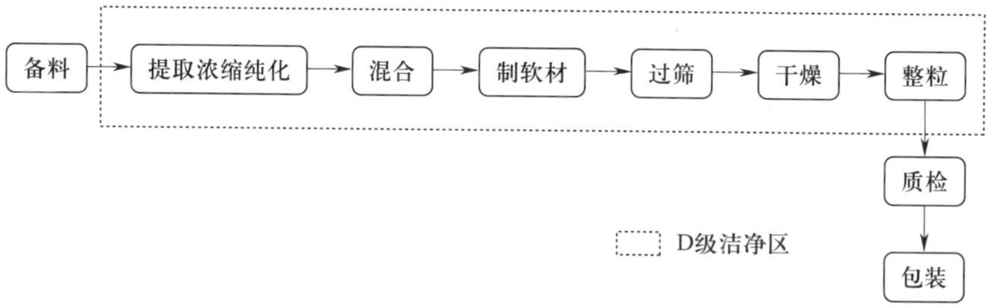

图 6－2－2　挤出制粒的工艺流程

常用设备有摇摆式制粒机、螺旋挤压制粒机、旋转挤压制粒机、圆筒旋转制粒机、离心转动制粒机等，其中摇摆式制粒机和离心转动制粒机如图 6－2－3 所示。

常用的颗粒剂辅料包括糖粉、可溶性淀粉、糊精、乳糖、泡腾剂（枸橼酸、酒石酸和碳酸氢钠）等。含黏液质、多糖类物质多的处方加入适宜的辅料可改善引湿性，促进其成型、崩解及溶出等作用。

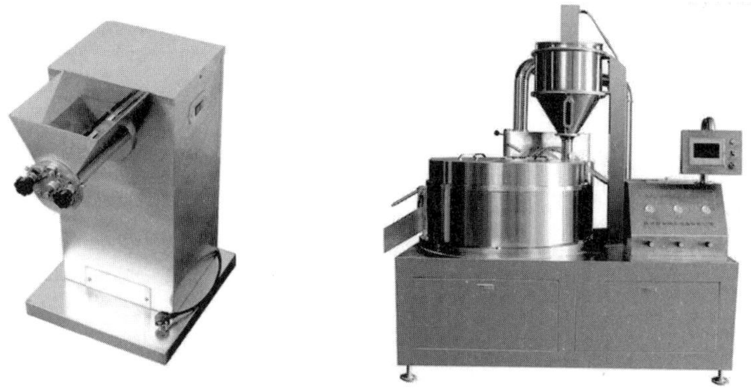

摇摆式制粒机　　离心转动制粒机

图 6－2－3　摇摆式制粒机和离心转动制粒机

（2）干法制粒

干法制粒是将药物与辅料的粉末均匀混合，压缩成大片或板状后，粉碎成所需要大小颗粒的方法。主要靠压缩力使粒子之间产生结合力，常用于热敏性物料、遇水易分解的药物，方法简单，省时省工。常用的干法制粒方法有滚压法、压片法等。

干法制粒的工艺流程如图 6－2－4 所示。

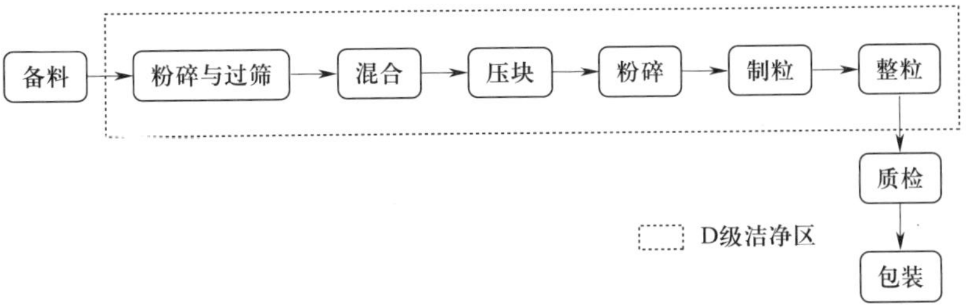

图 6－2－4　干法制粒的工艺流程

常用设备有干法辊压制粒机等。

（3）流化床制粒（沸腾制粒）

流化床制粒（沸腾制粒）是指使药物粉末在自下而上的气流作用下保持悬浮的流化状态，喷入润湿剂或液体黏合剂，粉末相互结聚成粒，由于热空气对物料的不断干燥，经反复喷雾、结聚与干燥而形成理想的、均匀的多微孔球状颗粒。

流化床制粒的工艺流程如图 6－2－5 所示。

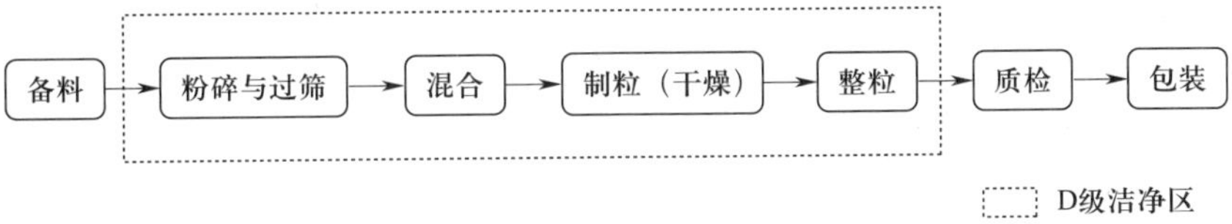

图 6－2－5　流化床制粒的工艺流程

常用设备有沸腾制粒机，如图 6－2－6 所示。

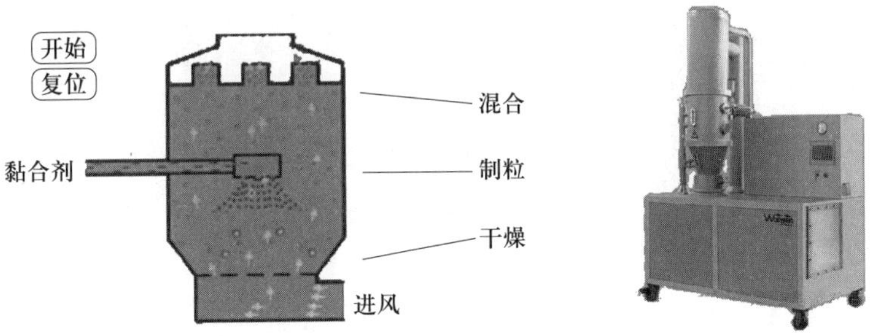

图 6－2－6　沸腾制粒机（一步制粒）

2. 颗粒剂的制备要点

（1）处方药材处理一般包括饮片浸提、浸提液纯化、浓缩或干燥等工艺过程。制备水溶性颗粒时，多采用煎煮法，也可以根据中药活性成分采用渗漉、浸提或回流等方法。含挥发油成分的饮片一般用水蒸气蒸馏法提取有效成分。

（2）浸提液采用水提醇沉法或醇提水沉法提取、纯化，浓缩至相对密度为 1.10～1.35

的稠浸膏，也可进一步干燥成干浸膏。

（3）湿法制粒在上述浸膏中加入饮片细粉或糖粉、糊精或黏合剂等，混合，制成“握之成团，轻压即散”的软材。辅料用量可以根据浸膏的相对密度、黏性强弱等进行调整。若黏性过大，容易导致过筛时颗粒呈条状；黏性不足，则易产生过多的细粉。辅料用量不宜超过清膏的5倍或干浸膏的2倍。

（4）软材过12目筛制成颗粒，颗粒应大小均匀、松紧适度。干燥温度应逐渐上升，温度由低到高，适时翻动。干燥温度一般控制在60～80℃。

（5）整粒时先通过10目筛，再通过60目筛；筛出的过大颗粒和细小颗粒、细粉可重新制粒后加入颗粒中。

（6）处方中的挥发性芳香油常用高浓度的乙醇溶解后，以雾化方式喷洒于干燥的颗粒中，密闭使其均匀吸收。

（7）混悬性颗粒剂制粒时若处方中含热敏、挥发性成分的药物以及贵细料药等可粉碎成细粉；泡腾性颗粒剂制粒时浸膏应与酸碱分别制粒，生产时要注意控制干颗粒的水分，避免在服前酸与碱发生反应而失去泡腾作用。

三、颗粒剂的生产过程质量控制与质量评定

1. 生产过程质量控制

（1）生产环境要求

洁净级别为C级，操作室内压力应大于室外压力，温度应控制在18～26℃，相对湿度在45%～65%。

（2）湿法制粒

清膏是制粒的主要半成品，其质量直接影响颗粒剂质量。必须根据处方中饮片药用成分的不同，按具体品种规定的工艺与方法提取、浓缩，并控制清膏的相对密度；挤压制粒时应控制软材的干湿度，并注意筛网孔径的选择应符合工艺要求。

（3）流化制粒

干浸膏的水分含量应在3%～5%，否则无法流化，喷雾速度应适当，加热温度在60～70℃。

（4）干燥

干燥的方法、温度及干颗粒含水量符合要求。

（5）整粒

注意筛孔直径、粗颗粒及粉末含量均应符合工艺要求。

（6）清场

按照清场程序及规程进行清理现场，请质量保证（QA）人员检查，合格后签发“清场合格证”，挂出清场合格标识。

（7）及时填写“批生产记录”“设备运行记录”“交接班记录”等。

2. 质量评定

按照《中国药典》（2020年版，四部）通则颗粒剂项下的有关规定，需要进行以下

检查。

【粒度】除另有规定外，照粒度和粒度分布测定法（通则 0982 第二法双筛分法）测定，不能通过一号筛与能通过五号筛的总和不得超过 15%。

【水分】中药颗粒剂照水分测定法（通则 0832）测定，除另有规定外，水分不得超过 8.0%。

【溶化性】除另有规定外，颗粒剂照下述方法检查，溶化性应符合规定。含中药原粉的颗粒剂不进行溶化性检查。

可溶颗粒检查法：取供试品 10 g（中药单剂量包装取 1 袋），加热水 200 mL，搅拌 5 分钟，立即观察，可溶颗粒应全部溶化或轻微浑浊。

泡腾颗粒检查法：取供试品 3 袋，将内容物分别转移至盛有 200 mL 水的烧杯中，水温为 15 ~25 ℃，应迅速产生气体而呈泡腾状，5 分钟内颗粒均应完全分散或溶解在水中。

颗粒剂按上述方法检查，均不得有异物，中药颗粒还不得有焦屑。

混悬颗粒以及已规定检查溶出度或释放度的颗粒剂可不进行溶化性检查。

【装量差异】单剂量包装的颗粒剂按下述方法检查，应符合规定。

检查法：取供试品 10 袋（瓶），除去包装，分别精密称定每袋（瓶）内容物的重量，求出每袋（瓶）内容物的装量与平均装量。每袋（瓶）装量与平均装量相比较［凡无含量测定的颗粒剂或有标示装量的颗粒剂，每袋（瓶）装量应与标示装量比较］（见表 6 -2 -1），超出装量差异限度的颗粒剂不得多于 2 袋（瓶），并不得有 1 袋（瓶）超出装量差异限度 1 倍。

表 6 -2 -1　平均装量或标示装量装量差异限度

标示装量	装量差异限度
1.0 g 及 1.0 g 以下	±10%
1.0 g 以上至 1.5 g	±8%
1.5 g 以上至 6.0 g	±7%
6.0 g 以上	±5%

凡规定检查含量均匀度的颗粒剂，一般不再进行装量差异检查。

【装量】多剂量包装的颗粒剂，照最低装量检查法（通则 0942）检查，应符合规定。

【微生物限度】以动物、植物、矿物质来源的非单体成分制成的颗粒剂，生物制品颗粒剂，照非无菌产品微生物限度检查：微生物计数法（通则 1105）和控制菌检查法（通则 1106）及非无菌药品微生物限度标准（通则 1107）检查，应符合规定。

四、实例解析

1. 益母草颗粒

【处方】益母草 1 350 g

【制法】取益母草，切碎，加水煎煮 3 小时，煎液滤过，滤液浓缩至相对密度为 1.04（90 ~95 ℃）的清膏，静置，取上清液，浓缩至相对密度为 1.36 ~1.38（83 ℃）的稠膏；

或浓缩至相对密度为1.15～1.18（50 ℃）的清膏，清膏经喷雾干燥成浸膏粉，加蔗糖600 g和适量的糊精，混匀，制成颗粒，干燥，制成1 000 g，即得。

【性状】本品为棕黄色至棕褐色的颗粒；味甜、微苦。

【功能与主治】活血调经。用于血淤所致的月经不调、产后恶露不绝，症见经水量少、淋漓不净、产后出血时间过长；产后子宫复旧不全见上述证候者。

【用法与用量】开水冲服。一次1袋，一日2次。

【注意事项】益母草收膏时稠度增加，火力应减小，并不断搅拌和捞去泡沫。制软材时，视情况决定是否再加纯化水，应以“手握成团，轻压即散”为宜，将制好的软材用14目筛制粒。

2. 感冒退热颗粒

【处方】大青叶435 g　板蓝根435 g　连翘217 g　拳参217 g

【制法】以上四味，加水煎煮二次，每次1.5小时，合并煎液，滤过，滤液浓缩至相对密度约为1.08（90～95 ℃）的清膏，待冷至室温，加等量的乙醇使沉淀，静置，取上清液浓缩至相对密度为1.20（60 ℃）的清膏，加等量的水，搅拌，静置8小时。取上清液浓缩成相对密度为1.38～1.40（60 ℃）的稠膏，加蔗糖粉、糊精及乙醇适量，制成颗粒，干燥，制成1 000 g。

【性状】本品为棕黄色的颗粒；味甜、微苦。

【功能与主治】清热解毒，疏风解表。用于上呼吸道感染、急性扁桃体炎、咽喉炎属外感风热、热毒壅盛证，症见发热、咽喉肿痛。

【用法与用量】开水冲服。一次1～2袋，一日3次。

【注意事项】本品采用水提醇沉的水处理工艺，选用水溶性赋形剂，可以确保颗粒溶化性符合要求；制粒时选用60%～70%的乙醇作为润湿剂制软材，不易黏结，便于操作。清膏与赋形剂的用量比，一般为1∶2～4，总量一般不超过清膏量的5倍。

【知识拓展】

感冒退热颗粒可以以靛玉红对照品和连翘苷对照品作为对照，用薄层色谱法进行试验，可以鉴别处方中大青叶和连翘。

通过高效液相色谱测定，每袋含连翘以连翘苷计算，不得少于1.2 mg。

思考与练习

1. 单项选择题

（1）泡腾颗粒剂遇水产生大量气泡，这是由于颗粒剂中酸与碱发生反应后所放出的（　　）所致。

A. 二氧化碳　　B. 氧气　　C. 二氧化氮　　D. 氮气

(2) 关于颗粒剂的错误表述是（　　）。

A. 颗粒剂系指原料药物与适宜的辅料制成的具有一定粒度的干燥颗粒状制剂

B. 飞散性和附着性比散剂较小

C. 颗粒剂的含水量不得超过4.0%

D. 颗粒剂可包衣或制成缓释制剂

2. 多项选择题

(1)《中国药典》(2020年版) 中颗粒剂的质量检查项目包括（　　）。

A. 外观　　B. 粒度　　C. 干燥失重　　D. 溶化性

(2) 颗粒剂的制粒方法主要有（　　）。

A. 挤出制粒　　B. 湿法制粒　　C. 滴制法制粒　　D. 喷雾干燥制粒

3. 简答题

(1) 常用的制粒方法有哪些?

(2) 颗粒剂中常用的辅料有哪些? 如何进行合理选用?

实训十　颗粒剂的制备

一、实训目的

1. 掌握颗粒剂制备方法和操作要点;
2. 掌握颗粒剂质量检查的标准;
3. 熟悉颗粒剂的清场规程。

二、器材准备

1. 实训场地: 实验室;

2. 实训仪器与设备: 电子秤、不锈钢盆、筛网、药勺、烧杯、槽形混合机、摇摆式颗粒机、恒温干燥箱等;

3. 实训材料: 天冬、麦冬、玄参、山银花、甘草、蔗糖、糊精等。

三、实训内容和步骤

1. 实训内容

口炎清颗粒

【处方】天冬 250 g　麦冬 250 g　玄参 250 g　山银花 300 g　甘草 125 g

2. 实训步骤

【制法】以上五味，加水煎煮二次，第一次 2 小时，第二次 1.5 小时，合并煎液，滤过，滤液浓缩至相对密度为 1.26～1.29（80 ℃），加入乙醇使含醇量达 50%，充分搅拌，静置 12 小时以上，取上清液，滤过，滤液回收乙醇并浓缩成稠膏，加入适量的蔗糖、糊精，制成颗粒，干燥，制成 1 000 g，分装 10 g/袋，共制 100 袋，即得。

【性状】本品为棕黄色至棕褐色的颗粒；味甜、微苦。

【检查】应符合《中国药典》（2020 年版，四部）颗粒剂项下有关的各项规定（通则 0104）。

【功能主治】滋阴清热，解毒消肿。用于阴虚火旺所致的口腔炎症。

【用法与用量】口服。一次 2 袋，一日 1～2 次。

【规格】每袋装 10 g。

【注意事项】操作时可用乙醇适当调整软材的干湿度，使其能过筛，并注意控制颗粒的干燥度及环境的温度。

四、实训测评

按表 S－10－1 所列评分标准进行测评，并填好生产记录表 S－10－2。

表 S－10－1　　口炎清颗粒的制备实训操作评分标准

班级：　　　　姓名：　　　　学号：

<table>
<tr><th colspan="2">考核内容</th><th>评分标准</th><th>分值</th><th>实得分</th></tr>
<tr><td colspan="2" rowspan="3">准备工作
（分值 10%）</td><td>着装及个人卫生符合规定</td><td>2</td><td></td></tr>
<tr><td>正确选用技能操作设备</td><td>5</td><td></td></tr>
<tr><td>检查确认操作仪器和设备性能正常</td><td>3</td><td></td></tr>
<tr><td rowspan="6">操作
（分值
60%）</td><td>备料</td><td>称量准确</td><td>10</td><td></td></tr>
<tr><td>提取
浓缩
纯化</td><td>按饮片浸膏制备要求进行</td><td>10</td><td></td></tr>
<tr><td>粉碎
混合
制软材
制粒
干燥</td><td>采用湿法制粒的要求进行</td><td>20</td><td></td></tr>
<tr><td>分剂量</td><td>方法正确，装量准确</td><td>10</td><td></td></tr>
<tr><td rowspan="2">包装与
贮存</td><td>容器清洁、干燥、灭菌</td><td>5</td><td></td></tr>
<tr><td>密封，避光，防潮</td><td>5</td><td></td></tr>
<tr><td colspan="2">清场（分值 10%）</td><td>场地、容器和设备清洁</td><td>10</td><td></td></tr>
<tr><td colspan="2">操作记录
（分值 10%）</td><td>领料单、生产记录、清场记录等填写及时、正确、完整，符合规定</td><td>10</td><td></td></tr>
<tr><td colspan="2">其他（分值 10%）</td><td>正确回答考核人员随机提出的问题</td><td>10</td><td></td></tr>
<tr><td colspan="3">合计</td><td>100</td><td></td></tr>
</table>

考核教师：　　　　考核时间：　　年　　月　　日

表 S－10－2　　**生产记录**

班级：　　姓名：　　学号：　　实训名称：

品名	炎清颗粒	规格	10 g/袋
批号		批量	

生产前确认	1. 有“清场合格证” □ 2. 室内无与本产品无关物料 □ 3. 室内洁净 □ 4. 容器洁净 □ 5. 摇摆式颗粒机、槽形混合机洁净 □ 6. 下发的批生产记录的品名、批号及规格正确 □ 7. 室内温度________℃ 8. 室内湿度________% 操作人：________　复核人：________　QA：________
原辅料名称	
原辅料批号	
领入数量	
领料人	

中药提取记录

中药饮片名称	处理方式	投料量	开始时间	结束时间	操作人
复核人			QA		

粉碎、筛分记录

原辅料名称	处理方式	筛网目数	处理后数量	收得率	操作人
复核人			QA		
设备运行情况					

混合记录

混合	物料放入混合机→加料口盖子闭紧→按工艺要求设置混合转速、时间→按下启动按钮

混合时间：________分钟　　混合转速：________转/分钟

日期	投料量	开始时间	结束时间	操作人
放料	放料，称重		□按要求操作 □未按要求操作	
复核人			QA	

软材制粒记录

日期	投料量	开始时间	结束时间	操作人
复核人		QA		

干燥记录

日期	投料量	开始时间	结束时间	操作人

续表

复核人		QA		
分剂量包装记录				
日期	投料量	数量	操作时间	操作人
复核人		QA		
生产结束 进行清场	1. 无本批产品遗留物 □ 2. 地面清洁 □ 3. 工作台面清洁 □ 4. 送风口、回风口清洁 □ 5. 摇摆式颗粒机、槽形混合机清洁 □ 操作人：________ 复核人：________ QA：________		6. 灯具清洁 □ 7. 墙面、天花板清洁 □ 8. 容器具清洁 □ （清场合格证附后）	

§6－3 胶囊剂

学习目标

1. 掌握胶囊剂的特点及分类；
2. 掌握硬胶囊、软胶囊的制备技术；
3. 熟悉胶囊剂的质量检查项目；
4. 能进行胶囊剂的制备和质量检查。

一、胶囊剂概述

1. 胶囊剂的定义和特点

胶囊剂系指原料药物或与适宜辅料充填于空心胶囊或密封于软质囊材中制成的固体制剂。主要供口服用，也可用于直肠、阴道等部位。胶囊剂示意图如图6－3－1所示。

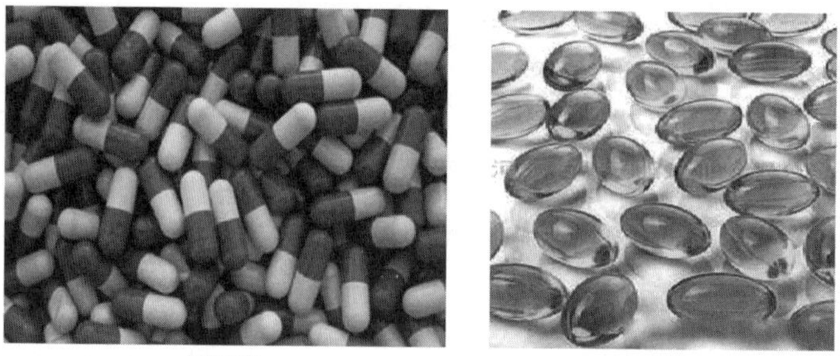

硬胶囊　　软胶囊

图6－3－1　胶囊剂

【知识链接】

胶囊剂的发展

我国明代出现了胶囊剂的雏形，人们将药物用食物包裹后服用，类似于现代胶囊剂的应用。19 世纪 40 年代法国的 Mothes 和 Dublane 用温热明胶溶液对填充药物的橄榄形明胶胶壳进行封闭，从而发明了软胶囊。而后英国的 James Murdock 发明了两节套入式胶囊，从而出现了硬胶囊。由于机械工业的兴起，特别是自动胶囊填充机等设备的问世，胶囊剂取得了很大的发展，仅次于片剂和丸剂而位居第三，成为临床上广泛使用的中药口服剂型之一。

胶囊剂与其他口服固体制剂相比，具有以下特点：外形美观，能掩盖药物的不良气味，提高药物稳定性；药物吸收快，生物利用度高；可将液体药物固体化；可延缓药物的释放和实现定位释放。

但由于胶囊剂的囊材成分主要是明胶，具有脆性和水溶性，故以下情况不宜制成胶囊剂：药物的水溶液或稀乙醇溶液；易风化或易吸湿的药物；pH 值在 2.5 以下或大于 7.5 的药液；易溶性药物和刺激性较强的药物。

2. 胶囊剂的分类

胶囊剂可分为硬胶囊和软胶囊，根据释放特性不同还有缓释胶囊、控释胶囊、肠溶胶囊等。

（1）硬胶囊（通称为胶囊）系指采用适宜的制剂技术，将原料药物或加适宜辅料制成的均匀粉末、颗粒、小片、小丸、半固体或液体等，充填于空心胶囊中的胶囊剂。

（2）软胶囊系指将一定量的液体原料药物直接密封，或将固体原料药物溶解或分散在适宜的辅料中制备成溶液、混悬液、乳状液或半固体，密封于软质囊材中的胶囊剂。

（3）缓释胶囊系指在规定的释放介质中缓慢地非恒速释放药物的胶囊剂。

（4）控释胶囊系指在规定的释放介质中缓慢地恒速释放药物的胶囊剂。

（5）肠溶胶囊系指用肠溶材料包衣的颗粒或小丸充填于胶囊而制成的硬胶囊，或用适宜的肠溶材料制备而得的硬胶囊或软胶囊。

二、胶囊剂的制备

1. 胶囊剂的制备工艺

（1）硬胶囊的制备

1）硬胶囊的制备工艺流程如图 6－3－2 所示。

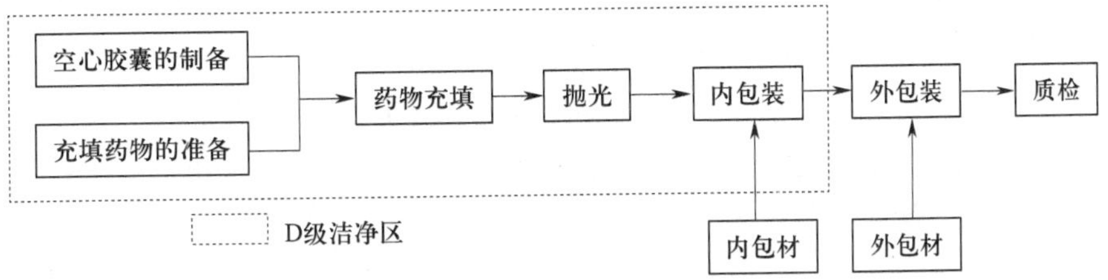

图 6－3－2　硬胶囊的工艺流程

2）硬胶囊制备的常用设备包括全自动胶囊填充机、铝塑包装机、胶囊印字机、抛光机等，如图6－3－3所示。

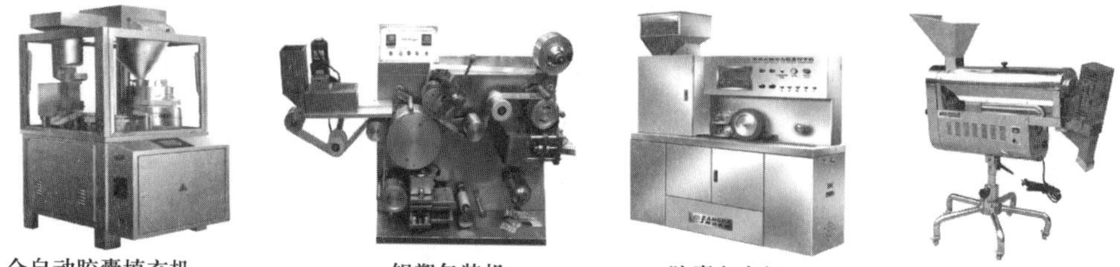

全自动胶囊填充机　　铝塑包装机　　胶囊印字机　　抛光机

图6－3－3　硬胶囊常用设备

（2）软胶囊的制备

1）软胶囊的制备工艺流程如图6－3－4所示。

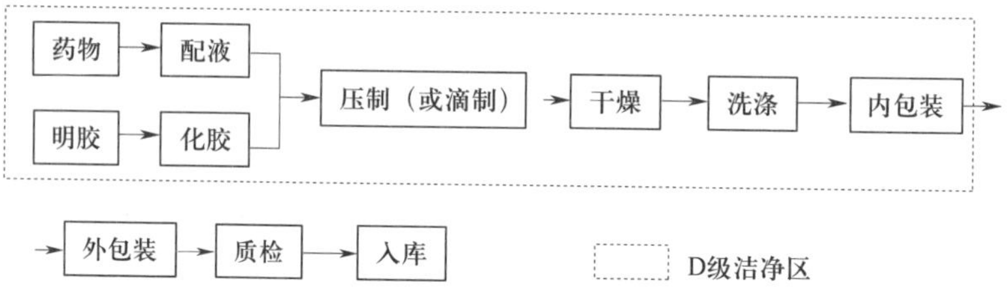

图6－3－4　软胶囊的工艺流程

2）软胶囊制备的常用设备包括滴丸机、滚模式软胶囊压制机，如图6－3－5所示。

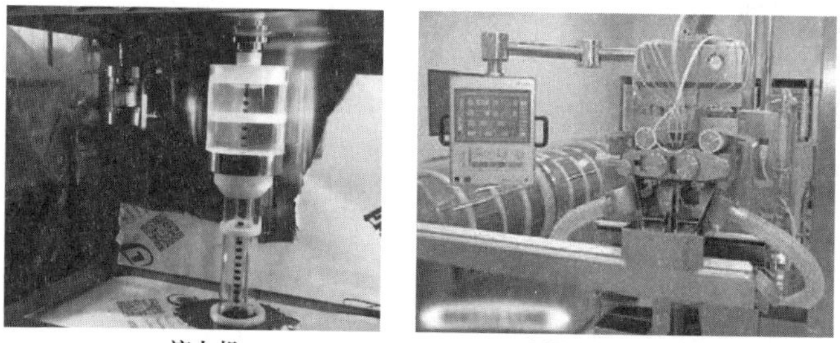

滴丸机　　滚模式软胶囊压制机

图6－3－5　软胶囊常用设备

（3）肠溶胶囊的制备

肠溶胶囊在胃中不溶解，而在肠液中溶解后释放药物，可以是硬胶囊，也可以是软胶囊。凡药物有辛臭味、刺激性，或遇酸不稳定，或需要在肠道溶解发挥疗效的均可制成肠溶胶囊。主要通过胶囊壳包肠溶衣制备，也可以用肠溶材料将颗粒或小丸包衣后填充入空心胶囊。通常用聚维酮（PVP）作底衣，再包以肠溶材料邻苯二甲酸醋酸纤维素（CAP）、蜂蜡等。

2. 胶囊剂的制备要点

（1）硬胶囊制备要点

1）明胶空心胶囊的囊材组成见表6－3－1。

表 6 –3 –1　明胶空心胶囊的囊材组成

囊材组成		常用物质	作用
原料		明胶	主要囊材
附加剂	增塑剂	甘油、山梨醇、羧甲基纤维素钠	增加囊壳的韧性与可塑性
	增稠剂	琼脂	增加胶液的胶冻力
	遮光剂	二氧化钛	防止光对药物氧化的催化
	着色剂	柠檬黄、胭脂红	增加美观，便于识别
	防腐剂	对羟基苯甲酸酯类（尼泊金类）	防止胶液在制备和贮存过程霉变
	增光剂	十二烷基硫酸钠	增加囊壳的光泽
	矫味剂	乙基香草醛、香精	调整胶囊的口感

2）空心胶囊的规格品种

空心胶囊按容量大小有 8 种规格，分别是 000、00、0、1、2、3、4、5 号，其中以“000”号最大，“5”号最小，如图 6 –3 –6 所示。空心胶囊的品种有透明、不透明及半透明，颜色有粉红、红、绿、黄、蓝、白两节不同的带色胶囊。空胶囊壳上还可用食用油墨印字。

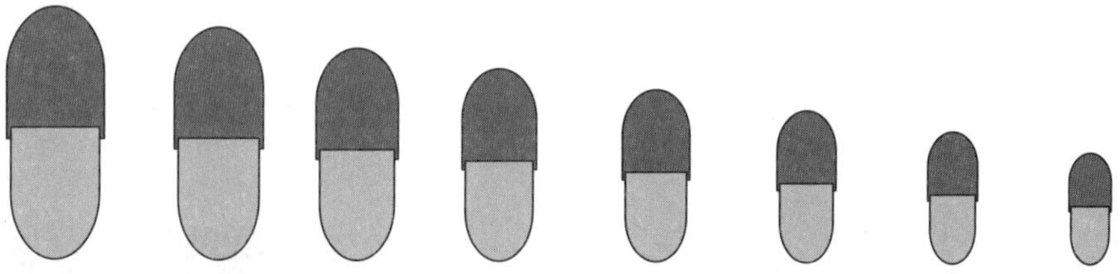

图 6 –3 –6　空心胶囊规格

近年来的新型空心胶囊有：

① 双环胶囊：囊体有排气孔和逐渐变细的边缘，能保证高速填充时的流畅，先预锁合再紧密锁合。

② 旋锁胶囊：新充填方式，在新型充填机上先完成旋紧后再锁合，其密封度高，适宜液体充填，如图 6 –3 –7 所示。

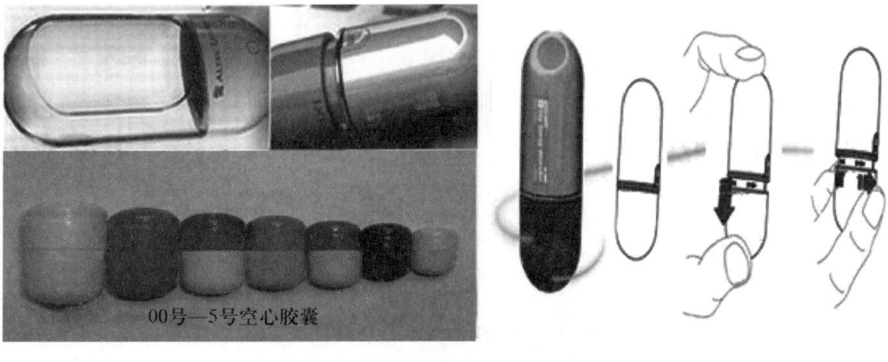

图 6 –3 –7　新型空心胶囊

3）空心胶囊的选择

① 根据规格：目前我国常用0～3号4个规格。

② 根据类型：选锁口型胶囊壳。锁口型的囊帽、囊身套合面处有闭合用槽圈，套合后不易松开，起到一定的密封作用。

③ 根据医疗用途：选用肠溶、缓释、控释等空心胶囊。

④ 根据饮片性质：如对光敏感的药物宜选用不透明空心胶囊。

4）填充物的制备

填充物的原料有药材粉末、提取物或为二者的混合物，填充形态一般为粉末、颗粒、小片、小丸状，通常将原料药物加适宜的辅料（如稀释剂、助流剂、崩解剂等）制成均匀的粉末、颗粒或小片用于填充。另外，将普通小丸、速释小丸、缓释小丸、控释小丸或肠溶小丸单独填充或混合填充，必要时加适量空白小丸作填充。中药一般须按处方中饮片的性质、用药剂量及治疗需要适当处理。

① 贵重饮片及剂量不大的饮片：粉碎成细粉，经过筛均匀混合后填充。

② 剂量较大的饮片：将处方中全部饮片提取，浓缩成稠膏，加适量的吸收剂，混合均匀，干燥，粉碎，过筛，混匀后填充。或者将部分易于粉碎者粉碎成细粉，其余饮片经适当提取后浓缩成稠膏，再与上述饮片细粉混合均匀，干燥，研细，过筛，混匀后填充。

③ 含大量挥发油的饮片：用吸收剂或处方中含有粉性较强的饮片细粉吸收后填充。

5）药物的填充

可用手工填充和机器填充两种方法。

① 手工填充

量少时，采用手工填充药物。先将药物平铺于工作台上，厚度约为囊身长度的1/3～1/4，然后手捏囊身，切口向下插入压好的药物层，使药物嵌入囊身内，控制力度，重复此操作至囊身充满药物，称量，重量符合要求套上囊帽，再用织物轻轻揉搓拭去囊壳表面的药粉。该法粉尘飞扬大，剂量不准确，生产效率低。采用硬胶囊分装板（见图6－3－8）代替，可提高工作效率，减少重量差异。

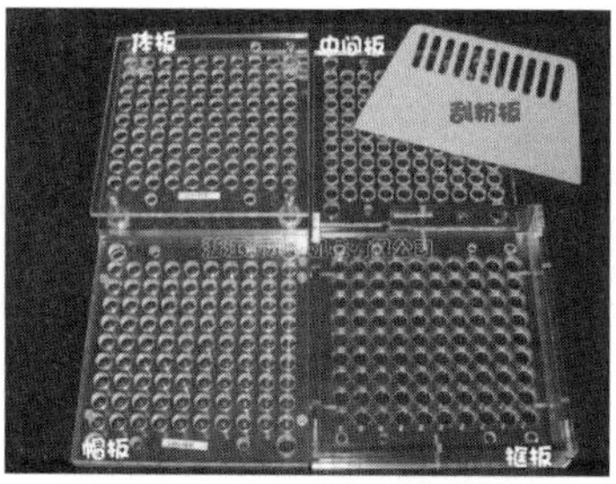

图6－3－8　硬胶囊分装板

② 机器填充

大规模生产，采用全自动胶囊填充机（见图6－3－3）填充药物。其特点是全自动密闭式操作，防止污染，装量准确，机内有检测装置及自动排除废胶囊装置。填充过程常由胶囊的供给、胶囊的整理、囊帽与囊体的分离、囊体充填药料、剔除未分离胶囊、帽体重新套合、胶囊排出等单元操作组成，填充流程如图6－3－9所示。

（2）软胶囊的制备要点

1）软胶囊皮的组成

软胶囊应有一定的可塑性和弹性，其囊皮与硬胶囊壳的组成相似，主要由明胶、增塑剂、水三者所构成，常用的增塑剂为甘油、山梨醇或两者的混合物。软胶囊囊皮的弹性与干

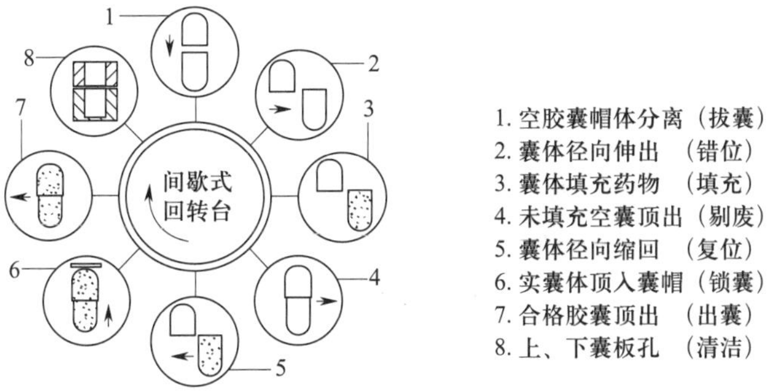

图 6－3－9　胶囊充填流程

明胶、增塑剂和水之间的重量比有关，通常干明胶∶增塑剂∶水 =1.0∶(0.4 ~0.6)∶1.0 较适宜，若增塑剂用量过低（或过高），囊壁会过硬（或过软）。

2）填充物

软胶囊通常填充油类液体或对明胶无溶解作用的药物溶液、混悬液，多为药粉溶解或混悬在油性或非油性（如 PEG400 等）液体介质中。液体药物 pH 值应控制在 2.5 ~7.5，否则易使明胶溶解或变性，导致泄漏或影响崩解或溶出；若含 5% 以上的水或为水溶性、挥发性、小分子有机物如乙醇、酮、酸、酯等，能使囊材软化或溶解，不宜制成软胶囊。

【知识拓展】

可制成软胶囊的药物

油溶性成分，常温下是液体或半固体，不利制成其他剂型的药物，如鱼肝油。

药物处方中具有挥发性和特殊气味的饮片，如十滴水软胶囊、藿香正气软胶囊。

对湿热、光不稳定及易氧化的成分，如维生素类药物与油混合制成软胶囊可增加其稳定性。

黏稠性强的中药浸膏，制成软胶囊可改善在贮藏过程中出现内容物黏结的现象。

3）制备方法

软胶囊的制备方法可分为滴制法和压制法两种。其中，由滴制法制备的软胶囊呈球形，且无缝，称为无缝胶丸。压制法制备的软胶囊中间有压缝，称为有缝胶丸。生产软胶囊时，成型与填充药物是同时进行的。

① 滴制法

滴制法制备软胶囊由具有双层喷头的滴丸机完成。通过滴丸机的双层喷头，以一定量的明胶液包裹一定量的药液，滴入另一种互不相溶的冷却剂中，明胶液在冷却剂中因表面张力作用而凝固成球形无缝胶丸，如图 6－3－10 所示。

影响滴制胶丸质量的主要因素有胶液的组成和黏度，药物、明胶及冷却剂三者的密度，滴制速度，冷却箱温度。

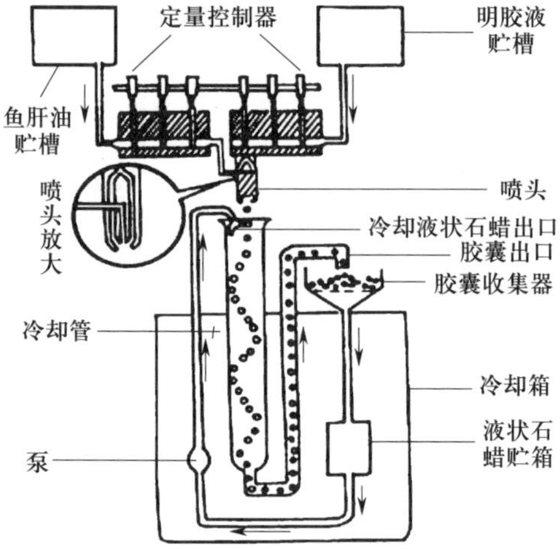

图 6－3－10　软胶囊滴制法示意图

② 压制法

压制法是将胶液制成厚薄均匀的胶片，再将药液置于两个胶片之间，用钢板模或旋转模压制成软胶囊的一种方法，其特点是产量大、成品率高、装量差异小、自动化程度高。生产时常采用滚模式软胶囊压制机（见图 6－3－5），其工作原理如图 6－3－11 所示。

预先制备好的胶液，由涂胶机箱、鼓轮制出的两条胶带连续不断地向相反方向移动，在达到滚模之前逐渐接近，一部分经加压结合，此时药液从填充泵经导管由楔形注入器，定量注入两胶带之间。由于滚模不停地转动，胶带与药液被压入模槽中，模孔凸缘使胶带全部轧压结合，并将药液包裹成胶丸，剩余的胶带即自动切割分离。胶带在接触模孔的一面需涂润滑油，成型胶丸用石油醚洗涤胶丸，再置于 21～24 ℃、相对湿度 40% 条件下干燥。可通过更换模具制成大小形状各异的密封软胶囊。

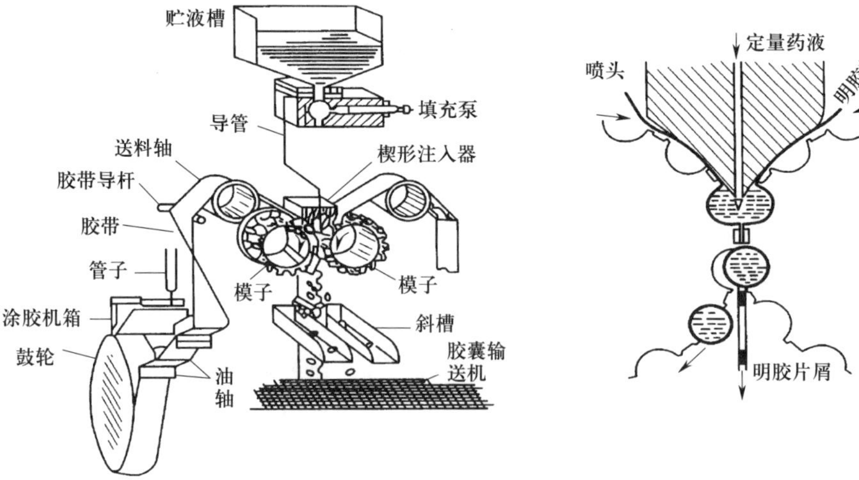

图 6－3－11　滚模式软胶囊压制工作原理

三、胶囊剂的生产过程质量控制与质量评定

1. 生产过程质量控制

（1）操作室内压力应大于室外压力，填充药物的操作室要求洁净度达 C 级，硬胶囊的药物应在 21～23 ℃、相对湿度 40%～55% 的环境中填充；软胶囊车间洁净度为 B 或 C 级，温度为 18～28 ℃，相对湿度为 45%～75%；而干燥间的室温应控制为 24～31 ℃，相对湿度为 40% 以下。

（2）依照批生产指令，填写领料单，领取原辅料，核对品名、规格、产品批号、数量、生产企业名称、物理外观、检验合格证等；严格按胶囊剂的工艺规程及岗位（如填充、抛光等）标准操作程序进行操作。

（3）填充是胶囊剂生产时的关键工序，应注意填充物混合均匀度和干湿程度，保证良好的流动性，并随时检查装量差异，及时调整设备状态。

（4）应根据组方、药物性质采用适宜方法制备软胶囊。注意干燥的时间、温度和湿度，控制明胶老化。

（5）生产过程中的物料应有标示，并按规定存放。

（6）操作完毕应按 GMP 要求进行清场处理。

2. 质量评定

按照《中国药典》（2020 年版，四部）通则胶囊剂项下的有关规定，需要进行如下方面的质量检查。

【水分】中药硬胶囊剂应进行水分检查。

取供试品内容物，照水分测定法（通则 0832）测定。除另有规定外，不得过 9.0%。

硬胶囊内容物为液体或半固体者不检查水分。

【装量差异】照下述方法检查，应符合规定。

检查法：除另有规定外，取供试品 20 粒（中药取 10 粒），分别精密称定重量，倾出内容物（不得损失囊壳），硬胶囊囊壳用小刷或其他适宜的用具拭净；软胶囊或内容物为半固体或液体的硬胶囊囊壳用乙醚等易挥发性溶剂洗净，置通风处使溶剂挥尽，再分别精密称定囊壳重量，求出每粒内容物的装量与平均装量。每粒装量与平均装量相比较（有标示装量的胶囊剂，每粒装量应与标示装量比较），超出装量差异限度的不得多于 2 粒，并不得有 1 粒超出限度 1 倍。

凡规定检查含量均匀度的胶囊剂，一般不再进行装量差异的检查。

【崩解时限】除另有规定外，照崩解时限检查法（通则 0921）检查，均应符合规定。

凡规定检查溶出度或释放度的胶囊剂一般不再进行崩解时限的检查。

【微生物限度】以动物、植物、矿物质来源的非单体成分制成的胶囊剂，生物制品胶囊剂，照非无菌产品微生物限度检查：微生物计数法（通则 1105）和控制菌检查法（通则 1106）及非无菌药品微生物限度标准（通则 1107）检查，应符合规定。

四、实例解析

1. 银翘解毒胶囊

【处方】金银花 200 g　连翘 200 g　薄荷 120 g　荆芥 80 g　淡豆豉 100 g　牛蒡子（炒）120 g　桔梗 120 g　淡竹叶 80 g　甘草 100 g

【制法】以上九味，金银花、桔梗分别粉碎成细粉；薄荷、荆芥提取挥发油，蒸馏后的水溶液另器收集；药渣与连翘、牛蒡子（炒）、淡竹叶、甘草加水煎煮二次，每次 2 小时，合并煎液，滤过，滤液备用；淡豆豉加水煮沸后，于 80 ℃温浸二次，每次 2 小时，合并浸出液，滤过，滤液与上述滤液及蒸馏后的水溶液合并，浓缩成稠膏，加入金银花、桔梗细粉，混匀，制成颗粒，干燥，放冷，喷加薄荷等挥发油，混匀，装入胶囊，制成 1 000 粒，即得。

【性状】本品为硬胶囊，内容物为浅棕色至棕褐色的颗粒和粉末；气芳香，味苦、辛。

【功用与主治】疏风解表，清热解毒。用于风热感冒，症见发热头痛、咳嗽口干、咽喉疼痛。

【用法与用量】口服。一次 4 粒，一日 2 ~ 3 次。

【规格】每粒装 0.4 g。

【贮藏】密封。

【处方工艺分析】处方中金银花、桔梗含淀粉较多，均粉碎成细粉。薄荷、荆芥含挥发油，应先用水蒸气蒸馏法提取挥发油，然后再煎煮。淡豆豉、淡竹叶和甘草等因含纤维性等弹性物质较多，宜煎膏作黏合剂。挥发油加入干颗粒中，应密闭贮存，以便吸收进入干颗粒中。

2. 十滴水软胶囊

【处方】樟脑 62.5 g　干姜 62.5 g　大黄 50 g　小茴香 25 g　肉桂 25 g　辣椒 12.5 g　桉油 31.25 mL

【制法】以上七味，大黄、辣椒粉碎成粗粉；干姜、小茴香、肉桂提取挥发油，备用；药渣与大黄、辣椒粗粉用 80% 乙醇作溶剂，浸渍 24 小时后，续加 70% 乙醇进行渗漉，收集渗漉液，回收乙醇至无醇味，药液浓缩至相对密度为 1.30（50 ℃），减压干燥，粉碎，加入适量大豆油，与上述挥发油及樟脑、桉油混匀，制成软胶囊 1 000 粒，即得。

【性状】本品为棕色的软胶囊，内容物为含有少量悬浮固体浸膏的黄色油状液体；气芳香，味辛辣。

【功能与主治】健胃，祛暑。用于因中暑而引起的头晕、恶心、腹痛、胃肠不适。

【用法与用量】口服。一次 1 ~ 2 粒；儿童酌减。

【注意】孕妇忌服。

【规格】每粒装 0.425 g。

【贮藏】密封，置阴凉干燥处。

【处方工艺分析】干姜、小茴香、肉桂含挥发油，应先用水蒸气蒸馏法提取挥发油，然后用乙醇进行渗漉。樟脑、桉油对热不稳定，和上述挥发油最后加入。制备过程中应注意胶液的黏度和温度、车间的温度和湿度等，以使形成的胶丸合格。

思考与练习

1. 单项选择题

（1）下列哪种情况宜制成胶囊剂。（　　）

A. 风化性药物　　B. 吸湿性药物

C. 药物水溶液或稀乙醇溶液　　D. 具苦味或臭味的药物

（2）用于制备空胶囊壳的主要原料为（　　）。

A. 糊精　　B. 明胶　　C. 淀粉　　D. 蔗糖

（3）下列不属于硬胶囊制备操作的是（　　）。

A. 备料　　B. 药物填充　　C. 压制或滴制　　D. 抛光

（4）下列宜制成软胶囊的是（　　）。

A. O/W 乳剂　　B. 芒硝　　C. 鱼肝油　　D. 药物稀醇溶液

（5）当胶囊剂囊心物的平均装量为 0.25 g 时，其装量差异限度为（　　）。

A. ±5%　　B. ±7.5%　　C. ±8%　　D. ±10%

2. 多项选择题

（1）胶囊剂按形态特点分为（　　）。

A. 硬胶囊　　B. 软胶囊　　C. 肠溶胶囊　　D. 胃溶胶囊

（2）下列可以填充硬胶囊的药物形态有（　　）。

A. 粉末　　B. 颗粒　　C. 小丸或小片　　D. 稀乙醇液

（3）软胶囊可用（　　）制备。

A. 滴制法　　B. 压制法　　C. 熔融法　　D. 乳化法

（4）软胶囊的胶皮处方由（　　）组成。

A. 明胶　　B. 甘油　　C. 水　　D. 乙醇

（5）《中国药典》（2020 年版）规定，胶囊剂的质量检查项目有（　　）。

A. 崩解时限　　B. 外观均匀度　　C. 水分　　D. 装量差异

（6）关于胶囊剂崩解时限要求正确的是（　　）。

A. 硬胶囊应在 30 分钟内崩解　　B. 硬胶囊应在 60 分钟内崩解

C. 软胶囊应在 60 分钟内崩解　　D. 软胶囊应在 30 分钟内崩解

3. 简答题

（1）哪些药物不宜制成胶囊剂？

（2）简述硬胶囊制备的工艺流程。

实训十一 硬胶囊的制备

一、实训目的

1. 掌握胶囊剂制备方法和操作要点；
2. 掌握胶囊剂质量检查的标准；
3. 熟悉胶囊剂的清场规程。

二、器材准备

1. 实训场地：固体制剂实训车间；
2. 实训仪器与设备：NJP-200型全自动胶囊填充机、粉碎机、电子天平等；
3. 实训材料：1号空心胶囊、黄连细粉。

三、实训内容和步骤

1. 实训内容

黄连胶囊

【处方】黄连 250 g

2. 实训步骤

【制法】取黄连，粉碎成细粉，混匀，装入胶囊，制成1 000粒，即得。

【检查】应符合胶囊剂项下有关的各项规定（通则0103）。

【性状】本品为硬胶囊，内容物为黄褐色粉末；气微，味极苦。

【功能与主治】清热燥湿，泻火解毒。用于湿热蕴毒所致的痢疾、黄疸，症见发热、黄疸、吐泻、纳呆、尿黄如茶、目赤吞酸、牙龈肿痛或大便脓血。

【用法与用量】口服。一次2~6粒，一日3次。

【注意】脾胃虚寒者慎用；忌辛辣、油腻、黏滑及不易消化的食品。

【规格】每粒装0.25 g。

【贮藏】密封。

四、实训测评

按表S-11-1所列评分标准进行测评，按表S-11-2做好生产记录。

表 S-11-1　　实训评分标准

班级：　　　　　　姓名：　　　　　　学号：

考核内容		评分标准	分值	实得分
准备工作（分值 10%）		着装及个人卫生符合规定	2	
		正确选用技能操作设备	5	
		检查确认操作仪器和设备性能正常	3	
操作（分值 60%）	备料	称量准确，空心胶囊选择正确	10	
	检查	按药品标准对空心胶囊进行质量检查	10	
	填充	正确进行硬胶囊的药物填充，装量准确、废品率低	20	
	成品质量检查	正确进行外观性状的检查	5	
		正确进行装量差异的检查	15	
清场（分值 10%）		场地、容器和设备清洁	10	
操作记录（分值 10%）		领料单、生产记录、清场记录等填写及时、正确、完整，符合规定	10	
其他（分值 10%）		正确回答考核人员随机提出的问题	10	
合计			100	

考核教师：　　　　　　　　　　　　考核时间：　　年　　月　　日

表 S-11-2　　生产记录

班级：　　　　　　姓名：　　　　　　学号：　　　　　　实训名称：

<table>
<tr><td>品名</td><td colspan="2">黄连胶囊</td><td colspan="2">规格</td><td></td></tr>
<tr><td>批号</td><td colspan="2"></td><td colspan="2">批量</td><td></td></tr>
<tr><td>设备名称型号</td><td colspan="2"></td><td colspan="2">设备编号</td><td></td></tr>
<tr><td>生产前确认</td><td colspan="5">1. 有“清场合格证”　□
2. 室内无与本产品无关物料　□
3. 室内洁净　□
4. 容器洁净　□
5. 全自动胶囊填充机洁净　□
6. 下发的批生产记录的品名、批号及规格正确　□
7. 室内温度________℃
8. 室内湿度________%
操作人：________　复核人：________　QA：________</td></tr>
<tr><td colspan="6">胶囊填充生产记录</td></tr>
<tr><td rowspan="5">领取物料</td><td rowspan="2">空心胶囊</td><td>批号</td><td>型号</td><td colspan="2">重量</td></tr>
<tr><td></td><td></td><td colspan="2"></td></tr>
<tr><td rowspan="2">药粉</td><td>名称</td><td>批号</td><td colspan="2">重量</td></tr>
<tr><td></td><td></td><td colspan="2"></td></tr>
<tr><td colspan="5">操作人：________　复核人：________　QA：________</td></tr>
<tr><td>填充</td><td colspan="3">检查外观、装量差异符合要求。每隔 15 分钟检查一次装量差异在合格范围内。</td><td colspan="2">□检测外观
□检查装量差异</td></tr>
<tr><td>开始时间</td><td colspan="2"></td><td colspan="2">结束时间</td><td></td></tr>
<tr><td>已填充胶囊重量</td><td colspan="2"></td><td colspan="2">剩余空胶囊重量</td><td></td></tr>
<tr><td>可收集损耗量</td><td colspan="5"></td></tr>
</table>

续表

物料平衡	物料平衡计算：（已填充胶囊重量＋剩余空囊重量＋可收集损耗量）/（领取空胶囊重量＋领取药粉重量）×100% 计算：（____+____+____）/（____+____）×100% = ____% 符合限度□　　不符合限度□		
操作人		复核人	
清场	1. 无本批产品遗留物　□ 2. 地面清洁　□ 3. 工作台面清洁　□ 4. 送风口、回风口清洁　□ 5. 全自动胶囊填充机清洁　□ 6. 灯具清洁　□ 7. 墙面、天花板清洁　□ 8. 仪器、容器具清洁　□ （清场合格证附后） 操作人：____　复核人：____　QA：____		

§6－4　片剂

学习目标

1. 掌握片剂的定义、常用辅料及其特性；
2. 掌握片剂的制备技术；
3. 能进行片剂的制备和质量检查。

一、片剂概述

1. 片剂的定义与特点

片剂系指原料药物或与适宜的辅料制成的圆形或异形的片状固体制剂，常见的异形片有椭圆形、三角形、菱形等。《中国药典》（2020年版，一部）收载有三金片、天麻头痛片、西瓜霜润喉片等300个品种，片剂是目前临床应用最广泛的剂型之一。

片剂具有剂量准确、质量稳定、产量大、成本低、品种丰富、携带运输方便等优点，但也存在婴幼儿和昏迷患者不宜吞服、易引湿受潮、含挥发性成分的片剂久贮含量下降等不足。

2. 片剂的分类

片剂以口服普通片为主，另有含片、舌下片、口腔贴片、咀嚼片、分散片、可溶片、泡腾片、阴道片、阴道泡腾片、缓释片、控释片、肠溶片与口崩片等。

按原料药物来源分类，片剂可分为全粉末片、浸膏片、半浸膏片和提纯片（见表6－4－1）。

表 6-4-1　片剂按原料药物来源分类

类型	原料药物来源	举例
全粉末片	药材细粉	参茸片、安胃片
浸膏片	全浸膏	穿心莲片、通塞脉片
半浸膏片	部分药材细粉与部分浸膏	藿香正气片、银翘解毒片
提纯片	有效部位或单体	北豆根片、银黄片

3. 片剂的辅料

片剂是由药物和辅料两部分组成。辅料是片剂中除主药之外所有附加物质的总称。要制备出质量符合要求的片剂，压片物料应能满足一定条件：有良好的流动性、可压性和润滑性，成品有良好的崩解性。但大多数原料药物是不能满足以上要求的，因此必须另加辅料或适当处理使之达到上述要求。根据所起作用的不同，片剂辅料有填充剂、润湿剂与黏合剂、崩解剂、润滑剂四种类型。

1）填充剂

填充剂是稀释剂与吸收剂的总称。稀释剂作用是增加片剂的重量和体积，吸收剂作用是吸收液体或油类药物。片剂的直径一般在 6～12 mm，片重在 0.1～0.5 g，若主药剂量小于 0.1 g，或中药片剂含浸膏量多，或浸膏黏性太大而制片成型困难，或原料药中含有较多挥发油、脂肪油或其他液体，均应加入填充剂才能制成适宜的片剂。常见填充剂见表 6-4-2。

表 6-4-2　常见的填充剂

辅料名称	特性及适应范围
淀粉	最常用填充剂。在水中加热到 62～72 ℃可糊化，可压性差，一般与糊精、蔗糖等合用
预胶化淀粉	具较好的可压性、流动性和润滑性，可作粉末直接压片
糊精	为淀粉水解的中间产物，黏性较强，使用过量会使颗粒过硬，应用时应严格控制用量
糖粉	黏性强、易吸潮结块，可用来增加片剂的硬度，多用于口含片、咀嚼片以及纤维性或质地疏松的中药片剂
乳糖	优良的稀释剂，制成的片剂光洁、美观，可作粉末直接压片，价格较贵，现多用淀粉：糊精：糖粉（7∶1∶1）混合物替代
微晶纤维素	可压性好，有较强结合力，可作为粉末直接压片
甘露醇与山梨醇	具凉爽、甜味感，常用于咀嚼片、口含片
无机钙盐	用作稀释剂和挥发油吸收剂，有磷酸氢钙、硫酸钙等

2）润湿剂与黏合剂

润湿剂与黏合剂作用是在制片中使固体粉末黏结成型。润湿剂是本身无黏性，但可润湿药粉，诱发其自身黏性的液体；黏合剂是本身具有黏性的物质，能使药粉黏结成颗粒。黏合剂可以用其溶液，也可以用其粉末（干燥黏合剂）。常见润湿剂与黏合剂见表 6-4-3。

表 6-4-3　　常见的润湿剂与黏合剂

辅料名称		特性及适应范围
润湿剂	水	最常用润湿剂，适于耐热、遇水不易水解的药物
	乙醇	常用浓度为30%～70%，适于黏性较强、遇水分解、受热易变质、片面产生麻点或花斑、崩解时间超限的药物
黏合剂	淀粉浆	最常用黏合剂，常用浓度为10%，适于对湿热较为稳定且本身又不太松散的药物
	糖粉与糖浆	糖浆常用浓度为50%～70%，均适于中药纤维性很强的或质地疏松的或弹性较大的药物，糖粉常用作干燥黏合剂
	胶浆类	具有强黏合性，适于可压性差的松散性药物或作为硬度要求大的口含片的黏合剂
	纤维素衍生物类	有羧甲基纤维素钠（CMC-Na）、微晶纤维素（MCC）、羟丙基纤维素（HPC）等，具黏合性；微晶纤维素（MCC）可用于粉末直接压片
	中药稠膏	既有治疗作用，又有黏合作用

【知识链接】

淀粉浆的制备方法

淀粉浆的制备方法有煮浆法和冲浆法两种。煮浆法是将淀粉加全量冷水搅匀，置夹层容器内加热搅拌使糊化而成；冲浆法是淀粉加少量冷水（1:1.5）混悬后，冲入一定量沸水（或蒸汽加热），并不断搅拌使糊化而成。前者淀粉粒糊化完全，黏性较后者强。一般浓度为8%～15%，以10%常用。

3）崩解剂

崩解剂是使药片在胃肠道中迅速裂碎成细小颗粒的辅料。除口含片、舌下片、长效片要求缓缓溶解外，一般片剂都要求迅速崩解，故需加入崩解剂。中药片剂大多含有饮片细粉或浸膏，其本身遇水后能缓缓崩解，也可不另加崩解剂。常见崩解剂见表6-4-4。

表 6-4-4　　常见的崩解剂

辅料名称	特性及适应范围
干淀粉	最常用崩解剂。用前100～105 ℃先行活化使含水量在8%～10%，适于不溶性或微溶性药物的片剂，用量应为干颗粒重的5%～20%
羧甲基淀粉钠（CMS-Na）	吸水后体积可膨胀200～300倍，适用于可溶性和不溶性药物，用量为全浸膏片用3%，疏水性半浸膏片用1.5%
低取代羟丙基纤维素（L-HPC）	吸水膨胀度达500%～700%，用量一般为2%～5%
泡腾崩解剂	遇水产生二氧化碳气体而使片剂崩解，常用碳酸氢钠与酒石酸或枸橼酸，用于溶液片、外用避孕片等

【知识链接】

崩解剂的加入方法

1. 内加法：将崩解剂在制粒前加入，片剂崩解将发生在颗粒的内部，崩解较慢，一经崩解便成粉末，利于药物的溶出。

2. 外加法：将崩解剂加入整粒后的干颗粒中，片剂崩解发生在颗粒之间，崩解迅速。因颗粒内无崩解剂，片剂不会崩解成粉末，故药物溶出性稍差。

3. 内外加法：将崩解剂分成两份，占崩解剂总量的50%～75%按内加法加入，剩余的按外加法加入，以达到良好的崩解效果，在生产中一股采用此法。

4）润滑剂

压片前，物料中应加入一定量的润滑剂。润滑剂是为了改善压片物料的流动性、降低物料与冲模之间的摩擦力而加入的辅料，其作用有助流、抗黏附和润滑。常见润滑剂见表6－4－5。

表6－4－5　常见的润滑剂

辅料名称	特性及适应范围
硬脂酸镁	疏水性、水不溶性、润滑性强、抗黏附性好、助流性差；适用于易潮解、吸水的颗粒
滑石粉	亲水性、水不溶性、助流性、抗黏着性良好，润滑性差；适用于弱碱性颗粒
微粉硅胶	流动性和可压性好；适于油类、浸膏等药物

二、片剂的制备

1. 片剂的制备工艺

片剂的制备工艺有制粒压片法和粉末直接压片法。制粒压片法又可分为湿法制粒压片法和干法制粒压片法，其中湿法制粒压片法应用较为广泛。

（1）湿法制粒压片法

湿法制粒压片法是先加入润湿剂或黏合剂将药物粉粒制成一定形状和大小的颗粒，再压制成片剂的方法，适用于不能直接压片，对湿热稳定的药物。

1）湿法制粒压片法工艺流程如图6－4－1所示。

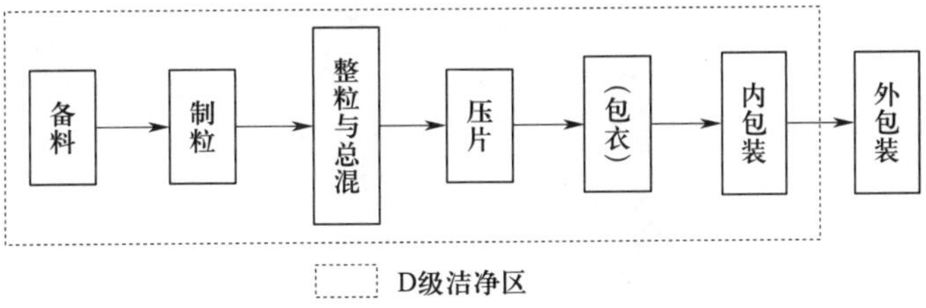

图6－4－1　湿法制粒压片法工艺流程

2）片剂生产主要设备

多冲旋转式压片机（见图6－4－2）是目前常用的压片机，有多种型号，按冲数分有16冲、27冲、33冲、35冲、75冲等，按流程分有单流程和双流程。旋转式压片机加料方式合理，片重差异较小，由上、下两侧加压，压力分布均匀，生产效率高，工作原理如图6－4－3所示。先进的全自动旋转压片机除能自动调节片重外，还能自动鉴别并剔除废片以及自动取样、计数、计量和记录。较适合中药片剂生产的为ZP19、ZP33和ZP35型压片机。

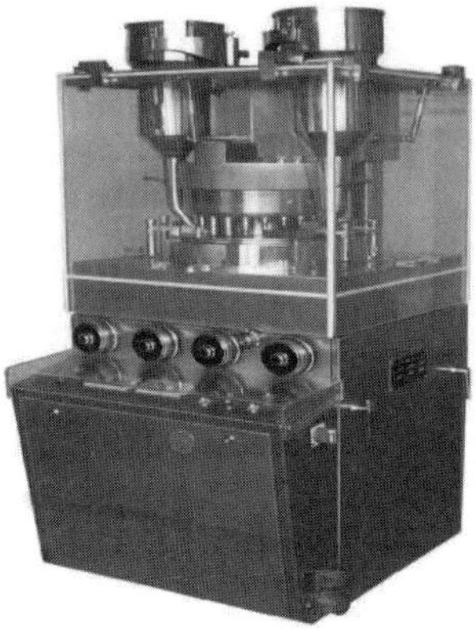

图6-4-2　多冲旋转式压片机

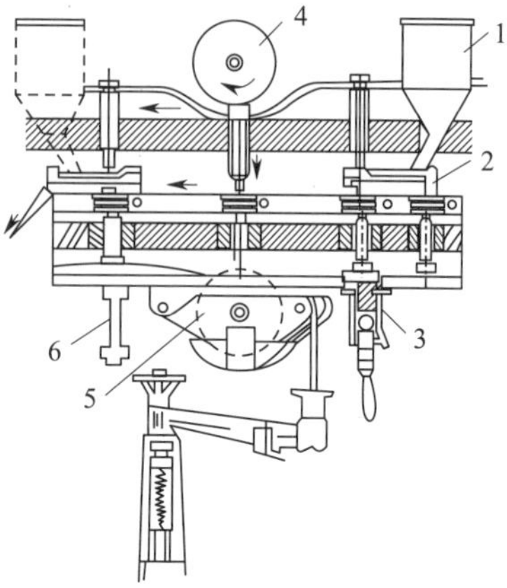

图6-4-3　旋转式压片机工作原理
1. 加料斗　2. 刮粉器　3. 片重调节
4. 上压轮　5. 下压轮　6. 出片调节

【知识拓展】

压片机的冲和模

冲和模（见图6-4-4）是压片机的重要工作部件，需用优质钢材制成，机械强度和耐磨性能好。一副冲模由一个上冲杆、一个下冲杆和一个中模组成，上、下冲头直径一致，下冲的冲头较长，冲和模孔径差不大于0.06 mm，冲头长度差不大于0.1 mm。普通药片的冲模一般均为圆形；此外，还有压制异形片的冲模，如三角形、椭圆形、长胶囊形、卵形、球形等（见图6-4-5），有的冲模上刻有标记或图案（见图6-4-6）。

一般冲头和冲模的安装顺序为：中模→上冲→下冲；折卸顺序为：下冲→上冲→ 中模；确保在此过程中上、下冲头不接触。

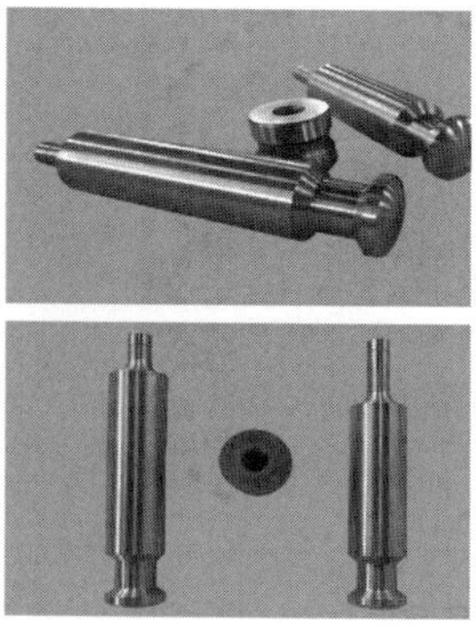

图6-4-4　冲和模

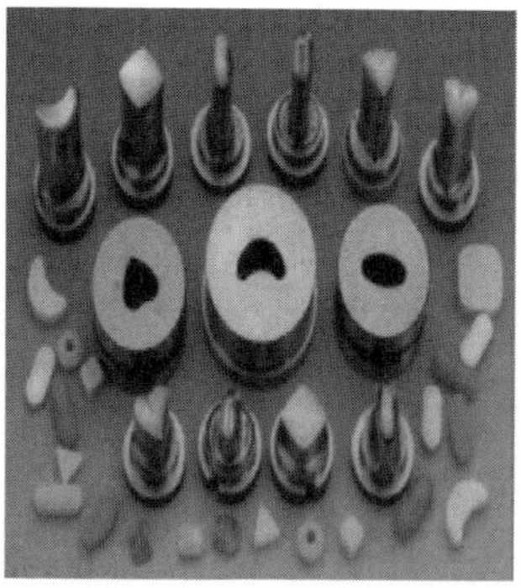

图6-4-5　异形冲模

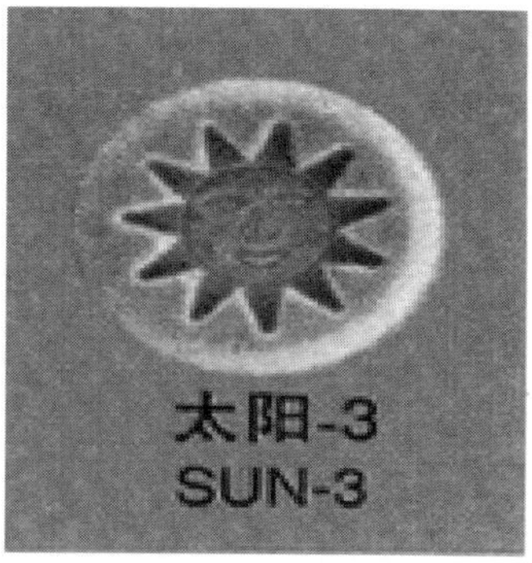

图6-4-6　带有图案的片剂

（2）粉末直接压片法

粉末直接压片法是指将药物粉末和辅料混合均匀后，不经制粒直接进行压片的方法，具有工序简便、设备简单、节能、省时的特点，尤其适用于对湿热敏感的药物制片。

粉末直接压片法工艺流程如图 6－4－7 所示。

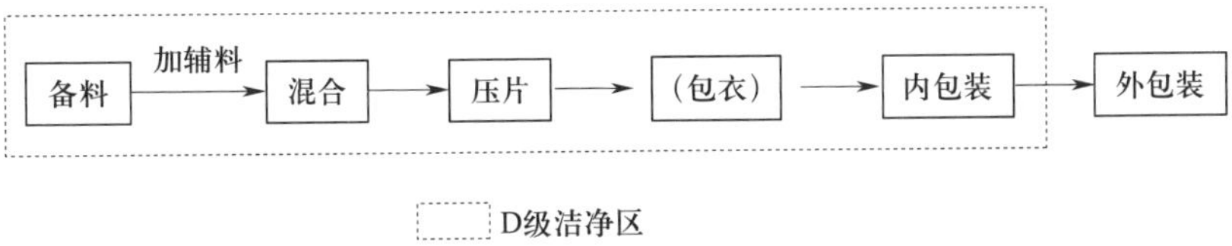

图 6－4－7　粉末直接压片法工艺流程

（3）片剂的包衣

片剂的包衣是在片剂（常称为片芯）表面包裹上适宜材料的衣层的操作。通过包衣，可以起到掩盖药物不良气味、改善片剂外观、增加药物稳定性、控制药物释放的部位和速度、避免配伍变化等作用。根据包衣材料的不同，包衣可分为糖衣和薄膜衣两大类。其中薄膜衣又分为胃溶型、肠溶型及水不溶型三种。

1）包衣方法

常用的包衣方法有滚转包衣法、流化包衣法和压制包衣法。生产中常用滚转包衣法和流化包衣法。

① 滚转包衣法是目前生产中最常用的方法。在包衣锅中片剂作滚转运动，将包衣液均匀黏附在滚动的片芯表面，当包衣锅受热后，溶剂挥发，包衣材料便在片芯表面形成包衣，可用于包糖衣和薄膜衣。

② 流化包衣法与流化制粒原理基本相似，借助急速上升的空气流使片剂悬浮于包衣室中，且上下翻转，同时将包衣液喷于片剂表面迅速干燥而成衣膜的方法。本法包衣操作全过程仅需 1～2 小时，多用于片重较轻、硬度较大的片剂包衣，尤适于包薄膜衣。

2）包衣设备

常见滚转包衣设备有普通包衣机、高效包衣机，如图 6－4－8 所示。

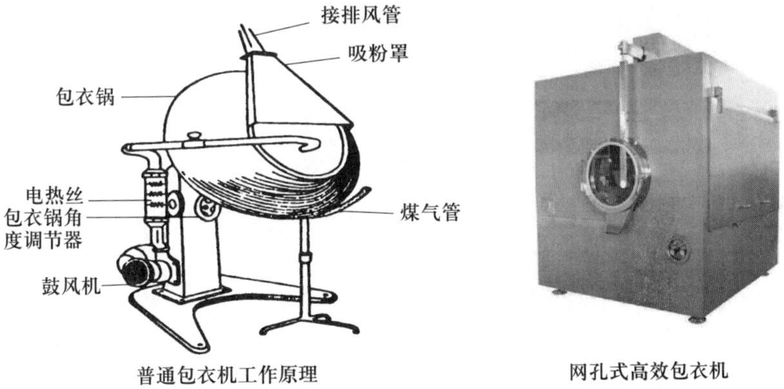

图 6－4－8　常见包衣设备

3）包衣材料

① 常用糖衣材料见表 6－4－6。

表 6－4－6 常用的糖衣材料

包糖衣材料	作用	浓度或用量
胶浆	包隔离层，对片芯起保护作用	明胶浆浓度为 10%～15%
		阿拉伯胶浆浓度为 35%
糖浆	包粉衣层与糖衣层	浓度为 65%～75%（g/g）
滑石粉	粉衣料，用前需过 100 目筛	可加入 10%～20% 的碳酸钙、碳酸镁
有色糖浆	有色糖衣层，食用色素常用苋菜红、柠檬黄、胭脂红等	色素用量为 0.03% 左右，可单独或配合应用
虫蜡	打光剂，加 2% 硅油增加片面光亮度	每万片约用 3 g～5 g

② 常用薄膜衣材料见表 6－4－7。

表 6－4－7 常用的薄膜衣材料

包衣种类	常用品种
胃溶型	羟丙基甲基纤维素（HPMC）、羟丙基纤维素（HPC）、丙烯酸树脂 IV 号
肠溶型	醋酸纤维素酞酸酯（CAP），丙烯酸树脂Ⅱ号、Ⅲ号，羟丙基甲基纤维素酞酸酯（HPMCP）
水不溶型	乙基纤维素（EC）、醋酸纤维素（CA）

薄膜衣材料除上述成膜材料外，还有溶剂（如水、乙醇、丙酮等）、增塑剂（如甘油、蓖麻油等）、避光剂（如二氧化钛）、固体粉料（如滑石粉、硬脂酸镁）等，可增加片剂的稳定性和可塑性。

4）包衣工艺流程

① 包糖衣工艺流程如图 6－4－9 所示。

② 包薄膜衣工艺流程如图 6－4－10 所示。

2. 片剂制备要点

（1）湿法制粒压片法制备要点

1）中药材处理的一般原则

中药材品种不同，其处理方法也不同，一般原则如下：

① 含淀粉较多的药材，可部分或全部粉碎后加入。

② 含纤维较多、黏性较大、质地较硬的药材，以及方剂中可入汤煎药者，均采用水煎煮提取，提取液浓缩成稠膏或干浸膏备用。

③ 含醇溶性成分的药材，可用不同浓度的乙醇以渗漉法、浸渍法或回流法提取有效成分后制成稠膏。

④ 含挥发性成分的药材，可用水蒸气蒸馏法提取挥发性成分，压片前加入干颗粒中，残渣必要时再加水煎煮，制成稠膏或干浸膏。

⑤ 用量较少的贵重药、毒剧药、细料，磨成细粉过 100 目筛，制粒时或压片前加入。

⑥ 有效成分已知的药材，根据有效成分特性，提取有效成分，精制分离出纯品。

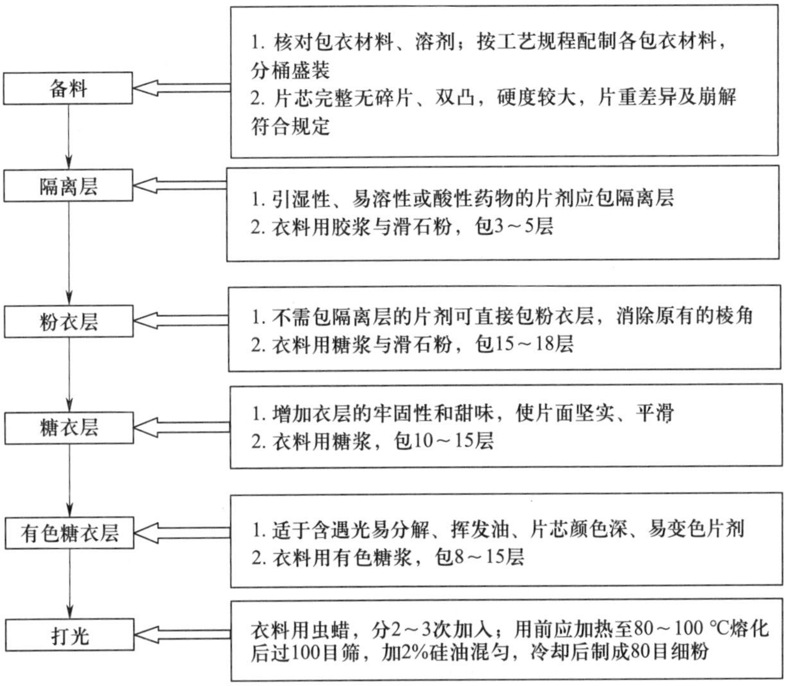

图 6－4－9　包糖衣的工艺流程

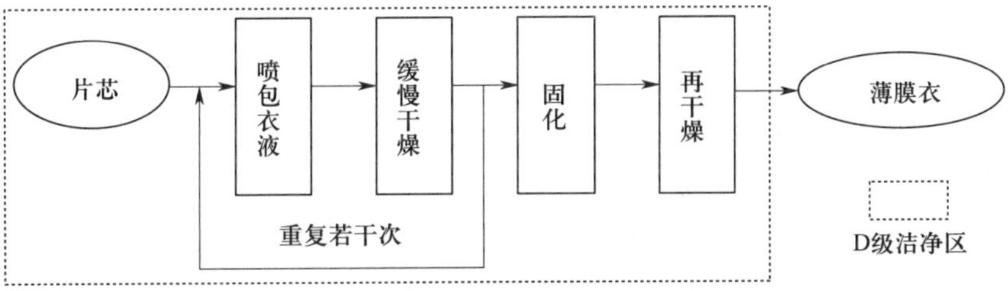

图 6－4－10　包薄膜衣工艺流程

2）不同片剂类型制粒时注意事项（见表 6－4－8）

表 6－4－8　　片剂制粒的注意事项

类型	制粒用原料	制粒注意事项
全浸膏片	全部饮片提取的干浸膏	干膏黏性适中，吸湿性不强，可直接粉碎成过 20～30 目左右的颗粒；若干膏黏性过大，先粉碎成细粉，再用适宜浓度的乙醇制粒
半浸膏片	部分饮片细粉（10%～30%）与其余饮片提取的稠膏	黏性适中可直接制软材制颗粒；黏性不足，可加适量黏合剂制粒；黏性过大，可将稠膏与细粉混匀，烘干粉碎成细粉，加润湿剂制颗粒，或将干燥物直接粉碎成 20～30 目左右的粉粒
全粉片	贵重细料饮片、毒性饮片等	细粉混匀后，加适量润湿剂或黏合剂制成适宜软材，挤压过筛制粒；黏合剂和润湿剂需根据药粉性质选择
提纯片	有效部位或单体	经含量测定后，加入辅料混合制粒（同西药片剂）

3）干颗粒的质量要求

主药含量应符合要求；干颗粒含水量一般为3% ~5%；干颗粒松紧度以手指轻捻能碎成细粉并有粗糙感为宜。

4）片重计算

若药料的片数与片重未定时，可通过公式（6－4－1）和公式（6－4－2）求得每片重量。

$$单服颗粒重（g）=\frac{干颗粒总重量}{单服次数} \tag{6-4-1}$$

$$片重（g）=\frac{单服颗粒重}{单服片数} \tag{6-4-2}$$

若每片已知主药含量，可通过公式（6－4－3）测定颗粒中主药含量再确定片重。

$$片重（g）=\frac{每片含主药量}{干颗粒测得的主药百分含量} \tag{6-4-3}$$

半浸膏片的片重可由公式（6－4－4）求得。

$$片重（g）=\frac{干颗粒重+压片前加入的辅料重量}{理论片数}=\frac{（药材重量×收膏率×膏中含固体量+原粉重）+压片前加入的辅料重量}{理论片数} \tag{6-4-4}$$

【实例解析】

生产穿心莲片10 000片，需饮片10 kg，其中3 kg粉碎成细粉，7 kg采用85%乙醇热浸提取二次，提取收膏率为15%，膏中固体量为70%，将浸提浸膏与饮片细粉混合，制粒，干燥，压片前加0.03 kg硬脂酸镁。请问该片的片重应为多少？

解析：该片剂为半浸膏片，每片含原饮片量为1 g，根据公式（6－4－4）计算片重为：

$$片重=\frac{7\ 000×15\%\ ×70\%\ +3\ 000+30}{10\ 000}=0.376\ 5（g）$$

5）压片常见问题及解决方法（见表6－4－9）

（2）粉末直接压片法制备要点

1）原料药物与辅料全部制成细粉。

表6－4－9　压片常见问题及解决方法

常见问题	产生原因	排除方法
裂片	①含纤维性、油类成分、易脆碎的药物（如矿物质、动物角质）；②颗粒过粗、过细、细粉过多、黏合剂选择不当或用量不够；③疏水性润滑剂用量过多；④颗粒过分干燥或含结晶水的药物失去结晶水；⑤压力过大或车速过快；⑥上冲与模圈不吻合	①选用黏性大的辅料重新整粒或制粒；②重新整粒、选择黏性较强的黏合剂、适当增加用量；③更换亲水性润滑剂；④与含水分较多的颗粒掺和或喷入适量的乙醇密闭备用；⑤减压、降速；⑥更换冲模

续表

常见问题	产生原因	排除方法
松片	①含纤维性或油类成分较多；②颗粒中细粉过多；③颗粒过分干燥或含结晶水的药物失去结晶水；④黏合剂选择不当或用量不够；⑤压力不够；⑥冲头长短不齐、下冲下降不灵活	①选用黏性大的辅料；②筛去细粉，重新制粒；③与含水分较多的颗粒掺和或喷入适量的乙醇密闭备用；④选择黏性较强的黏合剂、适当增加用量；⑤增加压力；⑥更换冲模
黏冲	①药物易吸湿；②颗粒太潮或在潮湿中暴露过久；③润滑剂用量不够或混合不匀；④冲模表面粗糙，锈蚀；⑤冲头刻字太深或有棱角；⑥室内温度、湿度太高	①改善生产环境；②重新干燥至规定要求；③增加润滑剂用量混匀；④可擦亮使之光滑；⑤调换冲头；⑥保持车间恒温、恒湿，保持干燥
片重差异超限	①粗细相差悬殊，细粉量太多；②颗粒流动性不好，填充不一致；③加料斗内的颗粒时多、时少；④下冲升降不灵活	①重新整粒或制粒；②加入助流剂；③平衡两个加料器药量；④清洁或更换冲模
崩解迟缓	①颗粒过粗、过硬；②黏合剂黏性太强或用量太多；③崩解剂用量不足；④疏水性润滑剂用量太多；⑤压力过大，压出片子过于坚硬	①过20～30目筛整粒，喷入高浓度乙醇；②用适当黏合剂或减少用量；③崩解剂的用量增加、用前干燥；④改用亲水性润滑剂；⑤减小压力解决

2）尽量选用具有良好可压性、流动性、润滑性的辅料。常用的有微晶纤维素、微粉硅胶、预胶化淀粉、喷雾干燥乳糖等。

3）改善压片机的机械性能：改善饲粉装置，实施强制饲粉；增加预压机构，减少裂片；改进除尘设施。

（3）包衣操作要点

1）包糖衣操作要点

① 片芯应完整无碎片、双凸，硬度较大，片重差异及崩解符合规定。

② 隔离层可视具体情况，可以不包；若仅为防潮或增加片剂硬度，可先包4～5层粉衣后再包隔离层，而酸性药物必须从第一层开始包隔离层。

③ 必须层层干燥，干燥温度控制适当，包粉衣层温度一般控制在35～55 ℃，且应逐渐升高，片芯棱角基本包平时温度开始下降；而包糖衣层，锅温一般控制在40 ℃左右；包有色糖衣层，温度应逐渐下降至室温。

④ 糖浆与滑石粉用量要适当，开始时用量逐层增加，片芯基本包平后，糖浆量相对稳定，滑石粉逐层减少。

⑤ 包有色糖衣层时，有色糖浆应由浅到深，使用量逐渐减少，以免产生花斑。

⑥ 增重控制在50%～100%范围。

2）包薄膜衣操作要点

① 注意喷嘴的雾化效果，使包衣液喷洒在片芯表面均匀润湿。可以采用适当降低溶液浓度、增加雾化气压、降低喷枪片床间的距离等方法。

② 包衣过程中锅的转速以片芯能在锅内保持翻转为准，转速快则物料翻动好、包衣均匀、干燥快、无粘连。

③ 吹入温度<40 ℃热风使溶剂蒸发干燥：温度过高会干燥过快，出现“皱皮”或“起泡”；温度过低会干燥过慢，出现“粘连”或“剥落”。

④ 大多数的薄膜衣需要一个固化期，一般是在室温或略高于室温下放置 6 ~8 小时。

⑤ 为了完全除尽残余的溶剂，还需在适当温度下再干燥 12 ~24 小时。

⑥ 增重控制在 2% ~4% 范围。

3）包衣常见问题及处理方法（见表 6 -4 -10）

表 6 -4 -10　　包衣常见问题及处理方法

类别	常见问题	原因	解决办法
糖衣片	糖浆不粘锅	锅壁上蜡未除尽	洗净锅壁蜡粉，或锅上再涂一层热糖浆，撒一层滑石粉
	色泽不匀	药片受潮变色，有色糖浆未混匀，衣层未干即打光，干燥温度过高，片面粗糙	针对原因予以解决，可用有色糖浆，增加包衣层数，控制温度等解决
	片面不平	撒粉太多，温度过高、衣层未干就包下一层	改进操作方法，低温干燥，勤加料，多搅拌
	龟裂或爆裂	糖浆与滑石粉用量不当，糖衣片过分干燥，干燥过快	注意糖浆与滑石粉的用量，注意控制干燥温度和速度
	粘锅	加糖浆过多，黏性大，搅拌不均匀	糖浆的含量应恒定，一次用量不宜过多，锅温不宜过低
	露边或麻面	衣料用量不当，温度过高或吹风过早	注意糖浆和粉料的用量，糖浆以均匀润湿片心为度，粉料以能在片面均匀黏附一层为宜，片面不见水分和产生光亮时，再吹风
	膨胀磨片或剥落	片芯或糖衣层未充分干燥，崩解剂用量过多	注意干燥，控制胶浆或糖浆的用量或调节处方等
薄膜衣片	起泡	固化条件不当，干燥速度过快	改善成膜条件，控制干燥温度和速度
	皱皮	选择衣料不当，干燥条件不当	更换衣料，改善干燥温度等
	粘连	喷液速度太快，包衣锅转速太慢，干燥效率不高，喷枪雾化效果差	降低喷液速度，增加包衣锅转速，提高干燥效率，提高雾化压力
	剥落	衣膜选择不当，两次包衣间隔过短	更换衣料，调节温度，调节间隔时间
	花斑	喷枪雾化覆盖不足，色素选择不当，干燥时溶剂可溶性成分带到衣膜表面	调节喷枪覆盖面，改变包衣处方，减慢干燥速度

三、片剂的质量控制与质量评定

1. 生产过程质量控制

（1）片剂生产车间洁净度应达到 C 级。压片岗位操作室要求室内压大于室外压力，温度为 18 ~26 ℃，相对湿度为 45% ~65%。

（2）含药量小或含毒剧药的片剂，应根据原料药物的性质采用适宜方法使其分散均匀。

（3）压片前的干颗粒质量应符合制片工艺的需要。

（4）包衣用片芯要求适宜的硬度和弧度，包衣前筛去细粉，以使片面光洁。

（5）高效包衣机操作与工艺参数控制符合工艺规定，包括包衣锅转速、包衣液浓度、加料量、加料间隔、进/排风温度、药液喷射速度、喷雾粒度、时间、压缩空气质量、压力调节等。

2. 质量评定

按照《中国药典》（2020 年版，四部）通则片剂项下的有关规定，需要进行如下方面的质量检查。

【外观】片剂外观应完整光洁，色泽均匀，有适宜的硬度和耐磨性，以免包装、运输过程中发生磨损或破碎，除另有规定外，非包衣片应符合片剂脆碎度检查法（通则 0923）的要求。

【重量差异】照下述方法检查，应符合规定。

检查法：取供试品 20 片，精密称定总重量，求得平均片重后，再分别精密称定每片的重量，每片重量与平均片重比较（凡无含量测定的片剂或有标示片重的中药片剂，每片重量应与标示片重比较），按表 6－4－11 中的规定，超出重量差异限度的不得多于 2 片，并不得有 1 片超出限度 1 倍。

表 6－4－11　　片重差异限度

标示片重或平均片重	重量差异限度
0.3 g 以下	±7.5%
0.3 g 及 0.3 g 以上	±5%

糖衣片的片芯应检查重量差异并符合规定，包糖衣后不再检查重量差异。薄膜衣片应在包薄膜衣后检查重量差异并符合规定。

凡规定检查含量均匀度的片剂，一般不再进行重量差异检查。

【崩解时限】除另有规定外，照崩解时限检查法（通则 0921）检查，应符合规定。片剂崩解时限见表 6－4－12。

表 6－4－12　　片剂崩解时限表

片剂	检查法	规定
中药浸膏片、半浸膏片	通则 0921，加挡板	1 小时内全部崩解
全粉片	通则 0921，加挡板	30 分钟内全部崩解
中药薄膜衣片	通则 0921，在盐酸溶液（9→1 000）中，加挡板	1 小时内全部崩解
中药糖衣片	通则 0921，加挡板	1 小时内全部崩解
肠溶片	通则 0921，先在盐酸溶液（9→1 000）中检查 2 小时，每片均不得有裂缝、崩解或软化现象；再在磷酸盐缓冲液（pH6.8）中检查	1 小时内全部崩解
舌下片	通则 0921	5 分钟内全部崩解

续表

片剂	检查法	规定
含片	通则 0921	10 分钟内全部崩解
泡腾片	通则 0921，取 1 片，置 250 mL 烧杯（内有 200 mL 温度为 20 ℃ ±5 ℃的水）中	5 分钟内全部崩解
可溶片	通则 0921，除另有规定外，水温为 20 ℃ ±5 ℃	3 分钟内全部崩解

咀嚼片不进行崩解时限检查。

凡规定检查溶出度、释放度的片剂，一般不再进行崩解时限检查。

【微生物限度】照非无菌产品微生物限度检查：微生物计数法（通则 1105）和控制菌检查法（通则 1106）及非无菌药品微生物限度标准（通则 1107）检查，应符合规定。

四、实例解析

1. 双黄连片

【处方】金银花 1 875 g　黄芩 1 875 g　连翘 3 750 g

【制法】以上三味，黄芩加水煎煮三次，第一次 2 小时，第二、三次各 1 小时，合并煎液，滤过，滤液浓缩至相对密度为 1.03～1.08（80 ℃）的清膏。于 80 ℃用 2 mol/L 盐酸溶液调节 pH 值至 1.0～2.0，保温 1 小时，静置 24 小时，滤过，沉淀用水洗至 pH 值为 5.0，再用 70% 乙醇洗至 pH 值为 7.0，低温干燥，备用；金银花、连翘加水温浸 30 分钟后，煎煮二次，每次 1.5 小时，合并煎液，滤过，滤液浓缩至相对密度为 1.20～1.25（80 ℃）的清膏，冷至 40 ℃，加乙醇使含醇量达 75%，充分搅拌，静置 12 小时，取上清液，残渣加 75% 乙醇适量，搅匀，静置 12 小时，滤过，合并二次滤液，回收乙醇至无醇味，浓缩成相对密度为 1.34～1.40（60 ℃）的稠膏，减压干燥，加入上述黄芩提取物，粉碎成细粉，加入微晶纤维素、羧甲淀粉钠，混匀，制成颗粒，干燥，加入硬脂酸镁，混匀，压制成 1 000 片，包薄膜衣，即得。

【性状】本品为薄膜衣片，除去薄膜衣后显棕黄色至棕红色；气微，味苦涩。

【功能与主治】疏风解表，清热解毒。用于外感风热所致的感冒，症见发热、咳嗽、咽痛。

【用法与用量】口服。一次 4 片，一日 3 次；小儿酌减或遵医嘱。

【规格】每片重 0.53 g。

【贮藏】密封。

【处方工艺分析】本品为全浸膏片，黄芩用水提酸沉法提取纯化，金银花、连翘用水提醇沉法提取纯化。微晶纤维素为填充剂，羧甲基淀粉钠为崩解剂，硬脂酸镁为润滑剂。

2. 牛黄解毒片

【处方】人工牛黄 5 g　雄黄 50 g　石膏 200 g　大黄 200 g　黄芩 150 g　桔梗 100 g　冰片 25 g　甘草 50 g

【制法】以上八味，雄黄水飞成极细粉；大黄粉碎成细粉；人工牛黄、冰片研细；其余黄芩等四味加水煎煮二次，每次2小时，滤过，合并滤液，滤液浓缩成稠膏或干燥成干浸膏，加入大黄、雄黄粉末，制粒，干燥，再加入人工牛黄、冰片粉末，混匀，压制成1 000片（大片）或1 500片（小片），或包糖衣或薄膜衣，即得。

【性状】本品为素片、糖衣片或薄膜衣片，素片或包衣片除去包衣后显棕黄色；有冰片香气，味微苦、辛。

【功能与主治】清热解毒。用于火热内盛，咽喉肿痛，牙龈肿痛，口舌生疮，目赤肿痛。

【用法与用量】口服。小片一次3片，大片一次2片，一日2~3次。

【注意】孕妇禁用。

【贮藏】密封。

【处方分析】本品为中药半浸膏片，处方中的各成分均为主药，黄芩等四味的稠膏作黏合剂，大黄细粉、雄黄粉末兼作吸收剂，牛黄、冰片含挥发性成分，压片前加入，以免损失。

3. 安胃片

【处方】醋延胡索63 g　枯矾250 g　海螵蛸（去壳）187 g

【制法】以上三味，粉碎成细粉，过筛，混匀，加蜂蜜125 g与适量的淀粉制成颗粒，干燥，压制成1 000片，或包薄膜衣，即得。

【性状】本品为类白色至浅黄棕色的片；或为薄膜衣片，除去包衣后显浅黄棕色；气微，味涩、微苦。

【功能与主治】行气活血，制酸止痛。用于气滞血瘀所致的胃脘刺痛、吞酸嗳气、脘闷不舒；胃及十二指肠溃疡、慢性胃炎见上述证候者。

【用法用量】口服。一次5~7片，一日3~4次。

【规格】(1) 素片每片重0.6 g；(2) 薄膜衣片每片重0.7 g。

【贮藏】密封。

【处方分析】本品为全粉末片，处方中枯矾为矿物质松散饮片；海螵蛸为乌贼外套膜内的骨板，为骨质类饮片；醋延胡索为质坚硬而脆的饮片，以上饮片均粉碎成细粉。

【制备过程注意事项】以上饮片需经过炮制后再粉碎成细粉，黏性差，因而选用黏性较强的蜂蜜做黏合剂制粒，制粒时用适量乙醇调节软材的干湿度和黏性，制成颗粒后压片。

4. 北豆根片

【处方】北豆根提取物120 g（或相当于总生物碱30 g）

【制法】取北豆根提取物，加淀粉适量，混匀，制粒，干燥，加入硬脂酸镁适量，混匀，压制成1 000片或2 000片，包糖衣或薄膜衣，即得。

【性状】本品为糖衣或薄膜衣片，除去包衣后显灰棕色至黑棕色；味苦。

【功能与主治】清热解毒，止咳，祛痰。用于咽喉肿痛，扁桃体炎，慢性支气管炎。

【用法与用量】口服。一次60 mg，一日3次。

【规格】(1) 每片含总生物碱15 mg；(2) 每片含总生物碱30 mg。

【贮藏】密封。

【处方分析】本品为提纯片，北豆根提取物为主药，淀粉为填充剂，硬脂酸镁为润滑剂。

思考与练习

1. 单项选择题

（1）为增加片剂的体积和重量，应加入的辅料是（　　）。

A. 稀释剂　B. 崩解剂　C. 吸收剂　D. 润滑剂

（2）下列可作为片剂的干燥黏合剂的是（　　）。

A. CMC-Na　B. 淀粉　C. 轻质氧化镁　D. MCC

（3）崩解剂选用不当，用量又少可发生（　　）。

A. 黏冲　B. 裂片　C. 松片　D. 崩解迟缓

（4）下列糖衣片的制备过程正确的是（　　）。

A. 粉衣层—隔离层—糖衣层—有色糖衣层—打光

B. 隔离层—粉衣层—糖衣层—有色糖衣层—打光

C. 隔离层—粉衣层—有色糖衣层—糖衣层—打光

D. 粉衣层—糖衣层—隔离层—有色糖衣层—打光

（5）下列可作为胃溶型薄膜衣材料的是（　　）。

A. 聚丙烯酸树脂Ⅱ号　B. 聚丙烯酸树脂Ⅲ号

C. HPMC　D. EC

（6）片剂的片重差异检查每次抽取片剂（　　）片。

A. 20　B. 15　C. 10　D. 6

2. 多项选择题

（1）下列关于片剂特点的叙述正确的是（　　）。

A. 体积较小，运输、贮存及携带方便

B. 片剂生产机械化、自动化程度较高

C. 性质稳定，剂量准确，成本较低

D. 具有靶向作用

（2）可用于粉末直接压片的填充剂包括（　　）。

A. 淀粉　B. 微晶纤维素　C. 乳糖　D. 预胶化淀粉

（3）下列属于片剂重量差异超限的原因的是（　　）。

A. 颗粒流动性不好　B. 颗粒硬度过大

C. 颗粒内的细粉过多　D. 颗粒的大小相差悬殊

（4）片剂的包衣目的有（　　）。

A. 增加药物的稳定性　　B. 减轻药物对胃肠道的刺激

C. 改变药物的半衰期　　D. 控制药物的释放速度

（5）中药半浸膏片制备时，处方中适宜粉碎成细粉的饮片有（　　）。

A. 含淀粉较多的饮片　　B. 含纤维性强、质地松泡的饮片

C. 黏性较大及质地坚硬的饮片　　D. 用量极少的贵重药、毒剧药

（6）关于片剂的崩解时限正确的是（　　）。

A. 中药浸膏片 30 分钟　　B. 全粉片 30 分钟

C. 中药糖衣片 60 分钟　　D. 中药薄膜衣片 60 分钟

3. 简答题

（1）片剂常用的辅料有哪些？

（2）简述湿法制粒压片的工艺流程。

（3）哪些情况下片剂需要包衣？常用的包衣方法有哪些？

实训十二　片剂的压制

一、实训目的

1. 掌握片剂制备方法和操作要点；
2. 掌握片剂质量检查的标准；
3. 熟悉片剂的清场规程。

二、器材准备

1. 实训场地：固体制剂实训车间；
2. 实训仪器与设备：ZP-35 旋转式压片机、电子天平、硬度仪、脆碎仪；
3. 实训材料：银翘解毒干颗粒。

三、实训内容和步骤

1. 实训内容

银翘解毒片

【处方】金银花 200 g　连翘 200 g　薄荷 120 g　荆芥 80 g　淡豆豉 100 g　牛蒡子（炒）120 g　桔梗 120 g　淡竹叶 80 g　甘草 100 g

【制法】以上九味，金银花、桔梗分别粉碎成细粉，过筛；薄荷、荆芥提取挥发油，蒸

馏后的水溶液另器收集；药渣与连翘、牛蒡子（炒）、淡竹叶、甘草加水煎煮二次，每次 2 小时，滤过，合并滤液；淡豆豉加水煮沸后，于 80 ℃温浸二次，每次 2 小时，合并浸出液，滤过。合并以上各药液，浓缩成稠膏，加入金银花、桔梗细粉及淀粉或滑石粉适量，混匀，制成颗粒，干燥，放冷，加入硬脂酸镁，喷加薄荷、荆芥挥发油，混匀，压制成 1 000 片，或包薄膜衣，即得。

2. 实训步骤

（1）生产前准备

1）检查生产场地、压片机的清洁情况，查看是否有上批清场合格证，确认无上次遗留物。

2）检查生产现场环境温度、湿度、压差是否符合要求。

3）检查设备上的状态标识牌是否为“完好”。

（2）生产操作

1）装机

① 中模的安装：打开有机玻璃前门和侧门，装上转动手轮，并将转盘上的螺钉逐个旋出，使固定螺钉的尾部旋至凸出中转台外缘 1 ~2 mm，转动手轮，待上冲孔与缺口对齐后，将中模平整放置于中转台模孔上端，然后用打棒将中模轻击入模孔，直至中模完全进入模孔，以其平面不得高于转台平面为标准，然后紧固螺钉。

② 上冲的安装：转动手轮，待上冲孔与缺口对齐后，将上冲逐渐旋进上冲孔内，检查上冲在上冲孔内和中模孔内均能自由上下活动和转动，无任何阻卡现象，然后稍提起上冲，转动手轮，使上冲尾部进入上冲平行轨即可，依此法安装其余的上冲直至全部装完，然后将活动嵌轨安装好即可。

③ 下冲的安装：打开下面不锈钢面板，先将下平行轨盖板移出，然后左手小心从盖板孔下方将下冲送至下冲孔内并摇动手轮，使转台顺时针方向转动，将下冲送至平行轨上，以此法可将下冲杆逐个装上，待下冲全部安装完后，将盖板盖好并锁紧，装好不锈钢面板。

④ 安装加料部件：先将月形栅式回流加料器置于中转台上，调节其底平面与转台间隙为 0. 03 ~0. 1 mm 后匀称拧紧，调节挡粉板的位置使之接触中转台，再将加料斗装上，打开进料开关，关好有机玻璃前门。

⑤ 手动检查：冲模安装完毕后，用手转动手轮，使转盘旋转两至三转，观察上下冲杆在沿着各轨道上及在各孔中上下移动时应无阻卡现象和不正常的摩擦声，合上手轮柄，盖好不锈钢面板。

2）开机压片

① 检查电器：打开总电源开关，检查触摸屏显示内容（主要参数、操作控制、参数设置、故障显示等），点参数设置，设置好主压力和出片力参数后，点操作控制，先按点动，每次旋转 90 度，共旋转 2 周，再低速运行 5 分钟左右，无异常后即可进行生产。

② 试压：转动充填和片厚调节旋钮，先将片厚调至较大位置，填充量调至较小位置，将少许颗粒加入料斗内，点动 2 ~3 周后观察药片成型情况，调节充填量可改变药片成型，待成型后称其平均片重，调节充填旋钮使其片重达到生产指令要求后（此时应根据药片成

型状况调节片厚），然后调节预压调节及片厚调节旋钮（一般预压片厚为片厚的两倍），使其硬度达到要求，送检使其外观、片重、硬度、崩解时限均达到要求并经质量保证（QA）人员确定后才能正常生产。

③ 正式生产：连接好真空管，启动除尘机，按触摸屏“运行”按钮启动设备，进入正常生产状态，生产过程中每隔 15 分钟检查一次片重及片重差异。及时加料，密切注意加料状况，待料斗内颗粒所剩较少时，应降低车速，及时调整填充装置，使压出的片剂合格。

④ 质量控制点：片剂外观、硬度、片重及本工序物料平衡等。

⑤ 生产记录：及时、准确填好岗位生产记录。

3）操作结束

① 正常生产时待颗粒压完后，按“停止”按钮使机器停转，关闭除尘机及总电源。

② 操作结束，关闭主电机电源、总电源、真空泵开关；将药片转入中间站，填写中间品递交单。

（3）清场

挂清场牌，按清场标准操作程序进行清场、清洁，填写清场记录，报质监员检查。检查合格，发清场合格证，挂已清场牌。

四、实训测评

按表 S－12－1 所列评分标准进行测评，按表 S－12－2 做好生产记录。

表 S－12－1　　实训评分标准

班级：　　　　姓名：　　　　学号：

考核内容		评分标准	分值	实得分
准备工作（分值 15%）		着装及个人卫生符合规定	5	
		正确选用技能操作设备	5	
		检查确认操作仪器和设备性能良好	5	
操作（分值 60%）	装机	中模的安装	5	
		上冲的安装	5	
		下冲的安装	5	
		加料斗的安装	5	
		刮粉器的安装	5	
	压片	调节药片成型	5	
		调节片重	5	
		调节硬度	5	
		开机生产	5	
		监控片重	5	
		安全操作设备	5	
		及时悬挂状态牌	5	

续表

考核内容	评分标准	分值	实得分
清场（分值 8%）	场地、仪器和设备清洁	5	
	清场记录填写准确完整	3	
操作记录（分值 7%）	记录填写准确完整	2	
	质量标准符合规定	5	
其他（分值 10%）	正确回答考核人员提出的问题	10	
合计		100	

考核教师： 考核时间： 年 月 日

表 S－12－2 **生产记录**

班级： 姓名： 学号： 实训名称：

品名	银翘解毒片		规格		
批号			批量		
设备名称型号		设备编号		冲模规格	
生产前确认	1. 有“清场合格证” □ 2. 室内无与本产品无关物料 □ 3. 室内洁净 □ 4. 容器洁净 □ 5. ZP-35 旋转式压片机洁净 □ 操作人：_______ 复核人：_______ QA：_______			6. 下发的批生产记录的品名、批号及规格正确 □ 7. 室内温度_______℃ 8. 室内湿度_______%	
压片生产记录					
领取物料	颗粒名称		批号	重量	
	操作人：_______ 复核人：_______ QA：_______				
压片	调节好片重、硬度，观察外观质量			□向加料斗中加入颗粒 □调节好压力 □检测硬度、片重、外观	
开始时间			结束时间		
压片重量	g	颗粒余量	g	废料量	g
物料平衡	物料平衡计算：（压片重量＋废料量＋颗粒余量）/领颗粒量×100% 计算：（____＋____＋____）/______×100%＝_____% 符合限度□ 不符合限度□				
操作人			复核人		
清场	1. 无本批产品遗留物 □ 2. 地面清洁 □ 3. 工作台面清洁 □ 4. 送风口、回风口清洁 □ 5. ZP-35 旋转式压片机清洁 □ 操作人：_______ 复核人：_______ QA：_______			6. 灯具清洁 □ 7. 墙面、天花板清洁 □ 8. 容器具清洁 □ （清场合格证附后）	

实训十三　片剂的包衣（薄膜衣）

一、实训目的

1. 掌握片剂包衣制备方法和操作要点；
2. 掌握包衣不合格时的解决办法；
3. 熟悉包衣的清场规程。

二、器材准备

1. 实训场地：固体制剂实训车间；
2. 实训仪器与设备：高效包衣机、蠕动泵、电子天平等；
3. 实训用材料：银翘解毒片芯、薄膜衣包衣材料。

三、实训内容和步骤

1. 实训内容

银翘解毒片

【处方】同实训十二

2. 实训步骤

（1）生产前准备

1）检查生产场地、高效包衣机的清洁情况，查看是否有上批清场合格证，确认无上次遗留物。

2）检查生产现场环境温度、湿度、压差是否符合要求。

3）检查设备上的状态标识牌是否为“完好”。

（2）包衣操作

1）包衣液的配制

按工艺规程配制要求将各包衣材料置于不同配制桶内分别配制。难溶解薄膜衣包材应先用溶剂浸泡过夜。

2）喷枪的调试

连接好喷枪的压缩空气管、包衣液管道，调整压缩空气至适宜的位置，在滚筒外进行调整试喷，试喷时根据喷雾情况调整蠕动泵的转速，也可增加或减少气压来调整喷枪位置及喷雾状态，使其达到均匀的雾状且无水珠喷出的理想状态，然后固定在滚筒锅内，使其对准药片。

3）片芯预热

设定好转速 3 ~ 5 转/分，开启包衣滚筒（按“匀浆”键），低速转动；先开启排风，再开热风开始预热。

4）待“出风温度”升至60 ℃并保持基本恒定时开始包衣，转速逐渐增大至6～8转/分，加热温度设定在80 ℃。包薄膜衣应连续不断操作，直至结束。

5）包衣操作完毕，取出包好的薄膜衣片，置托盘中平铺，放晾片架上晾片，待温度降至室温。

6）质量控制点：包衣时包衣机热风温度、转速、喷浆速度。

7）生产记录：及时、准确填好岗位生产记录。

（3）清场

挂清场牌，按清场标准操作程序进行清场、清洁，填写清场记录，报质监员检查。检查合格，发清场合格证，挂已清场牌。

四、实训测评

按表S－13－1所列评分标准进行测评，按表S－13－2做好生产记录。

表S－13－1　　实训评分标准

班级：　　　　姓名：　　　　学号：

考核内容	评分标准	分值	实得分
准备工作（分值10%）	着装及个人卫生符合规定	5	
	正确选用技能操作设备	3	
	检查确认操作仪器和设备性能良好	2	
操作（分值60%）	正确制备包衣液	8	
	正确安装及调试蠕动泵、喷嘴或滴管	8	
	安全使用包衣机	10	
	正确设定进出风温度	8	
	正确调整喷雾量及雾化效果	8	
	调整包衣锅转速	8	
	正确使用自动卸料装置卸出包衣片	10	
清场（分值10%）	场地、仪器和设备清洁	5	
	清场记录填写准确完整	5	
操作记录（分值10%）	记录填写准确完整	5	
	质量标准符合规定	5	
其他（分值10%）	正确回答考核人员提出的问题	10	
合计		100	

考核教师：　　　　考核时间：　　年　　月　　日

表S－13－2　　生产记录

班级：　　　　姓名：　　　　学号：　　　　实训名称：

品名	银翘解毒片	规格	
批号		批量	

续表

<table>
<tr><td>设备名称型号</td><td></td><td>设备编号</td><td></td></tr>
<tr><td>生产前确认</td><td colspan="3">1. 有“清场合格证” □
2. 室内无与本产品无关物料 □
3. 室内洁净 □
4. 容器洁净 □
5. 高效包衣机洁净 □
6. 下发的批生产记录的品名、批号及规格正确 □
7. 室内温度________℃
8. 室内湿度________%
操作人：________ 复核人：________ QA：________</td></tr>
<tr><td colspan="4">包衣生产记录</td></tr>
<tr><td rowspan="6">领取物料</td><td>名称</td><td>批号</td><td>重量</td></tr>
<tr><td></td><td></td><td></td></tr>
<tr><td></td><td></td><td></td></tr>
<tr><td></td><td></td><td></td></tr>
<tr><td></td><td></td><td></td></tr>
<tr><td colspan="3">操作人：________ 复核人：________ QA：________</td></tr>
<tr><td>包衣</td><td colspan="2">调节好包衣机热风温度、转速、喷浆速度，观察外观质量</td><td>□调节好进出风温度
□调节好包衣锅转速
□调节好喷枪
□观察外观质量</td></tr>
<tr><td>开始时间</td><td></td><td>结束时间</td><td></td></tr>
<tr><td>操作人</td><td></td><td>复核人</td><td></td></tr>
<tr><td>清场</td><td colspan="3">1. 无本批产品遗留物 □
2. 地面清洁 □
3. 工作台面清洁 □
4. 送风口、回风口清洁 □
5. 高效包衣机清洁 □
6. 灯具清洁 □
7. 墙面、天花板清洁 □
8. 容器具清洁 □
（清场合格证附后）
操作人：________ 复核人：________ QA：________</td></tr>
</table>

§6－5　丸剂

学习目标

1. 掌握丸剂的含义与分类、制备方法、质量评定；
2. 熟悉丸剂的生产过程质量控制；
3. 能进行丸剂的制备和质量检查。

一、丸剂概述

1. 丸剂的定义与特点

丸剂系指原料药物与适宜的辅料制成的球形或类球形固体制剂，主要供内服，按照主要成分不同可分为中药丸剂和化学药丸剂两种，以中药丸剂为主。中药丸剂系指饮片细粉或提取物加适宜的黏合剂或其他辅料制成的球形或类球形制剂，如图 6－5－1 所示。

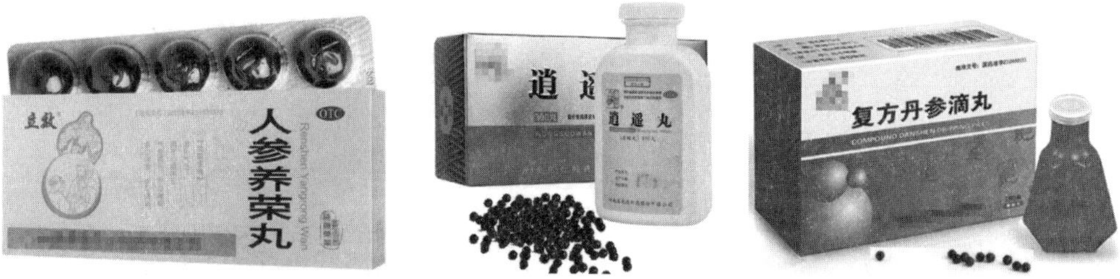

图 6－5－1　中药丸剂

丸剂是中药传统剂型中较为重要的剂型，我国最早的医学方书《五十二病方》中对丸剂的名称、处方、规格、剂量及服用方法均有记载，《伤寒杂病论》和《金匮要略》中有用蜂蜜、淀粉糊、动物胶作为丸剂黏合剂的记载。《中国药典》（2020 年版，一部）收载有十全大补丸、人参再造丸、六味地黄丸等丸剂。自 20 世纪 80 年代以来，随着制药技术的发展，丸剂的制备由最初的手工制作发展成为自动化生产。

丸剂具有以下特点：

（1）释药缓慢、作用缓和持久、降低毒副作用。与汤剂、散剂等比较，丸剂内服后在胃肠道中溶散缓慢，逐渐释放药物，吸收显效迟缓，作用持久，还可缓和某些药物的毒副作用。

（2）某些丸剂可用于急救。新型丸剂如苏冰滴丸、复方丹参滴丸等，是用饮片提取的有效成分与水溶性基质制成，溶化迅速，奏效快。

（3）能容纳多种形态的药物。丸剂制备时可容纳固体、半固体、黏稠液体的药物，也可利用包衣来掩盖药物的不良气味。

（4）某些丸剂服用剂量较大，小儿服用困难；中药丸剂多以药材粉末入药，微生物超标问题尚未完全解决；水丸溶散时限较难控制。随着科技进步，陆续出现了浓缩丸、滴丸、微丸等新型丸剂，由于剂量小，疗效好，越来越受到重视，在中药新药研制开发中已成为首选剂型之一。

2. 丸剂的分类

根据赋形剂分类，丸剂可分为水丸、蜜丸、水蜜丸、糊丸、蜡丸、浓缩丸。根据制法分类，丸剂可分为泛丸、塑丸、滴丸。

中药丸剂主要包括蜜丸、水蜜丸、水丸、糊丸、蜡丸、浓缩丸、滴丸和糖丸等。

蜜丸系指饮片细粉以炼蜜为黏合剂制成的丸剂。其中每丸重量在 0.5 g（含 0.5 g）以上的称大蜜丸，每丸重量在0.5 g以下的称小蜜丸。

水蜜丸系指饮片细粉以炼蜜和水为黏合剂制成的丸剂。

水丸系指饮片细粉以水（或根据制法用黄酒、醋、稀药汁、糖液、含5%以下炼蜜的水溶液等）为黏合剂制成的丸剂。

糊丸系指饮片细粉以米粉、米糊或面糊等为黏合剂制成的丸剂。

蜡丸系指饮片细粉以蜂蜡为黏合剂制成的丸剂。

浓缩丸系指饮片或部分饮片提取浓缩后，与适宜的辅料或其余饮片细粉，以水、炼蜜或炼蜜和水等为黏合剂制成的丸剂。根据所用黏合剂的不同，分为浓缩水丸、浓缩蜜丸和浓缩水蜜丸等。

滴丸系指原料药物与适宜的基质加热熔融混匀，滴入不相混溶、互不作用的冷凝介质中制成的球形或类球形制剂。

糖丸系指以适宜大小的糖粒或基丸为核心，用糖粉和其他辅料的混合物作为撒粉材料，选用适宜的黏合剂或润湿剂制丸，并将原料药物以适宜的方法分次包裹在糖丸中而制成的制剂。

二、丸剂的制备

丸剂的常用制备方法有泛制法、塑制法、滴制法。泛制法多用于水丸的制备，塑制法多用于蜜丸、水蜜丸、浓缩丸、糊丸、蜡丸的制备，滴制法用于滴丸的制备。

1. 丸剂的制备工艺

（1）泛制法

课堂互动

同学们知道元宵的制作方法吗？

北方人做元宵，先把馅搓捏成均匀的小圆球，然后放在铺有干糯米粉的竹匾里不断摇晃，并不时加入清水使馅粘上越来越多的糯米粉，直至大小适中。泛制法制备丸剂即类似元宵的制备方法。

泛制法系指在具备母核的基础上，在转动适宜的容器或机械中，将药材细粉与赋形剂交替加入，不断翻滚，逐渐增大的一种制丸方法。

1）泛制法制备的工艺流程

泛制法制备工艺流程如图6－5－2所示。

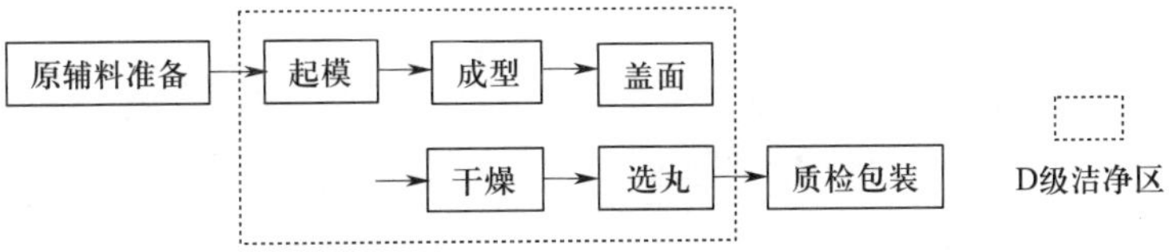

图6－5－2　泛制法制备工艺流程

2）泛制法制备的常用设备

手工制丸可采用泛丸匾（见图6－5－3）。大量生产可以采用泛丸设备，主要有包衣锅（见图6－5－4）、滚筒筛（见图6－5－5）等，使用滚筒筛的目的是使丸粒在随筛筒滚动时按大小分档。

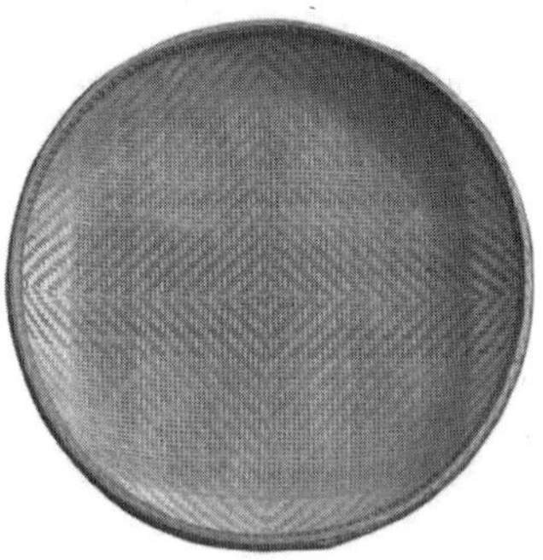

图6－5－3　泛丸匾

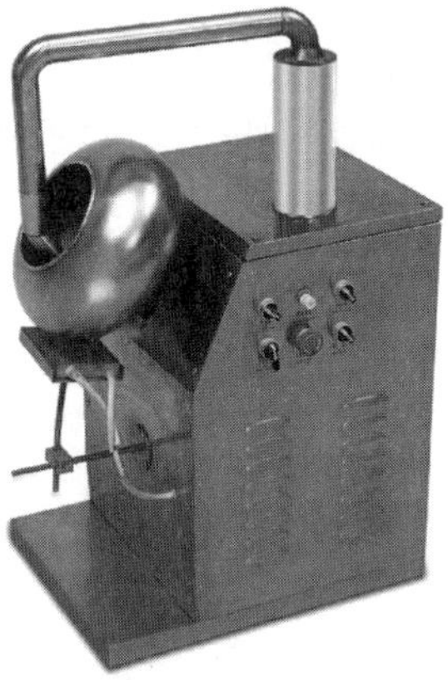

图6－5－4　包衣锅

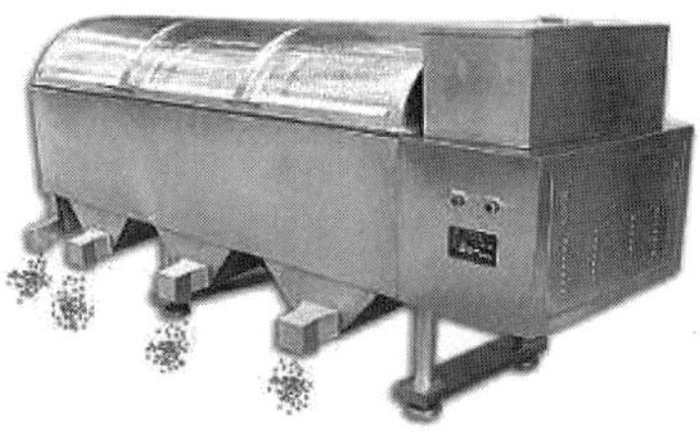

图6－5－5　滚筒筛

3）泛制法常用辅料

泛制法常用于水丸的制备。有些药材粉末本身具有黏性，只需加辅料诱发其黏性，使之利于成型，常用辅料见表6－5－1。有的辅料还可利用其本身的性质以起到协同和改变药物性能的作用，如酒、醋、药汁等。

表6－5－1　泛制法常用辅料

种类	特点	应用
纯化水	润湿性强，成丸后应立即干燥，以防微生物生长繁殖	临床无特殊要求，饮片遇水不变质，本身含黏性物质
酒	润湿性较差，具有活血通经、引药上行、降低药物寒性、防腐的作用	用水为润湿剂致药粉黏性太强时应用，常用于舒经活血类处方
醋	具有引药入肝、理气止痛、行水消肿、解毒杀虫、矫臭矫味的作用；有助于饮片中碱性成分的溶出	常用作散瘀止痛类药物的辅料
药汁	既有利于保存药性，又能诱导其他药物的黏性，便于制丸；具有一定的生理活性	处方中富含纤维、质地坚硬、黏性大难以制粉的饮片、树脂类、浸膏类、液体药物，新鲜的药物等可制取药汁应用

（2）塑制法

塑制法是目前丸剂制备的常用方法，系指饮片细粉加适宜的黏合剂，混合均匀，制成软硬适宜、可塑性较大的丸块，再依次制成丸条、分粒、搓圆而成丸的一种制丸方法。

1）塑制法制备的工艺流程

塑制法多用于蜜丸、水蜜丸、浓缩丸、糊丸、蜡丸的制备，其制备工艺流程如图6－5－6

所示。

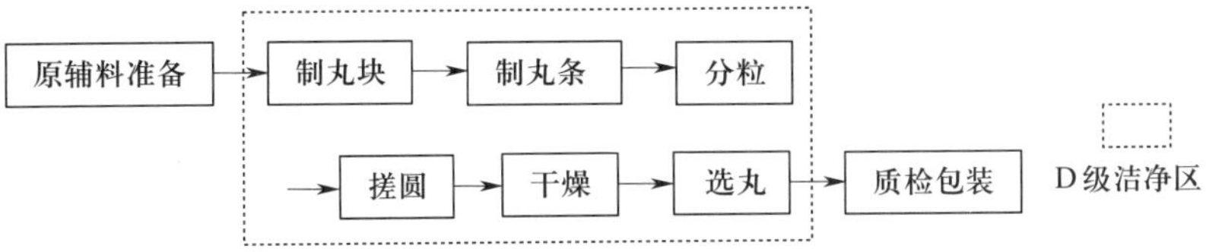

图6－5－6　塑制法制备工艺流程

2）塑制法制备的常用设备

小量生产用搓条板、搓丸板（见图6－5－7）。大量生产多采用中药自动制丸机（见图6－5－8）。

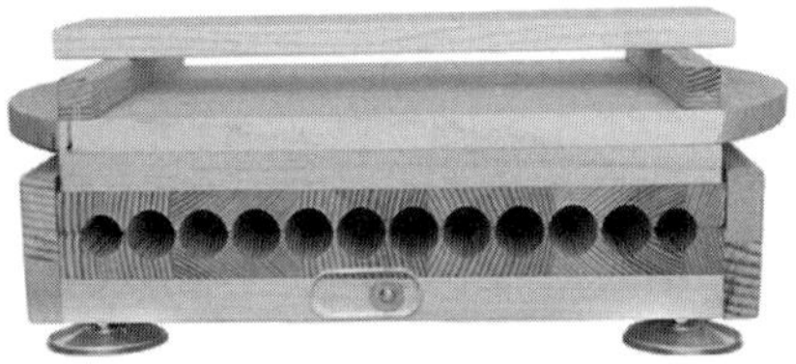

图6－5－7　搓条板、搓丸板

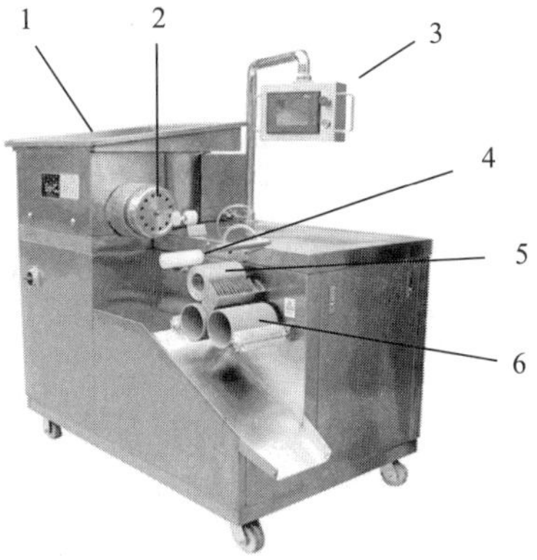

图6－5－8　中药自动制丸机

1. 炼药仓　2. 药条出口　3. 触摸屏
4. 送条轮　5. 导向轮　6. 制丸刀轮

3）塑制法常用辅料

一些含纤维、油脂较多的药材细粉，需加适当的辅料才能成型，常用辅料如表6－5－2所示。

表6－5－2　塑制法常用辅料

种类	特点	应用
蜂蜜	蜜丸的重要辅料，兼有滋补、润肺、润肠、解毒、矫味等作用	制备蜜丸，临床常用于镇咳祛痰、补中益气处方
米糊或面糊	制成的丸剂释药缓慢，延长药效；同时能减少药物对胃肠道的刺激性	制备糊丸，含有毒性或刺激性较强的处方制丸
蜂蜡	释药极慢，可延长药效，并防止药物中毒或防止对胃肠道的强烈刺激	制备蜡丸，现代许多药物以蜂蜡做骨架制成各种缓控释制剂
饮片浸膏	既作辅料又是药物成分，能减少其他辅料用量，缩小体积	制备浓缩丸

(3) 滴制法

滴制法系指药物与适宜的基质加热熔融混匀，制成溶液或混悬液，滴入另一种与之不相混溶的液体冷凝剂中，冷凝而成丸粒的一种制丸方法。常用于制备滴丸剂。

中药滴丸的研制始于20世纪70年代末，如上海医药工业研究院等单位对苏合香丸进行研究，最后改制成苏冰滴丸，此后复方丹参滴丸、香连滴丸、柴胡滴丸等相继研制成功。目前，中药滴丸剂主要有两类：一类是将油性成分分散在基质中，用滴制法制备；另一类是将不溶于水、溶出速度慢、吸收不好的中药成分或有效部位采用固体分散技术制备滴丸，这一类中药滴丸一直是研究的热点。

与传统丸剂相比，滴丸主要优点有：速效、高效、生物利用度高、掩盖不良气味；车间无粉尘、设备简单、操作方便、周期短、自动化高；质量易控制、丸重差异小、含量准确、损耗小、成本低；液体药物可制成固体滴丸（含挥发性成分的原料药物应注意加热熔融时间和温度），也可外用（耳、眼），还能起长效作用如肠溶滴丸等。但滴丸载药量小，相应含药量低，供选用的基质和冷凝剂少，滴丸品种受到限制。

1）滴制法制备的工艺流程

滴丸剂采用滴制法制备，其生产工艺流程如图6－5－9所示。

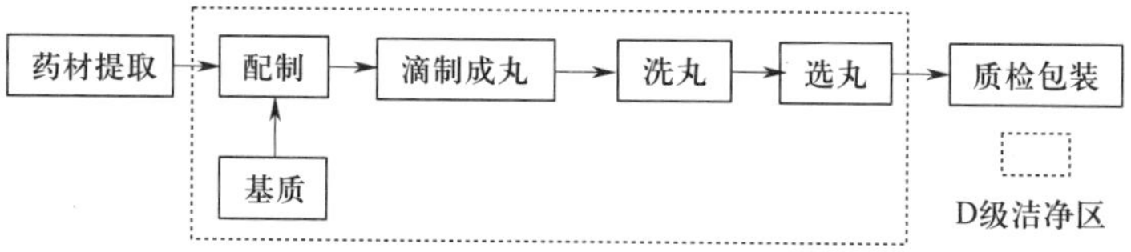

图6－5－9 滴丸剂的生产工艺流程

2）滴制法制备的常用设备

滴丸剂的制备设备常用滴丸机（见图6－5－10）。

3）滴丸的基质

滴丸中除主药以外的附加剂称为基质。作为滴丸基质应具备的条件主要是：性质稳定，不与主药发生反应，不影响主药的疗效与检测；熔点较低，60 ℃以上能熔成液体，遇骤冷又能凝成固体；药-基混合物室温下呈稳定均匀的固体状态。

滴丸的基质分为水溶性及非水溶性两大类，水溶性基质有聚乙二醇类（如PEG6000、PEG4000等）、泊洛沙姆、硬脂酸聚烃氧(40)酯、明胶等，非水溶性基质有硬脂酸、单硬脂酸甘油酯、氢化植物油等。实际生产中应根据主药性质选择适宜的基质，也常将水溶性和非水溶性基质混合使用，混合基质可容纳更多的药物，还可调节溶出速度或溶散时限。

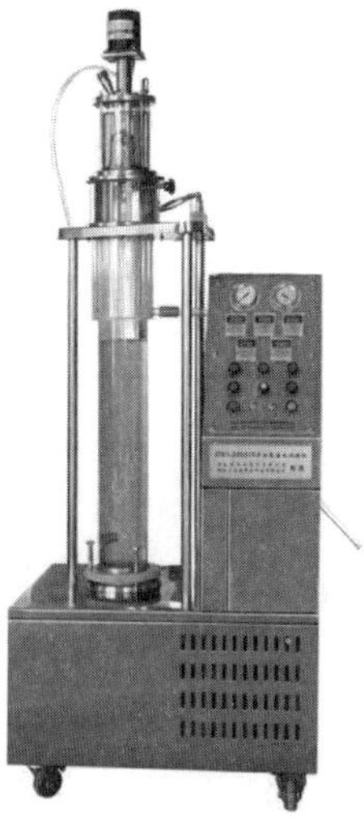

图6－5－10 滴丸机

4）滴丸的冷凝液

用于冷却滴出的液滴，使之冷凝成固体丸粒的液体称为冷凝液，在实际应用中常根据基质的性质选择冷凝液。作为滴丸冷凝液应具备的条件有：安全无害，与主药和基质不相混溶，不起化学反应；有适宜的相对密度，要求略高或略低于滴丸（液滴）的密度，能使滴丸（液滴）在冷凝液中缓缓下沉或上浮而充分凝固；有适宜的黏度；另外冷凝液还要有适宜的表面张力，使液滴在冷凝过程中能顺利形成滴丸。

冷凝液分为水溶性冷凝液和脂溶性冷凝液两类：水溶性冷凝液有水及不同浓度的乙醇，适用于非水溶性基质的滴丸；脂溶性冷凝液有液状石蜡、二甲基硅油、植物油等，适用于水溶性基质的滴丸。

（4）丸剂的包衣

课堂互动

“良药苦口”怎么办呢?

许多人服用药物时反感其苦味，有什么方法可以解决这个问题?

在丸剂的表面上包裹一层物质，使之与外界隔绝的操作称为包衣或上衣。包衣后的丸剂称为包衣丸剂。

1）丸剂包衣的目的

丸剂包衣的目的包括：①掩盖恶臭、异味，便于吞服；②防止药物氧化、变质或挥发，增加药物的稳定性；③根据医疗的需要，部分药物包于外部，在服用后首先发挥药效；④包肠溶衣后，可使药物到达肠道后再释放；⑤改善外观，使丸面平滑、美观，利于识别。

2）丸剂包衣的类型（见表6－5－3）

表6－5－3　丸剂包衣的类型

包衣种类	包衣材料	特点
药物衣	处方组成成分如朱砂、青黛、黄柏等	包衣材料有明显药理作用，用于包衣既可发挥药效，又可保护丸粒、增加美观
保护衣	处方以外成分如蔗糖糖浆（糖衣）、药用高分子材料（薄膜衣）	包衣材料不具明显药理作用，性质稳定，使主药与外界隔绝起保护作用
肠溶衣	虫胶、邻苯二甲酸醋酸纤维素（CAP）、聚丙烯酸树脂类等	包衣材料使丸剂在胃液中不溶散而在肠液中溶散

3）丸剂包衣的方法

① 药物衣：如果是蜜丸，包衣时将蜜丸置于适宜的容器中，用力使容器往复运动，逐步加入包衣材料，使均匀撒布于丸剂表面，利用蜜丸表面的黏性将包衣材料黏附而成衣；如果是水丸，将干燥的丸粒置包衣锅中，加适量黏合剂通过转动、摇摆、撞击等操作，当丸粒表面均匀润湿后，缓缓撒入包衣物料，如此反复操作5～6次，至规定量的包衣料全部包于丸粒表面，取出药丸低温干燥（一般风干即可），再放入包衣锅中并加适量虫蜡粉，转动包衣锅，让丸粒互相撞击摩擦，使丸粒表面光亮，即可取出，分装；水蜜丸、浓缩丸及糊丸的药物包衣可参照水丸。

② 糖衣、薄膜衣、肠溶衣：与片剂包衣方法相同。

2. 丸剂的制备要点

（1）泛制法制备要点

1）起模

起模系指将药粉制成细小丸粒作为基本母核的操作，是泛丸成型的基础，也是制备水丸的关键。它是利用水的润湿作用诱导出药粉的黏性，使药粉相互黏结成细小的颗粒，通过不断滚动使之成为细小圆粒，称为母核。母核的形状影响着成品的圆整度，母核的大小和数目也影响加大过程中筛选的次数和丸粒的规格及药物的含量均匀度。起模时应选用处方中黏性适中的饮片细粉，若黏性过大易黏结成团，没有黏性则不易黏结成丸，亦不宜于起模。

起模可以采用手工或机械操作，主要有三种方法：①泛制起模。取最细粉置于泛丸锅，开动机器，喷水于药粉上，借机器转动和人工使药粉分散并全部均匀受水润湿，待部分药粉成为细粒状，再撒布少许干粉，搅拌均匀，使药粉黏附于细粒表面，再喷水湿润。反复操作至丸粒直径在0.5~1.0 mm时，用20目和30目筛分别过筛分等即得丸模。②喷雾起模。在泛丸锅中喷少量水润湿，撒少量药粉，转动泛丸锅，刷下附着粉粒，再喷水、撒粉，反复循环，粉粒渐大，至达到标准，过筛分等即为丸模。③制粒起模。药粉用水混匀，以握之成团，抖之即散为度，将以上软材过8~10目筛制颗粒，再放入泛丸锅内，经旋转、滚撞、摩擦，成球形，取出过筛分等，即得丸模。

起模用粉量因处方饮片的性质和丸粒的规格有所不同，从成批生产的实践经验中得出公式（6-5-1）来计算起模用粉量：

$$X = 0.625D/C \qquad (6-5-1)$$

式中，X 为一般起模用粉量（kg）；C 为成品水丸100粒干重（g）；D 为药粉总重（kg）；0.625为母核100粒重量（g）。

2）成型

成型系指将已经筛选均匀的母核，逐渐加大至接近成品的操作。母核加水润湿后，加入药粉使之均匀黏附于表面，再加水、加粉，如此反复操作，直至制成所需大小的丸粒。操作中应注意：①每次加水、加粉量应适当，而且分布要均匀；随丸粒增大，加水和加粉量应逐步增加。泛制水蜜丸、糊丸和浓缩丸时，所用赋形剂的浓度可随丸粒的增大而提高（筛出的畸形丸等可用水调成糊状泛于加大的丸粒上）。②滚动时间应以丸粒坚实致密而不影响其溶散为指标。③处方中含有芳香挥发性或特殊气味以及刺激性较大的饮片，宜分别粉碎后，泛于丸粒中层，以免挥发或掩盖不良气味。④在成型过程中，应不断筛选以控制丸粒的粒度和圆整度。

3）盖面

盖面系指将药材细粉、清水或清浆加至已经增大、筛选均匀的丸粒表面，使丸粒表面致密、光洁、色泽一致的操作过程，是泛丸成型的最后一个环节。盖面后一般还需让丸粒充分滚动、撞击，使其光、圆、紧密，习称“收盘”。手工操作药匾需转动几百次，机械泛丸也需10~15分钟。

常用的盖面方法有：①干粉盖面。丸粒充分润湿，一次或分数次将用于盖面的药物细粉均匀撒于丸上，滚动一段时间，至丸粒表面光、圆、紧密，即可取出。②清水盖面和清浆盖面。方法同干粉盖面，只是所用辅料不同。

4）干燥

泛制丸含水量大，易发霉，成型或盖面后应及时干燥，一般水丸干燥温度控制在 80 ℃以下，含芳香挥发性成分等不超过 60 ℃。含麝香、冰片的药物处方则应阴干或用其他适当的方法干燥。

5）选丸

可用检丸器、滚筒筛等筛选分离丸粒圆整、大小均匀的丸粒。

（2）塑制法制备要点

1）饮片的粉碎与提取

制备蜜丸时一般将饮片粉碎成细粉，采用塑制法制备浓缩丸时，应根据饮片性质，确定提取浸膏的饮片和粉碎制粉的饮片；质地坚硬、黏性大、体积大、富含纤维的饮片，宜提取制膏；贵重饮片，体积小、淀粉量多的饮片，宜粉碎成细粉。提取饮片与制粉饮片的比例，必须通过预实验，综合分析确定，从而使服用剂量控制在合理可行的范围内。

2）蜂蜜的炼制

炼蜜系指将蜂蜜加热熬炼至一定程度的操作。目的是除去蜂蜜中的杂质、酶、微生物及较高的含水量，以增加黏性。具体方法是将蜂蜜放于锅中，加入适量水加热煮沸，捞去浮沫，用四号筛滤过，除去死蜂等杂质，再复入锅中继续加热炼制至规定程度。按炼蜜程度可分为嫩蜜、中蜜、老蜜三种规格，见表 6－5－4。

表 6－5－4　　炼蜜的规格

种类	炼蜜温度/℃	含水量/%	相对密度	性状	用途
嫩蜜	105～115	17～20	1.35	色泽无明显变化，稍有黏性	含较多油脂、糖类、黏液质、淀粉等黏性较强的饮片
中蜜	116～118	14～16	1.37	有光泽，无白丝，有均匀细气泡，有黏性	黏性中等的饮片
老蜜	119～122	10 以下	1.40	红棕色，强光泽，大气泡，长白丝，滴水成珠	黏性差的矿物性和纤维性饮片

炼蜜程度还与药粉含水量、制丸气温有关系。一般药粉含水量较高时炼蜜程度宜老，含水量较低时炼蜜程度宜嫩；冬季用稍嫩蜜，夏季用稍老蜜。除另有规定外，用塑制法制备蜜丸时，炼蜜应趁热加入药粉中，混合均匀；处方中有树脂、胶类及挥发性成分的药物时，炼蜜应在 60 ℃左右加入。

3）制丸块

制丸块系指将已混合均匀的药材细粉，趁热加入炼蜜，反复搅拌混合，制成软硬适宜，具有一定可塑性丸块的操作，又称和药、合坨，是塑制法制丸的关键工序。丸块的软硬程度及黏稠度，直接影响丸剂成型和在贮存中是否变形。优良的丸块应软硬适度、滋润柔软、混合均匀、色泽一致、具可塑性、不粘器皿。

4）制丸条、分粒、搓圆

制丸条、分粒、搓圆系指手工将丸块分坨，搓成长条或用机器挤出长条，切割并搓圆成型。手工制备常使用搓丸板，工业生产可用全自动中药制丸机将制丸块、搓条、分粒、搓圆一步完成。丸条的要求是粗细均匀，表面光滑无裂缝，内里充实无空隙。

5）干燥

为防止蜜丸霉变，成丸也常进行干燥，采用微波干燥、远红外辐射干燥，可达到干燥和灭菌的双重效果。大蜜丸一般不需要干燥，成丸后立即分装，以保证丸药的滋润状态。

6）检查

制丸过程中应经常检查丸剂的外观，发现有粘连、裂痕或圆整性不好时应及时进行调整。

7）其他

制备糊丸时，以糊代替蜂蜜；制备蜡丸时，则以蜂蜡代替蜂蜜，蜂蜡要精制，制备时需控制温度及蜂蜡用量。

（3）滴制法制备要点

1）滴出方式有下沉式和上浮式，冷凝方式有静态冷凝与流动冷凝两种，滴丸制剂的设备如图 6－5－11 所示。

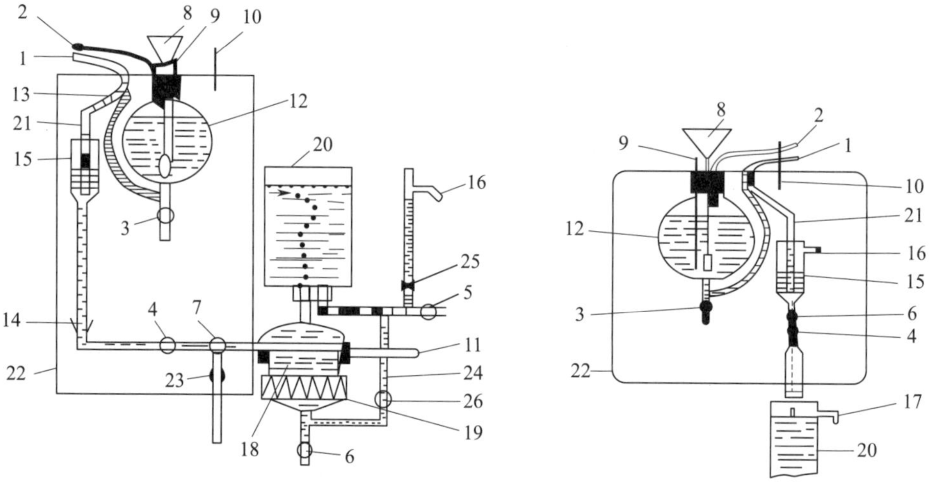

由下向上滴　　由上向下滴

图 6－5－11　滴丸制备设备示意图

1～7. 玻璃旋塞　8. 加料斗　9、10. 温度计　11. 导电温度计　12. 贮液瓶　13、14. 启口连接　15. 滴瓶　16、17. 溢出口　18. 保温瓶　19. 环形电炉　20. 冷却柱　21. 虹吸管　22. 恒温箱　23～25. 橡皮管连接　26. 橡皮管夹

2）在滴制过程应注意控制丸重及圆整度。影响丸重的因素有很多，如滴管口的半径应大小适宜；操作时药液应保持恒温；滴管口与冷却液液面距离，宜控制在 5 cm 以下。滴丸

圆整度受液滴在冷却液中移动速度、冷凝液上部温度（40 ℃左右）、液滴大小等的影响。

3）滴制过程应控制好各部位的温度。

（4）丸剂包衣制备要点

所用的包衣材料需粉碎成最细粉；用于包衣的丸粒要充分干燥，使之有一定的硬度，以免包衣时碎裂变形或在包衣干燥时，衣层发生皱缩或脱壳；蜜丸有黏性，直接撒布包衣药粉。

三、丸剂的生产过程质量控制与质量评定

1. 生产过程质量控制

（1）丸剂生产车间洁净度应达到 D 级以上，丸剂岗位操作室要求室内相对室外呈正压、温度为 18 ~26 ℃、相对湿度为 45% ~65% 。

（2）制丸过程注重丸剂质量，严格执行工艺规程，严格控制工艺管理要点和质量关键点。要求每 15 分钟测一次丸重差异，并做好记录，并由质量保证（QA）人员按规定的检验规程抽样检查。经常检查丸剂外观，发现有粘连或裂痕、圆整性不好时应及时进行调整，保证制出来的丸剂符合内控标准或药典标准要求。

（3）制出来的丸粒及时进行干燥、筛分、抛光，并用洁净的容器存放，容器内外贴上标签，注明物料品名、规格、批号、数量、日期和操作者的姓名，按顺序放置晾丸间。

（4）及时将晾好的丸粒交中间站或下一工序，记录数量，写好请检单，并按要求填写生产记录。生产过程所有物料均应有标示，防止发生混药、混批。

（5）操作完毕应按 GMP 要求进行清场处理。

2. 质量评定

按照《中国药典》（2020 年版，四部）通则丸剂项下的有关规定，需要进行如下方面的质量检查。

【外观】丸剂应圆整，大小、色泽应均匀，无粘连现象。蜜丸应细腻滋润，软硬适中。蜡丸表面应光滑无裂纹，丸内不得有蜡点和颗粒。滴丸表面应无冷凝介质黏附。

【水分】照水分测定法（通则0832）测定。除另有规定外，蜜丸和浓缩蜜丸中所含水分不得过 15.0%；水蜜丸和浓缩水蜜丸不得过 12.0%；水丸、糊丸和浓缩水丸不得过 9.0%。蜡丸不检查水分。

【重量差异】

（1）除另有规定外，滴丸照下述方法检查，应符合规定。

检查法：取供试品 20 丸，精密称定总重量，求得平均丸重后，再分别精密称定每丸的重量。每丸重量与标示丸重相比较（无标示丸重的，与平均丸重比较），按表 6 -5 -5 中的规定，超出重量差异限度的不得多于 2 丸，并不得有 1 丸超出限度 1 倍。

表 6 -5 -5　　滴丸重量差异限度

标示丸重或平均丸重	重量差异限度
0.03 g 及 0.03 g 以下	±15%

续表

标示丸重或平均丸重	重量差异限度
0.03 g 以上至 0.1 g	±12%
0.1 g 以上至 0.3 g	±10%
0.3 g 以上	±7.5%

（2）除另有规定外，其他丸剂（除糖丸外）照下述方法检查，应符合规定。

检查法：以 10 丸为 1 份（丸重 1.5 g 及 1.5 g 以上的以 1 丸为 1 份），取供试品 10 份，分别称定重量，再与每份标示重量（每丸标示量×称取丸数）相比较（无标示重量的丸剂，与平均重量比较），按表 6－5－6 中的规定，超出重量差异限度的不得多于 2 份，并不得有 1 份超出限度 1 倍。

表 6－5－6　　其他丸剂（除糖丸外）重量差异限度

标示重量或平均重量	重量差异限度
0.05 g 及 0.05 g 以下	±12%
0.05 g 以上至 0.1 g	±11%
0.1 g 以上至 0.3 g	±10%
0.3 g 以上至 1.5 g	±9%
1.5 g 以上至 3 g	±8%
3 g 以上至 6 g	±7%
6 g 以上至 9 g	±6%
9 g 以上	±5%

包糖衣丸剂应检查丸芯的重量差异并符合规定，包糖衣后不再检查重量差异，其他包衣丸剂应在包衣后检查重量差异并符合规定；凡进行装量差异检查的单剂量包装丸剂及进行含量均匀度检查的丸剂，一般不再进行重量差异检查。

【装量差异】除糖丸外，单剂量包装的丸剂，照下述方法检查，应符合规定。

检查法：取供试品 10 袋（瓶），分别称定每袋（瓶）内容物的重量，每袋（瓶）装量与标示装量相比较，按表 6－5－7 中的规定，超出装量差异限度的不得多于 2 袋（瓶），并不得有 1 袋（瓶）超出限度 1 倍。

表 6－5－7　　单剂量包装丸剂装量差异限度

标示装量	装量差异限度
0.5 g 及 0.5 g 以下	±12%
0.5 g 以上至 1 g	±11%
1 g 以上至 2 g	±10%
2 g 以上至 3 g	±8%
3 g 以上至 6 g	±6%

续表

标示装量	装量差异限度
6 g以上至9 g	±5%
9 g以上	±4%

【装量】装量以重量标示的多剂量包装丸剂，照最低装量检查法（通则0942）检查，应符合规定。

以丸数标示的多剂量包装丸剂，不检查装量。

【溶散时限】除另有规定外，取供试品6丸，选择适当孔径筛网的吊篮（丸剂直径在2.5 mm以下的用孔径约0.42 mm的筛网；在2.5～3.5 mm之间的用孔径约1.0 mm的筛网；在3.5 mm以上的用孔径约2.0 mm的筛网），照崩解时限检查法（通则0921）片剂项下的方法加挡板进行检查。除另有规定外，小蜜丸、水蜜丸和水丸应在1小时内全部溶散；浓缩水丸、浓缩蜜丸、浓缩水蜜丸和糊丸应在2小时内全部溶散。滴丸不加挡板检查，应在30分钟内全部溶散，包衣滴丸应在1小时内全部溶散。操作过程中如供试品黏附挡板妨碍检查时，应另取供试品6丸，以不加挡板进行检查。上述检查，应在规定时间内全部通过筛网。如有细小颗粒状物未通过筛网，但已软化且无硬心者可按符合规定论。

蜡丸照崩解时限检查法（通则0921）片剂项下的肠溶衣片检查法检查，应符合规定。

除另有规定外，大蜜丸及研碎、嚼碎后或用开水、黄酒等分散后服用的丸剂不检查溶散时限。

【微生物限度】以动物、植物、矿物质来源的非单体成分制成的丸剂，生物制品丸剂，照非无菌产品微生物限度检查：微生物计数法（通则1105）和控制菌检查法（通则1106）及非无菌药品微生物限度标准（通则1107）检查，应符合规定。生物制品规定检查杂菌的，可不进行微生物限度检查。

四、实例解析

1. 大山楂丸

【处方】山楂1 000 g　六神曲（麸炒）150 g　炒麦芽150 g

【制法】以上三味，粉碎成细粉，过筛，混匀；另取蔗糖600 g，加水270 mL与炼蜜600 g，混合，炼至相对密度约为1.38（70 ℃）时，滤过，与上述粉末混匀，制成大蜜丸，即得。

【性状】本品为棕红色或褐色的大蜜丸；味酸、甜。

【功能与主治】开胃消食。用于食积内停所致的食欲不振、消化不良、脘腹胀闷。

【用法与用量】口服。一次1～2丸，一日1～3次；小儿酌减。

【处方工艺分析】蔗糖既是黏合剂又是矫味剂，如使用未经炼制的蔗糖，蜜丸在贮存期间表面常有糖结晶析出，称“返砂”现象，蔗糖炼制后可避免此现象的发生。

【制备过程注意事项】和药时，应根据丸块的软硬程度来确定炼蜜与蔗糖的加入量，不能一次性全部加入，以防丸块过软。和药制丸块时，药粉与炼蜜应充分混合均匀，制成软硬适中、可塑性好的丸块，以保证搓条、制丸的顺利进行。为了便于制丸操作，避免丸块、丸条与工具粘连，并使制得的丸粒表面光滑，操作过程中可使用麻油 1 000 g 加蜂蜡 200 ~ 300 g 熔融后，搅拌至冷制成润滑剂。

2. 加味逍遥丸

【处方】柴胡 300 g　当归 300 g　白芍 300 g　白术（麸炒）300 g　茯苓 300 g　甘草 240 g　牡丹皮 450 g　栀子（姜炙）450 g　薄荷 60 g

【制法】以上九味，粉碎成细粉，过筛，混匀。另取生姜 100 g，煎液泛丸，干燥，即得。

【性状】本品为黄棕色的水丸；味甜。

【功能与主治】舒肝清热，健脾养血。用于肝郁血虚，肝脾不和，两胁胀痛，头晕目眩，倦怠食少，月经不调，脐腹胀痛。

【用法与用量】口服。一次 6 g，一日 2 次。

【处方工艺分析】处方中原料药物软硬相似，可混合粉碎；混合后药粉黏度适中，可直接用混合均匀的药粉起模和加大成型。

【制备过程注意事项】起模是制备水丸的关键，起模时每次加煎液及药粉的量和方法应恰当，防止因过多或过少从而造成小颗粒过多或黏结成团。处方中含有挥发性成分薄荷，故干燥温度应在 60 ℃以下。

思考与练习

1. 单项选择题

（1）下列水丸制备工艺流程正确的是（　　）。

A. 起模→成型→盖面→干燥→选丸→包衣→质检→包装

B. 起模→成型→干燥→盖面→选丸→包衣→质检→包装

C. 成型→干燥→选丸→盖面→包衣→质检→包装

D. 起模→成型→盖面→选丸→干燥→包衣→质检→包装

（2）泛制法制丸最关键的环节是（　　）。

A. 起模　　B. 成型　　C. 盖面　　D. 干燥

（3）蜂蜜炼制目的叙述错误的是（　　）。

A. 除去杂质　　B. 破坏酶类

C. 增加黏性　　D. 促进蔗糖酶解为还原糖

（4）塑制法制备蜜丸的关键工序是（　　）。

A. 物料的准备　　B. 制丸块　　C. 制丸条　　D. 搓圆

（5）下列关于丸剂特点叙述错误的是（　　）。

A. 释药缓慢，作用缓和持久　　B. 为传统中药剂型之一

C. 溶散、释放药物快　　D. 某些品种溶散时限难控制

2. 多项选择题

（1）丸剂的制备方法有（　　）。

A. 泛制法　　B. 塑制法　　C. 压制法　　D. 提取法

E. 滴制丸

（2）可以用做制备丸剂的辅料有（　　）。

A. 水　　B. 酒　　C. 蜂蜜　　D. 药汁

E. 面糊

（3）水丸的制备需要盖面，常用的盖面方法有（　　）。

A. 干粉盖面　　B. 粗粉盖面　　C. 淀粉盖面　　D. 清水盖面

E. 清浆盖面

（4）制丸块是塑制法制备蜜丸的关键工序，优良丸块应为（　　）。

A. 可塑性好，可以随意塑形　　B. 滋润柔软，不开裂

C. 混合均匀、色泽一致　　D. 软硬适度

E. 握之成团、按之即散

（5）水丸成型操作中应注意的是（　　）。

A. 加水量以丸粒表面润湿而不粘连为度

B. 加粉量以能被润湿的丸粒完全吸附为宜

C. 除在泛制过程中及时筛选外，在丸粒干燥后必须进一步选丸

D. 处方中若含芳香挥发性或刺激性较大的药粉，最好泛于丸粒中层

E. 含朱砂、硫黄等药物的丸剂不能用铜制锅泛丸

3. 简答题

（1）简述泛制法制备丸剂的工艺流程。

（2）何为炼蜜？炼蜜的目的和方法是什么？如何判断嫩蜜、中蜜、老蜜？

（3）简述塑制法的制备工艺流程。

（4）如何选择滴丸的基质与冷凝液？

（5）丸剂的质量检查项目有哪些？

实训十四　水丸的制备

一、实训目的

1. 掌握水丸制备方法和操作要点；
2. 掌握水丸质量检查的标准；
3. 熟悉水丸的清场规程。

二、器材准备

1. 实训场地：实验室；

2. 实训仪器与设备：粉碎机、四级分离筛、六号筛、包衣锅、热风循环烘箱、烧杯、电子天平等；

3. 实训材料：苍术、黄柏、纯化水等。

三、实训内容和步骤

1. 实训内容

二妙丸

【处方】苍术（炒）500 g　黄柏（炒）500 g

2. 实训步骤

【制法】以上二味，粉碎成细粉，过筛，混匀，用水泛丸，干燥，即得。

【性状】本品为黄棕色的水丸；气微香，味苦涩。

【功能与主治】燥湿清热。用于湿热下注，足膝红肿热痛，下肢丹毒，白带，阴囊湿痒。

【用法与用量】口服。一次 6～9 g，一日 2 次。

【贮藏】密封。

【检查】应符合丸剂项下有关的各项规定（通则 0108）。

四、实训测评

按表 S－14－1 所列评分标准进行测评，按表 S－14－2 做好生产记录。

表 S－14－1　　实训评分标准

班级：　　　　姓名：　　　　学号：

考核内容	评分标准	分值	实得分
准备工作（分值 10%）	着装及个人卫生符合规定	2	
	正确选用技能操作设备	5	
	检查确认操作仪器和设备性能良好	3	

续表

考核内容		评分标准	分值	实得分
操作（分值60%）	备料	领料、称量准确	2	
	制粉	正确使用粉碎机	2	
		所得细粉符合要求	3	
	泛丸	正确操作包衣锅	3	
		起模操作时水、加粉量适当	5	
		丸模大小均匀，形状整齐	5	
		成丸表面致密、色泽光洁一致	5	
		正确处理泛丸剂出现的质量问题	5	
	干燥	设备操作方法正确	5	
		温度设定正确	5	
		及时翻动	5	
	整丸	能正确操作分离筛	5	
	包装	包装操作规范	5	
		装量准确、定时抽查装量	5	
清场（分值10%）		场地、仪器和设备清洁	5	
		清场记录填写准确完整	5	
操作记录（分值10%）		记录填写准确完整	5	
		质量标准符合规定	5	
其他（分值10%）		正确回答考核人员提出的问题	10	
合计			100	

考核教师：　　　　　　　　　　　　　　　　　　　　　　　　时间：　　年　　月　　日

表 S-14-2　　　　　　　　　　**生产记录**

班级：　　　　　　姓名：　　　　　　学号：　　　　　　实训名称：

品名	二妙丸	规格	6 g/袋
批号		批量	
生产前确认	1. 有“清场合格证” □ 2. 室内无与本产品无关物料 □ 3. 室内洁净 □ 4. 仪器洁净 □ 5. 设备洁净 □ 操作人：________ 复核人：________ QA：________		6. 下发的批生产记录的品名、批号及规格正确 □ 7. 室内温度________℃ 8. 室内湿度________%
备料称量记录			
原辅料名称	原辅料批号	领入数量	领料人
操作人		复核人		QA	

续表

粉碎、筛分记录					
原辅料名称	处理方式	筛网目数	处理后数量	收得率	操作人
复核人			QA		
设备运行情况					

泛丸记录								
次数	1	2	3	4	5	6	7	8
药粉用量								
纯化水量								
搅拌时间								
不合格湿丸总量		合格湿丸总量			剩余药粉量			
操作人		复核人			QA			

干燥、整丸记录					
接收总丸重量	制丸总重量	盘数		制丸后尾料量	废弃物重量
物料平衡					
收率					
计算人		复核人		QA	
生产结束进行清场	1. 无本批产品遗留物 □ 2. 地面清洁 □ 3. 工作台面清洁 □ 4. 仪器清洁 □ 5. 设备清洁 □ （清场合格证附后） 操作人：______ 复核人：______ QA：______				

实训十五　蜜丸的制备

一、实训目的

1. 掌握蜜丸制备方法和操作要点；
2. 掌握蜜丸质量检查的标准；
3. 熟悉蜜丸的清场规程。

二、器材准备

1. 实训场地：实验室；

2. 实训仪器与设备：粉碎机、六号筛、搪瓷盆、白瓷盘、玻璃棒、电磁炉、温度计、搓条板、搓丸板、烧杯、电子天平等；

3. 实训材料：熟地黄、酒萸肉、牡丹皮、山药、茯苓、泽泻、蜂蜜、纯化水等。

三、实训内容和步骤

1. 实训内容

六味地黄丸

【处方】熟地黄 160 g　酒萸肉 80 g　牡丹皮 60 g　山药 80 g　茯苓 60 g　泽泻 60 g

2. 实训步骤

【制法】以上六味，粉碎成细粉，过筛，混匀。每 100 g 粉末加炼蜜 80～110 g 制成小蜜丸或大蜜丸，即得。

【性状】本品为棕褐色至黑褐色的小蜜丸或大蜜丸；味甜而酸。

【功能与主治】滋阴补肾。用于肾阴亏损，头晕耳鸣，腰膝酸软，骨蒸潮热，盗汗遗精，消渴。

【用法与用量】口服。水丸一次 5 g，水蜜丸一次 6 g，小蜜丸一次 9 g，大蜜丸一次 1 丸，一日 2 次。

【规格】（1）大蜜丸每丸重 9 g；（2）水丸每袋装 5 g。

【贮藏】密封。

【检查】应符合丸剂项下有关的各项规定（通则 0108）。

四、实训测评

按表 S－15－1 所列评分标准进行测评，按表 S－15－2 做好生产记录。

表 S－15－1　　实训评分标准

班级：　　　　姓名：　　　　学号：

考核内容		评分标准	分值	实得分
准备工作（分值 10%）		着装及个人卫生符合规定	2	
		正确选用技能操作设备	5	
		检查确认操作仪器和设备性能良好	3	
操作（分值 60%）	备料	领料、称量准确	2	
	制粉	正确使用粉碎机	2	
		所得细粉符合要求	3	
	炼蜜	炼蜜方法正确	5	
		炼蜜符合要求	3	

续表

考核内容		评分标准	分值	实得分
操作（分值60%）	合坨	用具的清洁消毒	5	
		炼蜜量与药粉量比例符合要求	5	
		下蜜温度符合要求	5	
		丸块的软硬程度符合要求	5	
	搓条制丸	正确操作制丸机	5	
		制丸过程经常检查丸剂外观	5	
		正确处理制丸剂出现的质量问题	5	
	包装	包装操作规范	5	
		装量准确、定时抽查装量	5	
清场（分值10%）		场地、仪器和设备清洁	5	
		清场记录填写准确完整	5	
操作记录（分值10%）		记录填写准确完整	5	
		质量标准符合规定	5	
其他（分值10%）		正确回答考核人员提出的问题	10	
合计			100	

考核教师：　　　　时间：　　年　　月　　日

表 S-15-2　　**生产记录**

班级：　　　　姓名：　　　　学号：　　　　实训名称：

品名	六味地黄丸		规格		9 g/丸	
批号			批量			
生产前确认	1. 有“清场合格证” □ 2. 室内无与本产品无关物料 □ 3. 室内洁净 □ 4. 仪器洁净 □ 5. 设备洁净 □ 操作人：________ 复核人：________ QA：________			6. 下发的批生产记录的品名、批号及规格正确 □ 7. 室内温度________℃ 8. 室内湿度________%		
备料称量记录						
原辅料名称	原辅料批号		领入数量		领料人	
操作人		复核人		QA		
炼蜜记录						
生蜜数量			炼蜜温度			
炼蜜数量			炼蜜时间			
收率			操作人			
复核人			QA			

续表

粉碎、筛分记录					
原辅料名称	处理方式	筛网目数	处理后数量	收得率	操作人
复核人			QA		
设备运行情况					

合坨记录				
合坨次数	细粉量	炼蜜量	药蜜比	合坨时间
1				时　分至　时　分
2				时　分至　时　分

操作人		复核人		QA	

制丸记录				
接收药坨重量	制丸总重量	盘数	制丸后尾料量	废弃物重量
物料平衡				
收率				

计算人		复核人		QA	

生产结束进行清场	1. 无本批产品遗留物 □ 2. 地面清洁 □ 3. 工作台面清洁 □ 4. 仪器清洁 □ 5. 设备清洁 □　（清场合格证附后） 操作人：________　复核人：________　QA：________

§6－6　栓剂

学习目标

1. 掌握栓剂的含义与分类、制备方法、质量要求、质量评定；
2. 熟悉栓剂的作用特点、基质、附加剂、润滑剂；
3. 熟悉栓剂的生产过程质量控制；
4. 能进行栓剂的制备和质量检查。

一、栓剂概述

1. 栓剂的定义与特点

栓剂系指原料药物与适宜基质等制成供腔道给药的固体制剂。

栓剂常温下为固体，塞入腔道后，受体温影响融化、软化或溶解于分泌液，逐渐释放出药物，产生局部作用或全身作用。一般情况下，对胃肠道有刺激性，在胃中不稳定或有明显肝脏首过作用的药物，可以考虑制成直肠给药的栓剂。

（1）局部作用：在腔道起局部作用的栓剂主要起通便、止痛、止痒、抗菌消炎等作用，常用药物为润滑剂、收敛剂、局部麻醉剂、甾体、激素以及抗菌药物等，如用于通便的甘油栓、用于治疗阴道炎的复方蛇床子栓等。起局部作用的栓剂要求释药缓慢而持久。

（2）全身作用：由直肠吸收进入血循环而达到全身治疗作用的栓剂主要有解热镇痛药、抗菌消炎药等，如用于外感风热所致感冒的双黄连栓、银翘双解栓等。起全身作用的栓剂要求引入腔道后迅速释药。

栓剂与口服制剂相比，具有如下特点。

（1）优点

栓剂既可发挥局部作用，又可发挥全身作用；对胃黏膜有刺激性的药物可直肠给药，经直肠给药还可有效防止因口服给药受胃肠 pH 或酶的破坏而降低药效，且作用时间也比一般口服制剂长；药物经直肠吸收可避免肝脏首过作用的破坏，又可减少药物对肝脏的毒副作用；适用于不能或不愿吞服药物的儿童或昏迷患者；对伴有呕吐症状的患者治疗是一种有效的给药途径。

（2）缺点

栓剂与片剂、胶囊剂相比生产成本较高；栓剂使用不及片剂、胶囊剂、丸剂等口服固体制剂方便；栓剂贮存温度过高时，会软化变形而影响其硬度与治疗；由于直肠有效吸收面积及局部体液容量比胃肠小得多，故栓剂中药物吸收会受到一定影响。

【知识拓展】

栓剂直肠给药的吸收途径

直肠吸收药物有以下三条途径：

（1）不通过门肝系统：塞入距肛门 2 cm 处，药物经中下直肠静脉进入下腔静脉，绕过肝脏直接进入血循环；

（2）通过门肝系统：塞入距肛门 6 cm 处，药物经上直肠静脉入门静脉，经肝脏代谢后，再进入血循环；

（3）药物经直肠黏膜进入淋巴系统，其吸收情况类似于经血液的吸收。

栓剂纳入肛门的深度愈靠近直肠下部，栓剂所含药物在吸收时不经肝脏的量亦愈多，其部位应在距肛门 2 cm 处。一般通过直肠给药吸收的药物有 50% ~70% 可不经肝脏而直接进入大循环，避免或减少了肝脏的首过效应。对于阴道附近的血管，几乎均与大循环相连，所以施入阴道的药物吸收速度也比较快，且因不经肝脏而作用也较强。

2. 栓剂的分类

栓剂因施用腔道的不同，分为直肠栓、阴道栓和尿道栓，目前应用较普遍的是直肠栓和阴道栓两种，见表6－6－1。其中，阴道栓可分为普通栓和膨胀栓，阴道膨胀栓系指含药基质中插入具有吸水膨胀功能的内芯后制成的栓剂，膨胀内芯系以脱脂棉或粘胶纤维等经加工、灭菌制成。

表6－6－1　　栓剂的类型

栓剂类型	外形	外形示意图	举例
直肠栓	有鱼雷形、圆锥形或圆柱形等，其中以鱼雷形为最好，因括约肌收缩容易压入直肠内	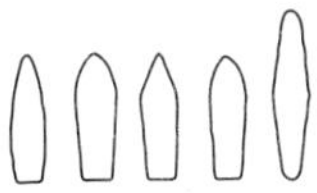	甘油栓 野菊花栓 银翘双解栓
阴道栓	有鸭嘴形、球形或卵形等，其中以鸭嘴形较好，因相同重量的栓剂，鸭嘴形的表面积较大	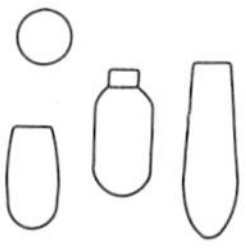	保妇康栓 治糜康栓 消糜栓
尿道栓	有男女之分，一般为棒状	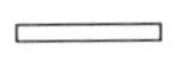	前列地尔尿道栓

3. 栓剂的基质与附加剂

栓剂制备中除主药外最重要的成分是基质。栓剂基质既赋予药物形状，又影响药物的疗效。优良的基质应具备：室温时应有适当的硬度，当塞入腔道时不变形、不碎裂，在体温下易软化、熔化或溶解；不与主药起反应，不影响主药的含量测定；对黏膜无刺激性、无毒性、无过敏性；理化性质稳定，不影响生物利用度等。常见的栓剂基质见表6－6－2。

表6－6－2　　常见的栓剂基质

类型	常见品种	性质特点
油脂性基质	可可豆脂	能与多种药物配伍使用，熔点为30～34 ℃，加热至25 ℃时即开始软化，在体温时能迅速熔化，对黏膜无刺激性，是较好的栓剂基质；为同质多晶物，有α、β和γ三种晶型；α和γ两种晶型不稳定，熔点分别为22 ℃和18 ℃，β型稳定，熔点为34 ℃，三者可因温度不同而转变，最后转化为β型
水溶性与亲水性基质	半合成脂肪酸甘油酯类	具有适宜的熔点，不易酸败，为目前取代天然油脂的较理想的栓剂基质，包括椰油脂、山苍子油脂及棕榈酸酯
	合成脂肪酸酯	为乳白色或微黄色蜡状固体，略有脂肪臭，遇热水可膨胀，熔点为36～38 ℃，对腔道黏膜无明显刺激性
	甘油明胶	在体温时不熔化，但塞入腔道后可缓慢溶于分泌液体中释放药物；作用和缓持久，溶出速度可随水、明胶、甘油比例改变。本品常用作阴道栓剂的基质
	聚乙二醇类（PEG）	本身并无生理作用，遇体温不熔化，可缓缓溶于体液中释放药物。但吸湿性较强，受潮后易变形
	非离子型表面活性剂类	包括吐温－61（可与多数药物配伍，且无毒性、无刺激性，贮藏时亦不易变质）、聚氧乙烯－40（单硬脂酸酯类商品代号“S－40”，为表面活性剂类基质）、泊洛沙姆（是聚氧乙烯、聚氧丙烯的聚合物，为表面活性剂类基质，较常用的型号为188型，能促进药物的吸收）

为了栓剂剂型的成型和药物的释放，应根据药物和基质的性质选择适宜的附加剂，以改善栓剂的外观色泽、光洁度、硬度、稳定性、有效性。栓剂常用附加剂主要有如下四种。

（1）吸收促进剂

1）非离子型表面活性剂：能促进药物细粉与基质的混合，改善药物的吸收，如聚山梨酯－80。

2）发泡剂：能增加药物的释放速度。

3）氮酮类：氮酮是一种高效无毒的透皮吸收促进剂。

4）其他：具有促进药物吸收作用的其他物质，如胆酸类等。

（2）吸收阻滞剂

可延缓药物的吸收速度，具有缓释作用，如海藻酸、羟丙基甲基纤维素、硬脂酸和蜂蜡、磷脂等。

（3）增塑剂

可使脂肪性基质具有弹性，降低脆性，如聚山梨酯－80、甘油等。

（4）抗氧剂

有抗氧化作用，增加栓剂的稳定性，如没食子酸、维生素 C 等。

【知识拓展】

栓剂膜孔所用的润滑剂

药物与基质混匀后注模时，应先在栓剂模孔中涂布润滑剂，使之容易脱模。所用的润滑剂常有两类。

油脂性基质的栓剂，常用软肥皂、甘油各 1 份与 90% 乙醇 5 份制成的醇溶液作为润滑剂（肥皂醑）。

水溶性或亲水性基质的栓剂，常用油类润滑剂，如液状石蜡、植物油等。

二、栓剂的制备

1. 栓剂的制备工艺

栓剂一般采用搓捏法、冷压法和热熔法制备。搓捏法适宜于脂肪型基质小量制备，现已不常用；冷压法适宜于大量生产脂肪性基质栓剂；热熔法适宜于脂肪性基质和水溶性基质栓剂的制备。工业化生产多采用热熔法。

（1）热熔法

1）热熔法制备的工艺流程

栓剂的生产工艺流程如图 6－6－1 所示。

2）热熔法制备的常用设备

一般小量生产采用手工注模的方法，栓剂模型如图 6－6－2 所示。大量生产时主要采用自动化栓剂灌封机，如图 6－6－3 所示。

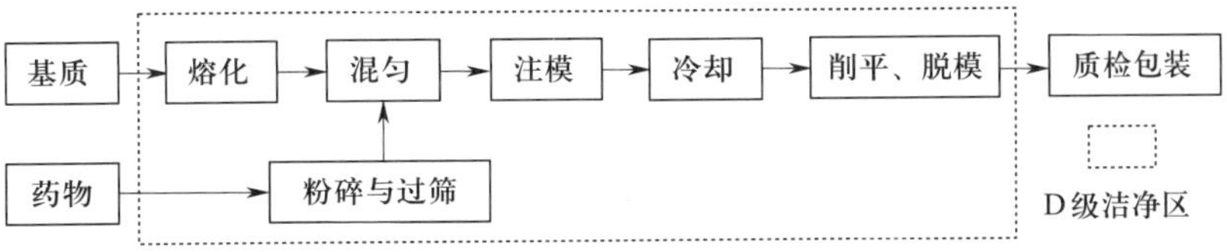

图 6－6－1　栓剂的生产工艺流程

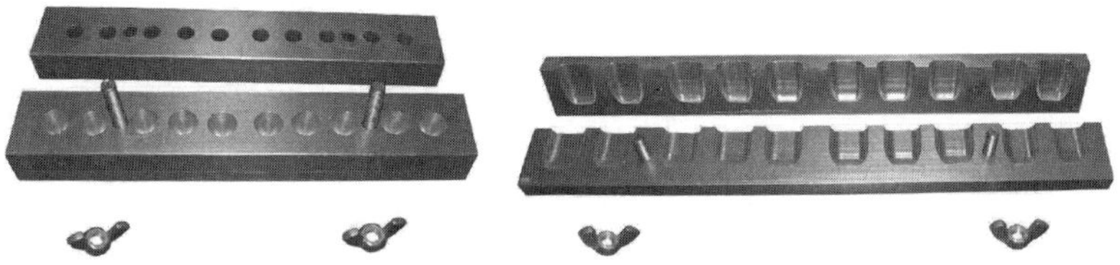

图 6－6－2　圆锥形及扁鸭嘴形栓剂模型

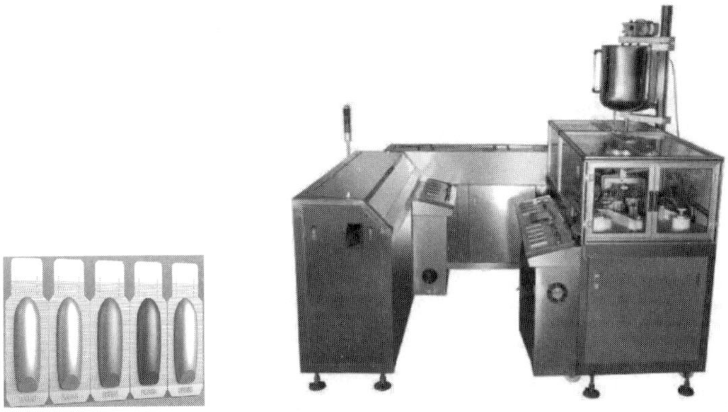

图 6－6－3　自动化栓剂灌封机

（2）冷压法

先将基质磨碎或挫成粉末，再与药物混合均匀，然后装入制栓机内，通过模型挤压成一定形状的栓剂。适宜于油脂性基质的栓剂。冷压法避免了加热对药物与基质稳定性的影响，不溶性药物亦不会在基质中沉降，但生产速度慢，原料损耗大，成品易夹带空气，对基质和药物起氧化作用，目前在大生产中已较少使用。

【知识拓展】

中药原料的处理与药物加入的方法

（1）中药原料的处理

由于中药用量一般较多，而栓剂能容纳的药物量有限，应根据药物及其有效成分的性质制成供中药栓剂生产的原料。一般原则如下。

1）含纤维性较多、黏性较大、质地松泡或坚硬耐热的药物，加水煎煮浓缩至一定体积或浓缩成浸膏。

2）用量小或难溶性药物，则粉碎成细粉，全部通过六号筛。

3）含挥发性成分的药物则采用水蒸气蒸馏的方法提取挥发油。

（2）药物的加入方法

应根据药物的性质、数量以及基质的特性而定，一般原则如下。

1）水溶性药物：如水溶性中药浸膏、生物碱盐等，可直接加入已熔化的水溶性基质中，饮片水提浓缩液应先加适量羊毛脂吸收后，再与油脂性基质混合均匀。

2）油溶性药物：如樟脑等可直接混入已熔化的油脂性基质中，使之溶解。若加入药物量过大降低基质熔点或使栓剂变软时，应加入适量蜂蜡或鲸蜡调节其硬度。

3）难溶性药物：如中药干浸膏粉、中药细粉，应全部通过六号筛，再用等量递增法与基质混匀。

4）中药挥发油：量少可直接混入已熔化的油脂性基质中；量多时，应考虑加入适量乳化剂乳化后加入，或采用适宜方法包合后混入基质中。

2. 栓剂的制备要点

（1）供制栓剂用的固体药物，除另有规定外，应预先用适宜方法制成细粉或最细粉。必要时，可加入表面活性剂使药物易于释放和被机体吸收。

（2）采用可可豆脂作基质时应缓缓升温，加热待熔化 2/3 后，停止加热，让余热使其全部熔化。有些药物如樟脑、薄荷脑等使可可豆脂熔点下降，若加入 3% ~6% 的蜂蜡或 20% ~28% 的鲸蜡可提高其熔点。

（3）灌注应连续，注模时温度要适宜。温度过高，在冷却过程中不溶性成分易沉降，注模时要一次注入避免分层，并以稍溢出模口为度，避免因热胀冷缩导致表面凹陷，以保证栓剂剂量准确。

（4）必须冷却后才能开栓模，否则栓剂不能成型。

三、栓剂的生产过程质量控制与质量评定

1. 生产过程质量控制

（1）实验室制备过程控制

1）基质如为油脂性基质，在加热熔化至 2/3 或 3/4 时，停止加热，令余热使其完全熔融，温度控制在 60 ℃左右为宜。

2）注模前的温度一般宜控制在 40 ~ 50 ℃，温度过高，冷却时间较长、则难溶性药粉可能会下沉，造成栓剂含量不均或破裂，必要时可加入少量助悬剂，如硅胶等。

3）药物与基质注模前，先将栓模预冷约 20 分钟，使栓模温度保持在 10 ℃左右，若温度太低模具表面会有冷凝水而影响灌注。已灌注的栓剂应冷却一定的时间（约为 30 分钟），刮去溢出部分，然后再冷却 15 分钟左右，使栓剂完全硬化便于取出。

4）为使栓剂表面平滑，在刮去溢出模口的熔融物之前，刮刀应先在温水中预热。

（2）生产环境要求

栓剂成型的操作室按 D 级洁净室要求。洁净区的区域温度为 18 ~ 26 ℃；相对湿度为

45% ~65%；照度为300 lx；噪声的动态测试时 <75 dB；洁净级别不同的相邻房间之间的静压差 >5 Pa，与室外大气的静压差 >10 Pa。

（3）生产工艺管理要点

1）配料时要控制好温度和转速，实际最高转速以不将药液溅出为宜。至目测色泽均匀一致后，调整栓液至一定温度，恒温搅拌备用。

2）制栓时要求设置好制带预热温度、制带焊接温度、制带吹泡温度、制带刻线温度、恒温罐温度、灌注温度、封口预热温度、封口温度、冷却温度。

（4）质量控制点

1）外观：应光滑、无裂缝、不起霜或变色。

2）栓重：在制栓起始，及时检查，控制栓重，待重差达到要求后，每隔 20 分钟对栓重检查一次。

2. 质量评定

栓剂外形应完整光滑，有适宜的硬度，无裂缝，不变形，不起霜，不变色。按照《中国药典》（2020 年版，四部）栓剂项下的有关规定，应进行以下相应检查。

【重量差异】照下述方法检查，应符合规定。

检查法：取供试品 10 粒，精密称定总重量，求得平均粒重后，再分别精密称定每粒的重量。每粒重量与平均粒重相比较（有标示粒重的中药栓剂，每粒重量应与标示粒重比较），按表 6 -6 -3 中的规定，超出重量差异限度的不得多于 1 粒，并不得超出限度 1 倍。

表 6 -6 -3　　栓剂的重量差异限度

平均粒重或标示粒重	重量差异限度
1.0 g 及 1.0 g 以下	±10%
1.0 g 以上至 3.0 g	±7.5%
3.0 g 以上	±5%

凡规定检查含量均匀度的栓剂，一般不再进行重量差异检查。

【融变时限】除另有规定外，照融变时限检查法（通则 0922）检查，应符合规定。

【膨胀值】除另有规定外，阴道膨胀栓应检查膨胀值，并符合规定。

【微生物限度】除另有规定外，照非无菌产品微生物限度检查：微生物计数法（通则 1105）和控制菌检查法（通则 1106）及非无菌药品微生物限度标准（通则 1107）检查，应符合规定。

四、实例解析

1. 野菊花栓

【处方】野菊花 10 000 g

【制法】取野菊花加水煎煮三次，第一次 2 小时，第二次 1 小时，第三次 40 分钟，合并煎液，滤过，滤液浓缩至相对密度为 1.10（50 ~60 ℃）的清膏，加乙醇使含醇量为 60%，静置，取上清液，回收乙醇并浓缩至相对密度为1.17（50 ℃）的清膏，再加乙醇使含醇量为80%，静置，取上清液，回收乙醇，并浓缩成稠膏（约800 g）。取混合脂肪酸甘油酯1 380 g，加热使熔化，保温（40 ℃ ±2 ℃）备用。将60%乙醇300 g加入野菊花稠膏中，搅拌均匀，再加入保温的基质中，搅匀，灌入栓剂模中；或取聚乙二醇1 600 g，加热使熔化，加入野菊花稠膏，随加随搅拌，搅匀，倾入涂有润滑剂的栓剂模中，制成1 000粒，即得。

【性状】本品为棕色至深棕色鱼雷形栓剂。

【适应证】抗菌消炎。用于前列腺炎及慢性盆腔炎等疾病。

【用法与用量】肛门给药。一次1粒，一日1～2次；或遵医嘱。

【规格】每粒重2.4 g。

【贮藏】（1）基质为混合脂肪酸甘油酯的栓：密闭，在20 ℃以下保存。（2）基质为聚乙二醇的栓：密闭，在30 ℃以下保存。

【处方工艺分析】本制剂为肛门栓，混合脂肪酸甘油酯为脂溶性基质，聚乙二醇为水溶性基质，采用热熔法制备。

【制备过程注意事项】栓模可提前预热，这样可使冷却较慢，成品硬度更适宜。

2. 治糜康栓

【处方】黄柏500 g　苦参500 g　儿茶500 g　枯矾400 g　冰片100 g

【制法】以上五味，儿茶、枯矾粉碎成细粉；冰片研细；黄柏、苦参加水煎煮三次，第一次2小时，第二、三次各1小时，合并煎液；滤过，滤液浓缩至相对密度为1.09～1.11（80 ℃ ±5 ℃）的清膏，加乙醇使含乙醇量为75%，静置使沉淀，取上清液回收乙醇，浓缩至适量，喷雾干燥，与上述细粉混匀，过筛，加入用聚氧乙烯单硬脂酸酯2 000～2 060 g及甘油20 mL制成的基质中，混匀，灌注，注入栓剂模中，冷却，制成1 000粒，即得。

【性状】本品为棕色至棕褐色的鸭嘴形栓剂。

【功能与主治】清热解毒，燥湿收敛。用于湿热下注所致带下病，症见带下量多、色黄质稠、有臭味，或有大便干燥；细菌性阴道病、滴虫性阴道炎、宫颈糜烂见上述证候者。

【用法与用量】每次1粒，隔一日1次，睡前清洗外阴部，将栓剂推入阴道深部，十日为一疗程。

【注意】月经期停用。

【规格】每粒重3 g。

【贮藏】30 ℃以下密闭保存。

【处方工艺分析】本制剂为阴道栓，聚氧乙烯单硬脂酸酯为半合成水溶性基质，采用热熔法制备，该法也是目前栓剂生产上应用最广泛的工艺。

【制备过程注意事项】聚氧乙烯单硬脂酸酯容易吸潮，建议贮存于密闭容器中，以免其表面吸潮溶化，影响栓剂成型。

思考与练习

1. 单项选择题

(1) 下列关于栓剂错误的叙述是（　　）。
A. 栓剂为人体腔道给药的半固体制剂
B. 栓剂通过直肠给药途径发挥全身治疗作用
C. 正确的使用栓剂，可减少肝脏对药物的首过效应
D. 药物与基质应混合均匀，外形应完整光滑，无刺激性
(2) 关于全身作用的栓剂作用特点的错误叙述是（　　）。
A. 药物不受胃肠 pH 或酶的破坏
B. 栓剂的作用时间一般比口服片剂作用时间长
C. 药物直接从直肠吸收比口服受干扰少
D. 栓剂插入肛门深部，可完全避免肝脏对药物的首过效应
(3) 下列不是对栓剂基质要求的是（　　）。
A. 在体温下保持一定的硬度
B. 不影响主药的作用
C. 不影响主药的含量测量
D. 局部作用的栓剂，基质释药应缓慢而持久
(4) 下列属于栓剂水溶性基质的是（　　）。
A. 可可豆脂　　B. 甘油明胶
C. 半合成脂肪酸甘油酯　　D. 硬脂酸丙二醇酯
(5) 下列属于栓剂油脂性基质的是（　　）。
A. S-40　　B. 甘油明胶
C. 半合成棕榈油酯　　D. 聚乙二醇类
(6) 不作为栓剂质量检查项目的是（　　）。
A. 融变时限　　B. 重量差异　　C. 稠度　　D. 微生物限度
(7) 栓剂做融变时限检查，水溶性基质栓剂全部溶解的时间应在（　　）。
A. 30 分钟内　　B. 40 分钟内　　C. 50 分钟内　　D. 60 分钟内
(8) 油脂性基质栓剂融变时限检查，3 粒全部熔化、软化，或触无硬心的时间均应在（　　）。
A. 20 分钟内　　B. 30 分钟内　　C. 40 分钟内　　D. 50 分钟内

2. 多项选择题

(1) 下列关于栓剂的概述正确叙述是（　　）。

A. 栓剂系指药物与适宜基质制成的具有一定形状的供人体腔道给药的半固体制剂
B. 栓剂在常温下为固体，塞入腔道后，在体温下能迅速软化、熔融或溶解于分泌液
C. 栓剂的形状因使用腔道不同而异
D. 目前，常用的栓剂有直肠栓和阴道栓
E. 肛门栓的形状有球形、卵形、鸭嘴形等

（2）栓剂的制备方法有（　　）。
A. 乳化法　B. 研合法　C. 冷压法　D. 热熔法
E. 注入法

（3）水溶性或亲水性基质的栓剂，常用的润滑剂有（　　）。
A. 水　B. 甘油　C. 75% 乙醇　D. 植物油
E. 液体石蜡

（4）除另有规定外，栓剂应进行（　　）项目检查。
A. 重量差异　B. 融变时限　C. 微生物限度　D. 水分
E. 溶散时限

（5）用热熔法制备栓剂的过程包括（　　）。
A. 熔化基质　B. 加入药物　C. 注模　D. 冷却成型
E. 削平、脱模

3. 简答题

（1）简述栓剂的处方组成。
（2）栓剂常用的制备方法有哪些？简述热熔法制备栓剂的工艺流程。

实训十六　栓剂的制备

一、实训目的

1. 掌握栓剂制备方法和操作要点；
2. 掌握栓剂质量检查的标准；
3. 熟悉栓剂的清场规程。

二、器材准备

1. 实训场地：实验室；
2. 实训仪器与设备：烧杯（500 mL）、玻璃棒、水浴锅、分析天平、栓剂模具等；
3. 实训材料：95% 乙醇、纯化水、莪术油、冰片、硬脂酸聚烃氧（40）酯、PEG4000、

PEG200、月桂氮卓酮等。

三、实训内容和步骤

1. 实训内容

保妇康栓

【处方】莪术油 82 g　冰片 75 g

2. 实训步骤

【制法】以上二味，加入适量乙醇中，搅拌使溶解。另取硬脂酸聚烃氧（40）酯 1 235 g 和 PEG4000 200 g，加热使熔化，加入 PEG200 120 g 和月桂氮卓酮 17.5 g，搅匀，加入上述药液，搅匀，灌入栓剂模中，冷却后取出，制成 1 000 粒，即得。

【性状】本品呈乳白色、乳黄色或棕黄色的子弹形。

【功能与主治】行气破瘀，生肌止痛。用于湿热瘀滞所致的带下病，症见带下量多、色黄、时有阴部瘙痒；霉菌性阴道炎、老年性阴道炎、宫颈糜烂见上述证候者。

【用法与用量】洗净外阴部，将栓剂塞入阴道深部；或在医生指导下用药。每晚 1 粒。

【注意】孕妇禁用，哺乳期妇女在医生指导下用药。

【规格】每粒重 1.74 g。

【贮藏】密闭，避光，在 30 ℃以下保存。

【检查】应符合栓剂项下有关的各项规定（通则 0107）。

四、实训测评

按表 S－16－1 所列评分标准进行栓剂实训操作技能测评，按表 S－16－2 做好生产记录。

表 S－16－1　实训评分标准

班级：　　　　姓名：　　　　学号：

考核内容		评分标准	分值	实得分
准备工作（分值 10%）		着装及个人卫生符合规定	4	
		正确选用栓剂模具	3	
		检查确认操作仪器和设备性能良好	3	
操作（分值 60%）	药品称取	数量准确	5	
		操作规范	5	
	模具处理	涂润滑剂的量合适	5	
	栓剂制备	熔化基质操作熟练、正确	5	
		药物处理正确	5	
		药物与基质混合均匀	5	
		灌注连续	10	
		做到稍微溢出模口	10	
		冷却、削平操作正确	5	
		脱模操作正确	5	

续表

考核内容	评分标准	分值	实得分
清场（分值 10%）	场地、仪器和设备清洁	5	
	清场记录填写准确完整	5	
操作记录（分值 10%）	记录填写准确完整	5	
	质量标准符合规定	5	
其他（分值 10%）	正确回答考核人员提出的问题	10	
合计		100	

考核教师：　　　　时间：　　年　　月　　日

表 S－16－2　　**生产记录**

班级：　　姓名：　　学号：　　实训名称：

品名	保妇康栓	规格	1.74 g/粒
批号		批量	
生产前确认	1. 有“清场合格证” □ 2. 室内无与本产品无关物料 □ 3. 室内洁净 □ 4. 仪器设备洁净 □ 操作人：______ 复核人：______ QA：______	5. 室内温度______℃ 6. 室内湿度______%	

称量记录					
原辅料名称	原辅料批号	领入数量	称量数量	结余数量	操作人
复核人			QA		
设备运行情况					

配制记录				
生产工艺流程	基质→熔化→加入药物混匀→注模→冷却→削平→脱模			
熔化时间：______分钟，冷却时间：______分钟				
日期	投料量	开始时间	结束时间	操作人
称重	平均栓重______g		□按要求操作 □未按要求操作	
复核人		QA		

第七章

半固体制剂制备技术

膏药，是中药传统五大剂型——丸、散、膏、丹、汤之一。早在《山海经》和《黄帝内经》中就有关于膏药的记载，明代缪希雍的《炮炙大法》及龚云林的《寿世保元》中有记载："膏者，熬成稠膏也""膏者胶也"，都反映了膏药为半固体的形态，膏药发展到现代又衍生出了软膏剂、贴膏剂等多种形式，以用于不同病证的需要。通过本章节的学习，可深入了解软膏剂（乳膏剂）、膏药、贴膏剂三种剂型的含义、特点、分类、制备技术及其质量检查项目等，为将来从事相关剂型的生产奠定基础。

§7－1　软膏剂和乳膏剂

学习目标

1. 掌握软膏剂和乳膏剂的定义、分类及特点；
2. 熟悉软膏剂和乳膏剂的常用基质；
3. 掌握软膏剂和乳膏剂的制备技术；
4. 熟悉软膏剂和乳膏剂的质量检查项目。

一、软膏剂和乳膏剂概述

1. 软膏剂和乳膏剂的定义与特点

软膏剂系指原料药物与油脂性或水溶性基质混合制成的均匀的半固体外用制剂。

乳膏剂系指原料药物溶解或分散于乳状液型基质中形成的均匀半固体制剂。

软膏剂（乳膏剂）具有以下特点：

（1）质地均匀、细腻，外用无粗糙感；

（2）有适合涂布的黏度；

（3）具有较好的吸水性，药物的穿透力较强；

（4）基本无过敏性和刺激性，不良反应较小；

（5）性质稳定；

（6）使用、携带、贮存方便；

（7）生产工艺简单。

2. 软膏剂和乳膏剂的分类

软膏剂因原料药物在基质中分散状态不同，分为溶液型软膏剂和混悬型软膏剂：溶液型软膏剂为原料药物溶解（或共熔）于基质或基质组分中制成的软膏剂；混悬型软膏剂为原料药物细粉均匀分散于基质中制成的软膏剂。

乳膏剂由于基质不同，可分为水包油型乳膏剂和油包水型乳膏剂。

3. 软膏剂基质

基质是软膏剂中药物的载体，也是其赋形剂，是软膏剂形成和发挥药效的重要组成部分，其质量会直接影响软膏剂的质量以及药物的释放和吸收等。对于软膏剂基质的质量要求有：无刺激性和过敏性；性质稳定，不与主药或其他物质发生配伍变化；有吸水性，能吸收伤患处的分泌物；不得妨碍皮肤的正常功能，有良好的释药性；黏度适宜，易于涂布，易于清洗。

目前还没有任何一种基质能够同时具备上述要求，一般可根据软膏剂的特点和要求，将基质混合使用，或添加附加剂以确保软膏剂的质量满足要求。常用的软膏剂基质有油脂性基质和水溶性基质。

（1）油脂性基质

油脂性基质主要适用于遇水不稳定的药物制备软膏剂。其特点是涂于皮肤后能形成封闭性的油膜，减少皮肤水分蒸发的同时促进皮肤的水合作用，对皮肤有保护和软化的作用，且性质稳定，不易长菌，但油腻性大，吸水性和释药性差，不易洗除。油脂性基质主要包括烃类、类脂类和油脂类等。

1）烃类是从石油中得到的各种烃的混合物，其中多数为饱和烃，性质稳定，不易酸败，无刺激性，不易与主药发生配伍变化，常用的有凡士林、固体石蜡和液体石蜡等。

凡士林：又称软石蜡，是最常用的软膏剂基质。常见的有黄凡士林和白凡士林两种，其中白凡士林是由黄凡士林漂白而得，熔点为 38～60 ℃，性质稳定，特别适合遇水不稳定的药物，有适宜的黏稠度，易于涂布。但其穿透性较差，且吸水性不强，单独使用时不宜用于有大量分泌物的患处，常与羊毛脂、胆固醇或表面活性剂等合用，可改善其吸水性。

固体石蜡：为固体饱和烃类的混合物，熔点为 50～65 ℃，可用于调节软膏剂的硬度或增加其熔点。

液体石蜡：主要成分为正构烷烃，可用于调节软膏剂的稠度。

2）类脂类系指高级脂肪酸和高级脂肪醇化合而成的酯类，物理性质与油脂类类似，但其化学性质较油脂类稳定。因具有一定的表面活性作用而有一定的吸水性，常与其他吸水性较差的油脂性基质合用以改善其吸水性，常用的有羊毛脂、蜂蜡、鲸蜡等。

羊毛脂：又称无水羊毛脂。为淡黄色或棕黄色的软膏状半固体，是附着在羊毛上的脂肪性物质混合物，熔点为36～42 ℃，对皮肤和黏膜无毒、无刺激性。由于其组成与人体皮脂分泌物类似，有利于药物透皮吸收。羊毛脂具有良好的吸水性，黏度高，单独使用时涂布于局部有不适感，因此常与凡士林合用，可增加凡士林的吸水性和穿透性。

蜂蜡：主要成分为棕榈酸蜂蜡醇酯，系蜜蜂的自然分泌物，分为黄、白两种，后者由前者漂白精制而得，熔点为62～67 ℃，对皮肤和黏膜无毒、无刺激性。由于蜂蜡中含有少量的游离高级脂肪醇而具有一定的表面活性作用，因此具有较弱的吸水性，可形成较弱的油包水型乳剂基质。蜂蜡常用于调节软膏剂的稠度，也可以作为乳膏剂的辅助乳化剂。

鲸蜡：主要成分为棕榈酸鲸蜡醇酯，熔点为42～50 ℃，常用于调节软膏剂的稠度，也可作为乳膏剂的稳定剂。

3）油脂类包括动物油、植物油和氢化植物油，稳定性较差，贮存中容易受到环境的影响而氧化或酸败，因此需添加适当的抗氧剂和防腐剂，常用的有动物油、植物油、氢化植物油等。

动物油：常用猪油，熔点为36～42 ℃，有一定的吸水性，使用时可加入适量的苯甲酸作为防腐剂。

植物油：常用的有麻油、花生油、棉籽油等，常与熔点较高的基质合用，也可作为乳膏剂的油相，中药油膏常用麻油与蜂蜡的熔合物为基质。

氢化植物油：将植物油氢化后而得，稳定性较植物油强，但不完全氢化的植物油仍会受到环境的影响发生氧化或酸败。完全氢化的植物油为固体蜡状，熔点较高。

（2）水溶性基质

水溶性基质由天然或合成的水溶性高分子物质组成，也称为水凝胶。优点是能与水溶液混合吸收组织渗出液，且释药快，无油腻感，易于涂布和洗除，因此多用于湿润、糜烂创面，以利于分泌物的排除。缺点是容易霉变，其中所含水分在贮存中蒸发则会导致软膏剂变硬，对皮肤的润滑和保护作用较油脂性基质差，故常加入保湿剂（如甘油）和防腐剂（如三氯叔丁醇、尼泊金乙酯）。

1）聚乙二醇（PEG）：由乙二醇聚合而成，常用相对分子质量在300～6 000之间，随着相对分子质量的增大，PEG由液体向固体转化。常将液体和固体PEG混合成半固体使用。

2）纤维素衍生物：常用的有甲基纤维素（MC）及羧甲基纤维素钠（CMC－Na）等。

3）甘油明胶：由甘油与明胶溶液混合后而制得。甘油明胶使用较为舒适，涂布后能形成保护膜。

4. 乳膏剂基质

乳膏剂基质可分为水包油型（O/W）与油包水型（W/O）两类，是由水相、油相、乳化剂经乳化而制得的半固体基质。常用的油相有软膏剂油脂性基质，如硬脂酸、固体石蜡、液体石蜡、羊毛脂、蜂蜡、凡士林等；水相主要为纯化水、水溶性药物等水溶性成分；乳化剂常用阴离子和非离子表面活性剂。乳膏剂主要适用于亚急性、慢性、无渗出液的皮损和皮肤瘙痒症，忌用于糜烂、溃疡、水疱及脓肿症。

（1）水包油型（O/W）基质含水量较高，且无油腻感，外观色白如雪，故有“雪花膏”之称，在贮存过程中易发生霉变或失水变硬，因此需加入适量的防腐剂和保湿剂。常用于水包油型基质的乳化剂有钠皂、三乙醇胺皂类、脂肪醇硫酸（酯）钠类和聚山梨酯类等。

（2）油包水型（W/O）基质能够吸收少量水分，因水分在皮肤表面缓缓蒸发而带走热量，从而感到冷爽，故有“冷霜”之称，常作为润肤剂。常用于油包水型基质的乳化剂有钙皂、羊毛脂、单硬脂酸甘油酯、脂肪醇等。

二、软膏剂和乳膏剂的制备

1. 软膏剂和乳膏剂的制备工艺

（1）制备工艺流程

软膏剂和乳膏剂的制备通常根据制备的类型和数量的不同，采用的方法亦不同。一般来说，溶液型及混悬型软膏剂常用研和法或熔合法，乳膏剂则多采用乳化法。

软膏剂（乳膏剂）的制备应按照 GMP 要求在 D 级洁净区内进行。其制备工艺流程如图 7－1－1 所示。

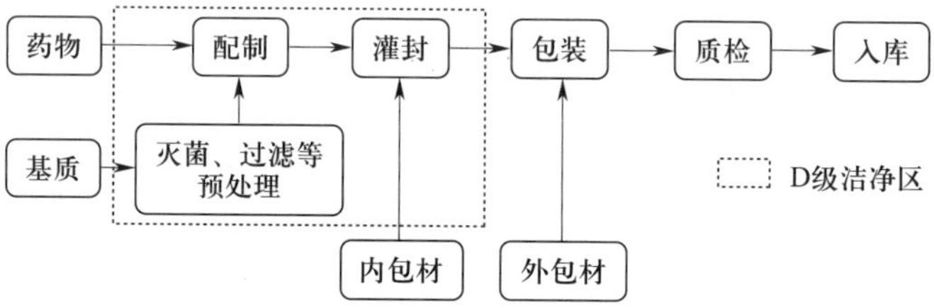

图 7－1－1　软膏剂的生产工艺流程

（2）制备方法

1）研和法是指在常温下先将药物的细粉与少量基质研匀或用适宜的液体研成糊状，再加入其他基质研匀的方法。此法适用于对热不稳定、不溶于基质的药物。

2）熔合法是指通过加热将基质熔化后再将药物分次加入逐渐混合均匀的方法。此法适用于基质熔点较高或常温下难以与药物混合的基质。制备时应注意先加热熔点较高的基质，再按熔点由高到低依次加入其他基质，最后加入药物和液体组分。

3）乳化法是专用于制备乳膏剂的方法。制备时，先将处方中所有油相组分加热熔化混合均匀，油相温度保持在 80 ℃左右，另将所有水相组分混合均匀，加热至与油相温度相近后与油相混合，边加边搅拌，直至乳化完成，冷凝即得。

（3）生产设备

1）配膏设备

配膏是软膏剂和乳膏剂生产的关键步骤，对成品的质量有很大影响。小剂量制备时可使用研钵或软膏板；大量制备时常采用胶体磨、真空乳化搅拌器（见图 7－1－2）等。

2）灌封设备

软膏剂和乳膏剂的灌封是指将经过质量检验合格后的软膏（乳膏）灌装于包装容器中并

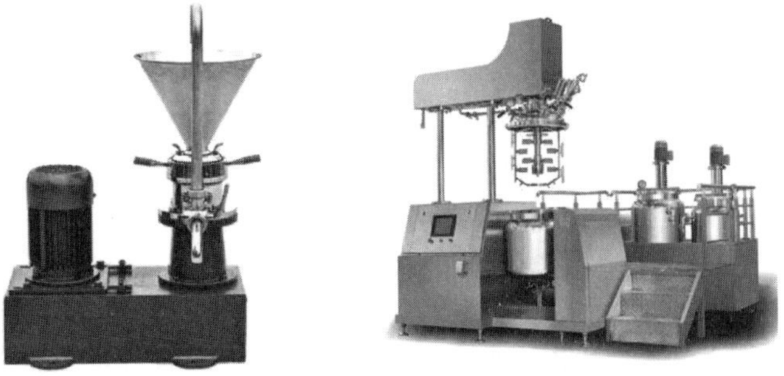

胶体磨　　真空乳化搅拌器

图 7－1－2　配膏设备

密封制得成品的操作。常用的软膏剂和乳膏剂灌封设备为软膏自动灌封机（见图 7－1－3）。

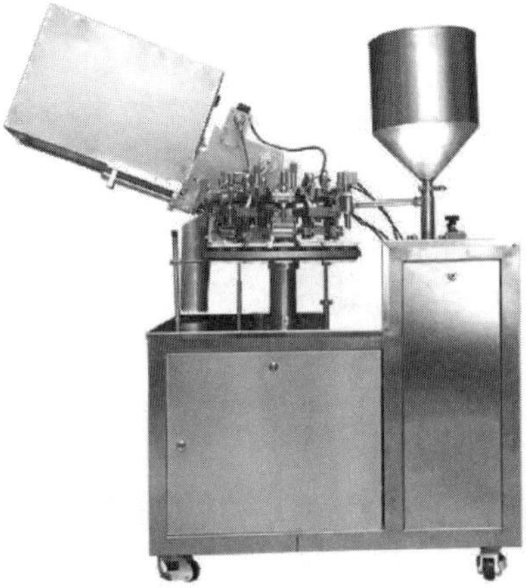

图 7－1－3　软膏自动灌封机

2. 软膏剂和乳膏剂的制备要点

（1）基质的处理

软膏剂和乳膏剂的基质若符合质量要求则可直接使用，对于质量较差或有无菌要求的基质，则应在加热熔融后趁热过 120 目筛以除去杂质，干热灭菌（150 ℃）1 小时以上，同时除去基质中的部分水分。

（2）药物的加入方法

1）药物可溶于基质的，应根据药物的性质溶解于基质中混合均匀。油溶性的药物应先溶于组分中液体油脂性基质中，再与其他油脂性基质混合均匀；水溶性的药物应先加少量水溶解，再与水溶性基质混合均匀，或用羊毛脂吸收后再与油脂性基质混合均匀。

2）药物难溶于基质的，可先将药物粉碎并过 120 目筛，再与少量基质或液体石蜡、甘油等液体成分混合后逐渐加入其他组分，边加边研磨，直至混合均匀。

3）药物为中药提取液时，先将提取液浓缩至浓稠膏状，再与基质混合；药物为提取物或固体浸膏时，可先加入少量溶剂使其软化或研磨成糊状后，再与基质混合均匀。

4）处方中有樟脑、薄荷脑、麝香草酚、冰片等共熔成分时，应先将共熔性成分加入研钵研磨至共熔后再与基质混合均匀。

5）药物为挥发性、受热不稳定或易氧化、水解的药物时，待基质冷却至 40 ℃左右后再加入药物混合均匀，以减少药物的损失。

6）处方中药物含量小时，应先将药物与少量基质混合均匀，再采用等量递加法与其他组分混合均匀，以避免药物在制备过程中的损失。

【知识链接】

软膏剂中常用的其他附加剂

软膏剂中常用的其他附加剂包括抗氧剂、防腐剂、保湿剂和渗透促进剂等。

（1）抗氧剂：在贮存过程中，某些活性成分受到环境中氧气的影响氧化而变质，因此常加入一些抗氧剂以提高软膏剂的化学稳定性。常用的抗氧剂有亚硫酸盐、维生素 E 等。

（2）防腐剂：软膏剂中通常有水溶性或油脂性的基质，易被微生物污染，可加入防腐剂防止微生物污染药品。常用的防腐剂有羟苯酯类、氯甲酚、三氯叔丁醇等。

（3）保湿剂：在贮存过程中，软膏剂可能因为水分挥发而导致变硬。常用的保湿剂有甘油、丙二醇和山梨醇等。

（4）渗透促进剂：渗透促进剂可加速药物渗透穿过皮肤，可提高软膏剂的效果。常用的渗透促进剂有二甲基亚砜、聚山梨酯 80、月桂氮卓酮等。

三、软膏剂和乳膏剂的生产过程质量控制与质量评定

1. 生产过程质量控制

（1）软膏剂和乳膏剂选用的基质应考虑各剂型特点、原料药物的性质，以及产品的疗效、稳定性及安全性。

（2）软膏剂和乳膏剂基质应均匀、细腻，涂于皮肤或黏膜上应无刺激性。软膏剂中不溶性原料药物，应预先用适宜的方法制成细粉，确保粒度符合规定。

（3）除另有规定外，加入抑菌剂的软膏剂和乳膏剂在制剂确定处方时，该处方的抑菌效力应符合抑菌效力检查法（通则 1121）的规定。

（4）软膏剂和乳膏剂应具有适当的黏稠度，应易涂布于皮肤或黏膜上，不融化，黏稠度随季节变化应很小。

（5）软膏剂和乳膏剂应无酸败、异臭、变色、变硬等变质现象。乳膏剂不得有油水分离及胀气现象。

（6）除另有规定外，软膏剂应避光密封贮存，乳膏剂应避光密封置 25 ℃以下贮存，不得冷冻。

（7）软膏剂和乳膏剂所用内包装材料，不应与原料药物或基质发生物理化学反应，无菌产品的内包装材料应无菌。

2. 质量评定

根据《中国药典》（2020 年版）规定，软膏剂和乳膏剂除另有规定外，应进行以下相应检查。

【粒度】除另有规定外，混悬型软膏剂、含饮片细粉的软膏剂照下述方法检查，应符合规定。

检查法：取供试品适量，置于载玻片上涂成薄层，薄层面积相当于盖玻片面积，共涂 3 片，照粒度和粒度分布测定法（通则 0982 第一法）测定，均不得检出大于 180 μm 的粒子。

【装量】照最低装量检查法（通则 0942）检查，应符合规定。

【无菌】用于烧伤［除程度较轻的烧伤（Ⅰ°或浅Ⅱ°外）］、严重创伤或临床必须无菌的软膏剂与乳膏剂，照无菌检查法（通则 1101）检查，应符合规定。

【微生物限度】除另有规定外，照非无菌产品微生物限度检查：微生物计数法（通则 1105）和控制菌检查法（通则 1106）及非无菌药品微生物限度标准（通则 1107）检查，应符合规定。

思考与练习

1. 单项选择题

（1）以下不属于软膏剂的特点的是（　　）。

A. 性质稳定　　B. 生产工艺简单

C. 使用、携带、贮存方便　　D. 药物穿透力差

（2）以下属于水溶性基质的是（　　）。

A. 凡士林　　B. 羊毛脂　　C. 液体石蜡　　D. PEG

（3）有“雪花膏”之称的乳膏剂基质是（　　）。

A. 油脂性基质　　B. W/O 型基质　　C. O/W 型基质　　D. 水凝胶

（4）下列关于凡士林的叙述错误的是（　　）。

A. 吸水性强，常用于改善油脂性基质的吸水性

B. 有黄、白两种，其中前者是后者漂白后所得

C. 特别适合遇水不稳定的药物

D. 常与羊毛脂合用

（5）以下不属于软膏剂的质量检查项目的是（　　）。

A. 装量　　B. 微生物限度　　C. 粒度　　D. 硬度

2. 多项选择题

（1）关于软膏剂的基质，叙述正确的是（　　）。

A. W/O 型基质外观色白如雪，故有“雪花膏”之称
B. 软膏剂基质要求无菌
C. 凡士林常与羊毛脂合用以改善其吸水性
D. 水溶性基质又称为水凝胶
(2) 软膏剂的制备方法有（　　）。
A. 研合法　　B. 熔合法　　C. 冷压法　　D. 乳化法
(3) 以下属于油脂性基质的有（　　）。
A. 凡士林　　B. 羊毛脂　　C. 甘油明胶　　D. 氢化植物油
(4) 以下关于软膏剂中药物的加入方法，错误的是（　　）。
A. 水溶性药物需先溶于油脂性基质
B. 处方中有共熔性成分时，应先将共熔性成分研磨共熔
C. 处方中药物含量较小时，应将药物直接与全部基质混合均匀
D. 药物有挥发性时，应将基质冷却至 40 ℃左右后再加入基质混合均匀
(5) 以下属于《中国药典》(2020 年版) 中规定的软膏剂质量检查项目的是（　　）。
A. 粒度　　B. 装量　　C. 外观　　D. 微生物限度

实训十七　软膏剂的制备

一、实训目的

1. 掌握软膏剂制备方法和操作要点；
2. 掌握软膏剂质量检查的标准；
3. 熟悉软膏剂的清场规程。

二、器材准备

1. 实训场地：实验室；
2. 实训仪器与设备：电子天平、恒温水浴锅、烧杯、量筒、玻璃棒、药勺、滴管；
3. 实训材料：硬脂酸、单硬脂酸甘油酯、凡士林、聚山梨酯 80、甘油、山梨酸、纯化水、称量纸等。

三、实训内容和步骤

1. 实训内容

O/W 型乳剂型基质的制备

【处方】硬脂酸 4.0 g　单硬脂酸甘油酯 2.0 g　凡士林 2.5 g　聚山梨酯 80 1.0 g　甘油 2.0 g　山梨酸 0.25 g　纯化水适量共制 25 g

2. 实训步骤

【制备工艺】分别称取硬脂酸4.0 g、凡士林2.5 g、单硬脂酸甘油酯2.0 g置于烧杯中，水浴加热至80 ℃，熔化为油相；另取甘油2.0 g、聚山梨酯80 1.0 g、山梨酸0.25 g、纯化水适量水浴加热至80 ℃，溶解为水相。然后将水相缓缓加至已热至同温的油相中，边加边向一个方向搅拌，在室温下搅拌至乳化凝结，即得。

【操作要点】

（1）油脂性基质水浴加热时应熔化完全。

（2）油相和水相应分别水浴加热并保持温度70～80 ℃，然后将水相缓缓加入油相中，边加边搅拌。

（3）乳化时应朝一个方向搅拌，控制好搅拌力度和时间。

四、实训测评

按表S－17－1所列评分标准进行测评，按表S－17－2做好生产记录。

表S－17－1　实训评分标准

考核内容	评分标准	分值	实得分
准备工作（分值15%）	着装及个人卫生符合规定	5	
	正确选用操作设备	5	
	检查确认操作仪器和设备性能良好	5	
制备过程（分值45%）	称量准确	15	
	各组分加入方法准确	15	
	搅拌方法准确	15	
成果（分值30%）	乳化效果好，产品质地均匀	15	
	具有适当的黏稠度，易涂布于皮肤或黏膜上	15	
清场（分值10%）	场地、仪器和设备清洁	5	
	清场记录填写准确完整	5	
合计		100	

表S－17－2　生产记录

班级：　　　　姓名：　　　　学号：　　　　实训名称：

品名	O/W型乳剂型基质	规格	
批号		批量	
生产前确认	1. 有“清场合格证” □ 2. 室内无与本产品无关物料 □ 3. 室内洁净 □ 4. 容器洁净 □ 5. V形混合机洁净 □ 操作人：＿＿＿＿　复核人：＿＿＿＿　QA：＿＿＿＿	6. 下发的批生产记录的品名、批号及规格正确 □ 7. 室内温度＿＿＿＿℃ 8. 室内湿度＿＿＿＿%	
原辅料名称			

续表

原辅料批号				
领入数量				
领料人				
混合记录				
混合	关闭蝶阀→物料放入混合机→加料口盖子闭紧锁死→按工艺要求设置混合转速、时间→按下启动按钮			
混合时间：________分钟 混合转速：________转/分钟				
日期	投料量	开始时间	结束时间	操作人
放料	打开蝶阀放料，称重		□按要求操作 □未按要求操作	
复核人		QA		
生产结束进行清场	1. 无本批产品遗留物 □ 2. 地面清洁 □ 3. 工作台面清洁 □ 4. 送风口、回风口清洁 □ 5. V 形混合机清洁 □ 操作人：________ 复核人：________ QA：________		6. 灯具清洁 □ 7. 墙面、天花板清洁 □ 8. 容器具清洁 □ （清场合格证附后）	

§7－2　膏药

学习目标

1. 掌握膏药的定义、特点和基质；
2. 掌握膏药的制备工艺与制备要点；
3. 熟悉膏药的质量检查项目；
4. 能进行膏药的制备和质量检查。

一、膏药概述

1. 膏药的定义与特点

膏药系指饮片、食用植物油与红丹（铅丹）或官粉（铅粉）炼制成膏料，摊涂于裱褙材料上制成的供皮肤贴敷的外用制剂。前者称为黑膏药，后者称为白膏药。其中，黑膏药系指食用植物油与红丹经高温制成的铅硬膏，黑膏药一般为黑色坚韧固体，用前须烘热软化后贴于皮肤上。现代多用黑膏药如图 7－2－1 所示。

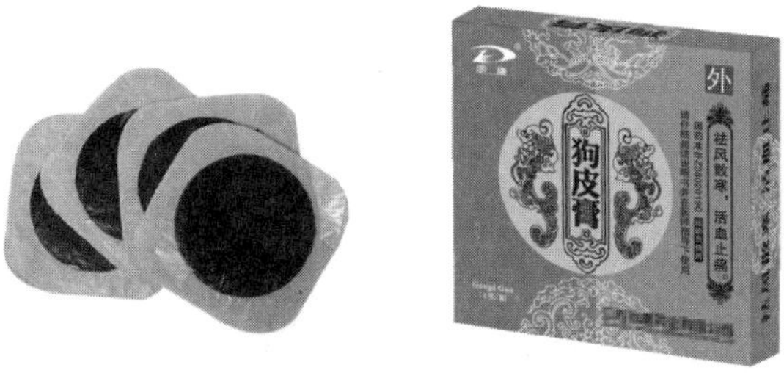

图 7－2－1　黑膏药

膏药为传统剂型，可发挥局部或全身治疗作用，外治可消肿、拔毒、生肌，主治皮肤红肿、痈疽、疮疡等症状；内治可以活血通络、祛风止痛、消痞，主治跌打损伤、风湿痹痛等。其作用比软膏剂持久，并可随时终止给药，安全可靠。

2. 膏药的基质

（1）植物油

应选质地纯净、沸点低、熬炼时泡沫少、制成品软化点及黏附力适当的植物油，以麻油最好，棉籽油、豆油、菜油、花生油等亦可应用。

（2）红丹

红丹又称樟丹、黄丹、铅丹、陶丹，为橘红色粉末，质重，主要成分为四氧化三铅（Pb_3O_4），含量应在 95% 以上。红丹使用前应炒除水分，过五号筛，以防聚成颗粒沉底，不易与油充分反应。

（3）官粉

官粉又称宫粉、铅丹、铅粉、铅白，为白色粉末，主要成分为碱式碳酸铅。

【知识链接】

狗皮膏药

据史料记载，明崇祯初年（1628 年），江西人姚本仁，从江西建昌老家进京会考，因本人医术高超、手法独特，被提拔成当朝御医；清顺治三年任太医院院长，擅长内病外治，以贴敷疗法为宫廷家族疗疾，深得皇室恩宠。1644 年，姚本仁告老还乡，在少林寺与晓山禅师共同研制成主治跌打损伤的膏药。后迁居于彰德府（今安阳市），始设医馆“宗黄堂”配制姚家膏药，他将膏药涂在狗皮上制成黑膏药为当地百姓治病。因他不图赚钱，赊药济贫，悬壶济世，随即享誉四方，又因为他把膏药涂在狗皮上这个特征，大家就深刻地记住了“狗皮膏药”这个名字。

二、膏药的制备

1. 膏药的制备工艺

（1）膏药的制备工艺流程如图 7－2－2 所示。

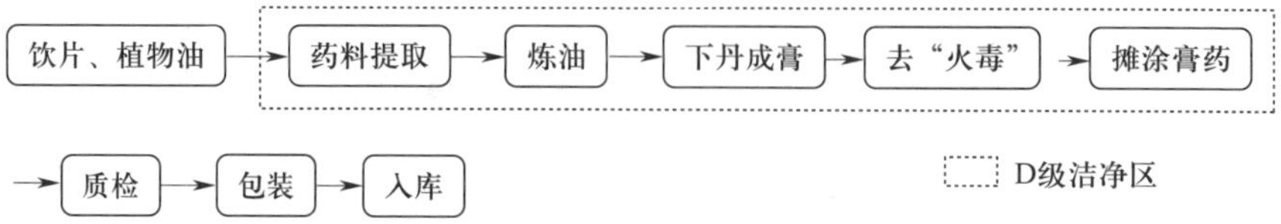

图7－2－2　膏药的制备工艺流程

（2）膏药制备常用设备

膏药小剂量制备可用铁锅（见图7－2－3）和搅拌棍，搅拌棍多用槐树枝；大剂量制备设备常用熬制黑膏药机和全自动滴注机（见图7－2－4）等。

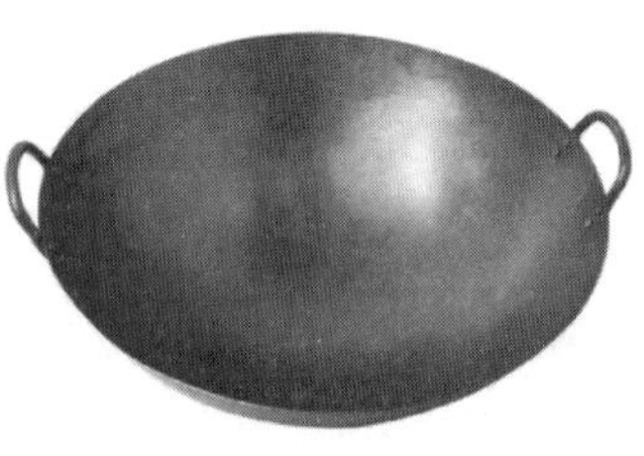

图7－2－3　传统小剂量熬膏锅（铁锅）

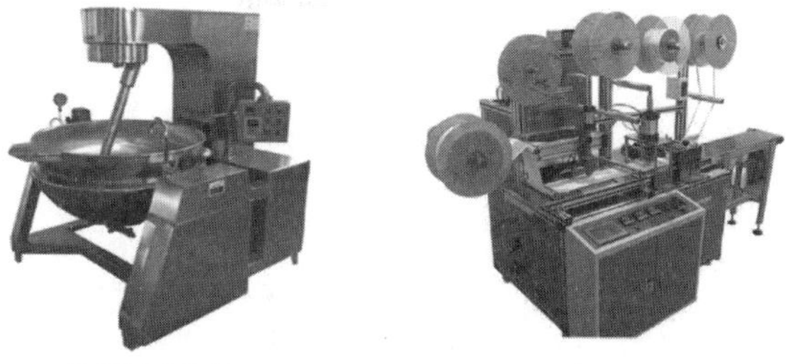

熬制黑膏药机　　全自动滴注机

图7－2－4　现代大剂量制备膏药设备

（3）膏药的制法

1）黑膏药的制法

① 药料提取。药料的提取按其质地有先炸后下之分，少量制备可用铁锅，将药料中质地坚硬的饮片、含水量高的肉质类、鲜药类中药置铁丝笼内移置炼油器中，加盖。植物油由离心泵输入，加热先炸，油温控制在200～220 ℃；质地疏松的花、草、叶、皮等饮片宜在上述饮片炸至枯黄后入锅，炸至饮片表面呈深褐色，内部焦黄色。炸好后将药渣连笼移出，得到药油。提取中，应用水洗器喷淋逸出的油烟，残余烟气由排气管排出室外。提取时需防止泡沫溢出。

药料与油经高温处理，有效成分可能破坏较多。现在也有采用适宜的溶剂和方法提取有效成分，如将部分饮片用乙醇提取，浓缩成浸膏后再加入膏药中，可减少成分的损失。

② 炼油。将去渣后的药油于270～320 ℃继续加热熬炼，使油脂在高温下氧化聚合、增稠，炼至“滴水成珠”，即取油少许滴于水中，以药油聚集成珠不散为度。炼油为制备膏药的关键，炼油过“老”则膏药质脆，黏着力小，贴于皮肤易脱落；炼油过“嫩”则膏药质软，贴于皮肤易移动。

③ 下丹成膏。下丹成膏系指在练成的油中加入红丹反应生成脂肪酸铅盐的过程。下丹时将炼成的油送入下丹锅中，加热至近300 ℃时，在搅拌下缓慢加入红丹，保证油与红丹充分反应，制成为黑褐色稠厚状液体。油丹用量比一般为500:（150～200）（冬少夏多）。为检查膏药老、嫩程度，可取少量样品滴入水中数秒钟后取出，若膏黏手，拉之有丝则太嫩，应继续熬炼；若拉之发脆则过老；膏不黏手，稠度适中，表示合格。膏药亦可用软化点测定仪

测定，以判断膏药老嫩程度。

④ 去“火毒”。油丹炼合而成的膏药若直接应用，常对皮肤局部产生刺激性，轻者出现红斑、瘙痒，重者出现发疱、溃疡，这种刺激俗称“火毒”。传统视为经高温熬炼后膏药产生的“燥性”，在水中浸泡或久置阴凉处可除去。现代认为是油在高温下氧化聚合反应生成的低分子分解产物，如醛、酮、低级脂肪酸等。通常将炼成的膏药以细流倒入冷水中，不断强烈搅拌，待冷却凝结取出，反复揉搓，制成团块并浸于冷水中去尽“火毒”。

⑤ 摊涂膏药。将去“火毒”的膏药团块用文火熔化，如有挥发性的贵重药材细粉应在不超过 70 ℃的温度下加入，混合均匀。按规定量涂于皮革、布或多层韧皮纸制成的裱褙材料上，膏面覆盖衬纸或折合包装，于干燥阴凉处密闭贮藏。

2）白膏药的制法

白膏药的制备工艺和方法与黑膏药基本相同，所不同的是白膏药所用辅料为官粉，下丹时要将油温冷至 100 ℃左右，缓缓加入官粉，以防止产生大量的二氧化碳气体使药油溢出。官粉的氧化作用不如红丹剧烈。官粉用量较红丹多，与油的比例为 1∶1 或 1.5∶1，允许有部分多余的官粉存在。加入官粉后需搅拌，在将要变黑时投入冷水中，成品为黄白色。

2. 膏药的制备要点

（1）饮片应适当碎断，按各品种项下规定的方法加食用植物油炸枯；质地轻泡不耐油炸的饮片，宜待其他饮片炸至枯黄后再加入。含挥发性成分的饮片、矿物药以及贵重药应研成细粉，于摊涂前加入，温度应不超过 70 ℃。

（2）制备用红丹、官粉均应干燥、无吸潮结块。

（3）炸过药的油炼至“滴水成珠”，加入红丹或官粉，搅拌使充分混合，喷淋清水，膏药成坨，置清水中浸渍。

（4）膏药熬炼过程中，温度高至 300 ℃以上，操作不当，油易溢锅、起火，同时油的分解、聚合等产生大量的浓烟及刺激性气体，需排入洗水池中，经水洗后排出。

（5）选择密闭容器内、郊区空旷场所，配备防火设备、排气管道、操作人员防护用具，可保证安全。

（6）除另有规定外，膏药应密闭，置阴凉处贮存。

三、膏药的生产过程质量控制与质量评价

1. 生产过程质量控制

（1）操作室内压力应大于室外压力，煎煮浓缩岗位操作室要求洁净度达 D 级。

（2）在工艺员的指导下，依照生产指令准确称取饮片；投料时，按饮片的质地、性质决定投料次序，一般质轻者后投，质重者先投。

（3）按工艺规程所规定的加水（醇）量、煎煮时间、煎煮温度、压力、煎煮次数进行操作。挥发性的药材（如乳香、没药、冰片、樟脑等）可先研成细粉，等膏熬成，摊涂前加入已熔化的膏药中混匀；贵重药材（如麝香等）可研成细粉，待膏药摊涂后撒布于表面。

（4）药液应进行适当浓缩，回收乙醇时应注意安全。

（5）生产过程中的物料应有标示。

（6）操作完毕应按 GMP 要求进行清场处理。

2. 质量评价

【外观】膏药的膏体应油润细腻、光亮、老嫩适度、摊涂均匀、无飞边缺口，加温后能粘贴于皮肤上且不移动。黑膏药应乌黑、无红斑；白膏药应无白点。

【软化点】按照膏药软化点测定法（通则 2102）测定，应符合各品种项下的有关规定。

【重量差异】取供试品 5 张，分别称定每张总重量，剪取单位面积（cm^2）的裱背，称定重量，换算出裱背重量，总重量减去裱背重量，即为膏药重量，与标示重量相比较，应符合表 7－2－1 中的规定。

表 7－2－1　标示重量及其重量差异限度

标示重量	重量差异限度
3 g 及 3 g 以下	±10%
3 g 以上至 12 g	±7%
12 g 以上至 30 g	±6%
30 g 以上	±5%

【知识链接】

膏药软化点测定法

膏药软化点测定组合装置如图 7－2－5 所示。取供试品，置烘箱中微热软化后，取出，刮下膏料，称取 2 份，各 1.8 g，分别填充于两个试样环中，并将试样环上口朝下平放在表面涂有少量甘油并平铺于玻璃板上的铝箔纸上，置 75 ℃ ±2 ℃的恒温箱中加热熔化至表面平整时，取出，室温放置 1 小时，将试样环移至上支撑板圆环内，装上钢球定位器，与钢球分别同置盛水的烧杯中，在 37 ℃ ±1 ℃的恒温水浴中，平衡 20 分钟后，按图将钢球置于定位器中，自烧杯底部加热，控制每分钟升温 1.0～1.5 ℃。读取钢球刚触及下支撑板表面时的温度，取平均值作为供试品的软化点。两个测定温度的差值不得过 1.0 ℃。

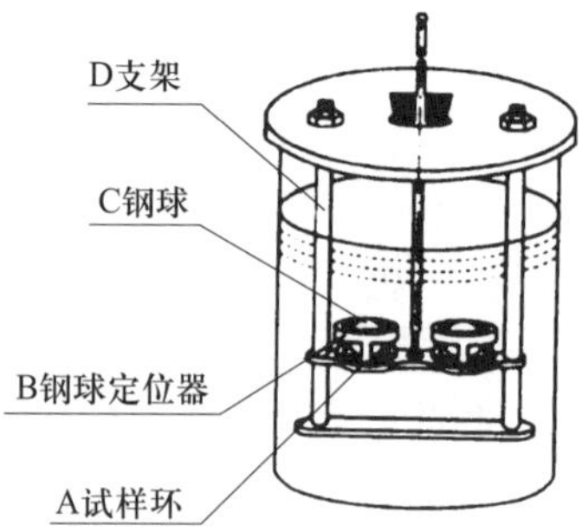

图 7－2－5　膏药软化点测定组合装置

四、实例解析

阳和解凝膏

【处方】鲜牛蒡草 480 g（或干品 120 g）　鲜凤仙透骨草 40 g（或干品 10 g）　生川乌 20 g　桂枝 20 g　大黄 20 g　当归 20 g　生草乌 20 g　生附子 20 g　地龙 20 g　僵蚕 20 g　赤芍 20 g　白芷 20 g　白蔹 20 g　白及 20 g　川芎 10 g　续断 10 g　防风 10 g　荆芥 10 g　五灵脂 10 g　木香 10 g　香橼 10 g　陈皮 10 g　肉桂 20 g　乳香 20 g　没药 20 g　苏合香 40 g　人工麝香 10 g

【制法】以上二十七味，除苏合香外，人工麝香研细，肉桂、乳香、没药粉碎成细粉，与人工麝香配研，过筛，混匀。其余牛蒡草等二十二味，酌予碎断，与食用植物油 2 400 g 同置锅内炸枯，去渣，滤过，炼至滴水成珠；另取红丹 750～1 050 g，加入油内，搅匀，收膏，将膏浸泡于水中。取膏，用文火熔化后，加入苏合香及上述粉末，搅匀，分摊于纸上，即得。

【性状】本品为摊于纸上的黑膏药。

【功能与主治】温阳化湿，消肿散结。用于脾肾阳虚、痰瘀互结所致的阴疽、瘰疬未溃、寒湿痹痛。

【用法与用量】外用，加温软化，贴于患处。

【规格】每张净重（1）1.5 g；（2）3 g；（3）6 g；（4）9 g。

【贮藏】密闭，置阴凉干燥处。

【检查】应符合膏药项下有关的各项规定（通则 0186）。

【处方工艺分析】处方中人工麝香为细料药，应先研成细粉，摊涂时洒布于膏药表面；苏合香、乳香、没药、肉桂等可溶性或挥发性药料也应研成细粉备用，在摊涂膏药前加入熔化的膏药中混匀。

【制备过程注意事项】

（1）红丹在使用前应先炒干并过筛后再加入油中，因为红丹含水分时易聚成颗粒，下丹时沉于锅底，不易与油充分反应。

（2）炼油是制备膏药的关键，因此，应掌握好炼油程度，以“滴水成珠”为度，过老则膏药硬度大，黏着力小，贴于皮肤时容易脱落；过嫩则膏药质软，黏着力强，贴于皮肤时不容易剥离。

思考与练习

1. 单项选择题

（1）下列不属于膏药基质的是（　　）。

A. 植物油　　B. 红丹　　C. 铅粉　　D. 红粉

（2）膏药需要做的检查项目不包含（　　）。

A. 软化点　　B. 重量差异　　C. 药物含量　　D. 外观

（3）根据《中国药典》(2020 年版)，对膏药做重量差异时检查需取供试品（　　）张。

A. 1　　B. 3　　C. 5　　D. 7

2. 多项选择题

（1）黑膏药的制备过程包括（　　）。

A. 去“火毒”　　B. 摊涂　　C. 炼油　　D. 药料提取

E. 下丹收膏

（2）黑膏药的基质原料有（　　）。

A. 雄黄　　B. 朱砂　　C. 植物油　　D. 官粉

E. 红丹

（3）黑膏药去“火毒”的目的有（　　）。

A. 去除铅盐　　B. 去除醛、酮

C. 去除低级脂肪酸　　D. 去除羊毛脂

E. 去除刺激性低分子产物

3. 简答题

（1）为什么要去“火毒”？

（2）含挥发性成分的细料药为什么不能“炸料”？

§7－3　贴膏剂

学习目标

1. 掌握贴膏剂的定义；
2. 掌握橡胶膏剂和凝胶膏剂的定义、特点与组成；
3. 掌握贴膏剂的制备工艺与制备要点；
4. 熟悉贴膏剂的生产过程质量控制与质量评定；
5. 能进行贴膏剂的制备和质量检查。

一、贴膏剂概述

1. 贴膏剂的定义

贴膏剂系指将原料药物与适宜的基质制成膏状物、涂布于背衬材料上供皮肤贴敷、可产生全身性或局部作用的一种薄片状柔性制剂。贴膏剂包括凝胶贴膏（原巴布膏剂或凝胶膏剂）和橡胶贴膏（原橡胶膏剂）。

2. 橡胶膏剂

（1）定义与特点

橡胶贴膏系指原料药物与橡胶等基质混匀后涂布于背衬材料上制成的贴膏剂，其常用制备方法有溶剂法和热压法。

橡胶膏剂黏着力强，与黑膏药相比可直接贴于皮肤，对衣物污染较轻，携带使用均方便。含药者常用于治疗风湿痛、跌打损伤等；不含药者可保护伤口、防止皮肤皲裂。但由于贴膏剂膏层薄，容纳药物量少，维持时间较短。

（2）组成

1）膏料层由药物和基质组成，为橡胶膏剂的主要部分，基质主要由以下成分组成。

① 橡胶。橡胶为基质的主要原料，常用未经硫化的生橡胶以及热可塑性橡胶，具有较好的黏性、弹性，不透气，不透水。

② 软化剂。软化剂可使生胶软化，增加可塑性，增加成品柔软性、耐寒性及黏性。常用的软化剂有凡士林、羊毛脂、液状石蜡、植物油等。软化剂的用量应适当。

③ 增黏剂。增黏剂可增加膏体的黏性，常用松香，因松香中含有的松香酸可加速橡胶膏剂的老化，选择软化点 70～75 ℃（最高不超过 77 ℃）、酸价 170～175 者。国外普遍采用甘油松香酯、氢化松香、β－蒎烯等新型材料取代天然松香作增黏剂，具有抗氧化、耐光、耐老化和抗过敏等性能。

④ 填充剂。填充剂常用氧化锌，具有缓和的收敛作用，并能增加膏料与裱褙材料间的黏着性。氧化锌与松香酸生成的松香酸锌盐，能降低松香酸对皮肤的刺激性。锌钡白（俗称立德粉）常用作热压法制备橡胶膏剂的填充剂，其特点是遮盖力强，胶料硬度大。

2）背衬材料

一般采用漂白细布。

3）膏面覆盖物

多用硬质纱布、塑料薄膜或玻璃纸等，以避免膏片互相黏着及防止挥发性成分的挥散。

3. 凝胶膏剂

（1）定义及特点

凝胶贴膏系指原料药物与适宜的亲水性基质混匀后涂布于背衬材料上制成的贴膏剂，常用基质有聚丙烯酸钠、羧甲基纤维素钠、明胶、甘油和微粉硅胶等。

凝胶膏剂与传统中药黑膏药和橡胶膏剂相比，具有的特点主要包括：与皮肤生物相容性好，亲水高分子基质具透气性、耐汗性、无致敏性、无刺激性；载药量大，尤其适于中药浸膏；释药性能好，有利于药物透皮吸收，与皮肤亲和性强，能提高角质层的水化作用；采用透皮吸收控释技术，使血药浓度平稳，药效持久；使用方便，不污染衣物，易洗除，反复揭贴仍能保持黏性。

（2）组成

1）背衬层

为基质的载体，常用无纺布、人造棉布等。

2）防黏层

起保护膏体的作用，常用聚丙烯、聚乙烯中间加聚酯薄膜及玻璃纸等。

3）膏体

为凝胶膏剂的主要部分，由基质和药物构成。基质选用的条件是：不影响主药稳定性，无副作用；有适当的黏性和弹性；能保持膏体形状，不因汗水、温度作用而软化，也不残留在皮肤上；具有一定稳定性与保湿性，无刺激性与过敏性等。

基质的原料主要有以下几个部分。

① 黏合剂。黏合剂是基质骨架材料，也是影响持黏力与剥离强度的主要因素，包括天然、半合成或合成的高分子材料，如阿拉伯胶、海藻酸钠、西黄蓍胶、明胶、羟丙甲基纤维素、甲（乙）基纤维素、羧甲基纤维素及其钠盐、聚丙烯酸及其钠盐、聚乙烯醇、聚维酮等。

② 保湿剂。保湿剂决定基质的柔韧性和初黏力。凝胶膏剂基质为亲水性，含水量大，选择合适的保湿剂很重要。常用甘油、丙二醇、聚乙二醇、山梨醇以及它们的混合物。

③ 填充剂。填充剂影响膏体成型性，常用微粉硅胶、二氧化钛、碳酸钙、高岭土及氧化锌等。

④ 渗透促进剂。渗透促进剂能提高药物经皮渗透性能，可用氮酮、二甲基亚砜、尿素等，氮酮与丙二醇合用能提高氮酮的促渗透作用。中药挥发性物质（如薄荷脑、冰片、桉叶油等）也有促渗透作用。

根据药物的性质，还可以加入表面活性剂、液状石蜡等其他附加剂。

【知识拓展】

凝胶膏剂

凝胶膏剂与橡胶膏剂等贴膏剂相比具备特有的优势。凝胶膏剂较橡胶膏剂更易使皮肤角质层软化。从药物在皮肤内的扩散动力学来看，药物在角质层、活性表皮、真皮组成的多层组织中的渗透性能并不一样，其中角质层对药物的扩散阻力远大于其他组织，而凝胶膏剂通常含有50%的水分，能够很快使皮肤角质层细胞水化膨胀，有利于药物的透皮吸收。

二、贴膏剂的制备

1. 贴膏剂的制备工艺

（1）橡胶膏剂的制备

1）橡胶膏剂的制备工艺流程如图7-3-1所示。

2）橡胶膏剂的常用设备有涂布切片一体机（见图7-3-2）等。

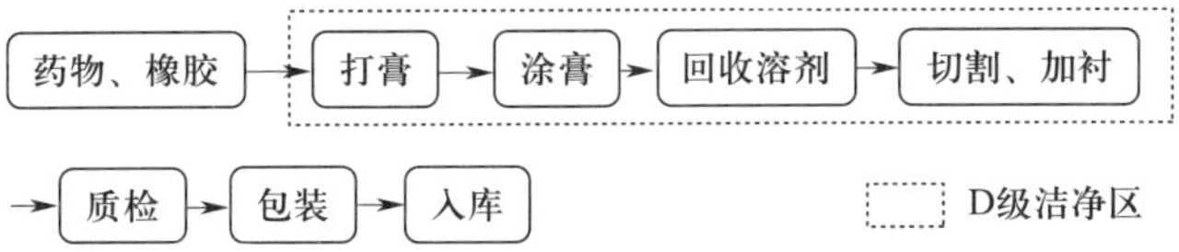

图 7－3－1　橡胶膏剂的制备工艺流程

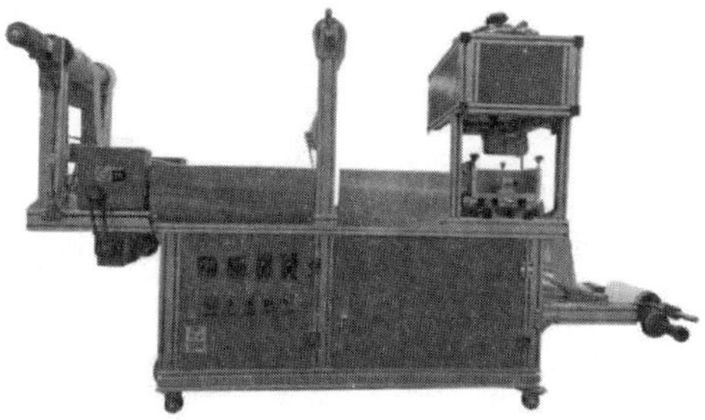

图 7－3－2　涂布切片一体机

3）橡胶膏剂的制法

① 溶剂法

药料处理：药材用适当的有机溶剂和方法提取、滤过、浓缩后备用，化学药物粉碎成细粉或溶于溶剂中。

打膏：取生橡胶洗净，在 50～60 ℃干燥或晾干后，切成大小适宜的条块，在炼胶机中塑炼成网状薄片，摊开放冷，消除静电后，于适量汽油中浸泡 18～24 小时，待完全溶胀成凝胶状后移入打膏机中，搅拌 3～4 小时后，分次加入凡士林、羊毛脂、氧化锌和松香等制成基质，再加入药物浸膏或细粉，继续搅拌成均匀胶浆，经滤胶机过滤后的膏浆即为膏料。

涂膏：将膏料置于装好布裱褙的涂膏机上涂膏。

回收溶剂：已涂布膏料的胶布以一定的速度经过封闭的加热干燥和溶剂回收装置，进行干燥后卷于滚筒上。

加衬、切割及包装：先将膏布在切割机上切成一定宽度，再移至纱布卷筒装置上，使膏面上覆盖一层硬质纱布或塑料薄膜，再切割成小块后包装。

② 热压法

取橡胶洗净，在 50～60 ℃加热干燥或晾干，切成块状，在炼胶机中塑炼成网状薄片，加入油脂性药物等，待溶胀后再加入其他药物和锌钡白或氧化锌、松香等，搅拌均匀，涂膏，盖衬，切片即得。

（2）凝胶膏剂的制备

1）凝胶膏剂的工艺流程（见图 7－3－3）

2）凝胶膏剂的常用设备

凝胶膏剂小剂量制备常用烧杯和研钵，凝胶膏剂大剂量制备常用设备有涂布切片一体机（见图 7－3－2）等。

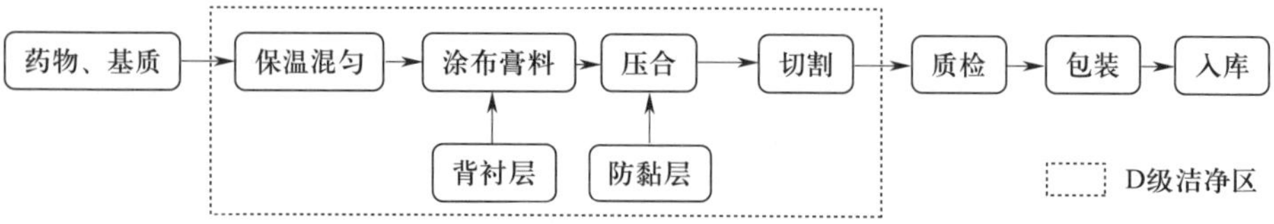

图 7－3－3　凝胶膏剂的制备工艺流程

2. 贴膏剂的制备要点

（1）贴膏剂所用的材料及辅料应符合国家标准有关规定，并应考虑到对贴膏剂局部刺激性和药物性质的影响。

（2）贴膏剂根据需要可加入表面活性剂、乳化剂、保湿剂、抑菌剂或抗氧剂等。

（3）贴膏剂的膏料应涂布均匀，膏面应光洁、色泽一致，贴膏剂应无脱膏、失黏现象；背衬面应平整、洁净、无漏膏现象。

（4）涂布中若使用有机溶剂的，必要时应检查残留溶剂。

（5）采用乙醇等溶剂应在标签中注明过敏者慎用。

（6）根据原料药物和制剂的特性，除来源于动、植物多组分且难以建立测定方法的贴膏剂外，贴膏剂的含量均匀度、释放度、黏附力等应符合要求。

（7）除另有规定外，贴膏剂应密封贮存。

三、贴膏剂的生产过程质量控制与质量评定

1. 生产过程质量控制

（1）操作室内压力应大于室外压力。

（2）在工艺员的指导下，依照生产指令准确称取饮片。

（3）制备过程中，应控制好膏料的搅拌速度，搅拌速度不宜过快或过慢。速度过快，易造成很多气泡；由于剪切力过大，导致高分子化合物相对分子质量降低，达不到应有的黏性，使膏体黏附力下降；速度过慢，膏体不易混匀。

（4）搅拌时温度对膏体的质量有一定程度的影响，一般以 50 ℃为宜，温度过高会使膏体的黏附力降低。

（5）生产过程中的物料应有标示。

（6）操作完毕应按 GMP 要求进行清场处理。

2. 质量评定

【含膏量】橡胶贴膏照第一法检查，凝胶贴膏照第二法检查。

第一法：取供试品 2 片（每片面积大于 35 cm^2 的应切取 35 cm^2），除去盖衬，精密称定，置于同一个有盖玻璃容器中，加适量有机溶剂（如三氯甲烷、乙醚等）浸渍，并时时振摇，待背衬与膏料分离后，将背衬取出，用上述溶剂洗涤至背衬无残附膏料，挥去溶剂，在 105 ℃干燥 30 分钟，移至干燥器中，冷却 30 分钟，精密称定，减失重量即为膏重，按标示面积换算成 100 cm^2 的含膏量，应符合各品种项下的规定。

第二法：取供试品1片，除去盖衬，精密称定，置烧杯中，加适量水，加热煮沸至背衬与膏体分离后，将背衬取出，用水洗涤至背衬无残留膏体，晾干，在105 ℃干燥30分钟，移至干燥器中，冷却30分钟，精密称定，减失重量即为膏重，按标示面积换算成100 cm^2的含膏量，应符合各品种项下的规定。

【耐热性】除另有规定外，橡胶贴膏取供试品2片，除去盖衬，在60 ℃加热2小时，放冷后，背衬应无渗油现象；膏面应有光泽，用手指触试应仍有黏性。

【赋形性】取凝胶贴膏供试品1片，置37 ℃、相对湿度64%的恒温恒湿箱中30分钟，取出，用夹子将供试品固定在一平整钢板上，钢板与水平面的倾斜角为60°，放置24小时，膏面应无流淌现象。

【黏附力】除另有规定外，凝胶贴膏照黏附力测定法（通则0952第一法）测定、橡胶贴膏照黏附力测定法（通则0952第二法）测定，均应符合各品种项下的规定。

【含量均匀度】凝胶贴膏，除另有规定或来源于动、植物多组分且难以建立测定方法的，照含量均匀度检查法（通则0941）测定，应符合规定。

【微生物限度】除另有规定外，照非无菌产品微生物限度检查：微生物计数法（通则1105）和控制菌检查法（通则1106）及非无菌药品微生物限度标准（通则1107）检查，凝胶贴膏应符合规定，橡胶贴膏每10 cm^2不得检出金黄色葡萄球菌和铜绿假单胞菌。

四、实例解析

舒康贴膏

【处方】山楂核精3 260 g

【制法】取山楂核精，浓缩至适量，加入处方量的3.1～3.8倍重的由橡胶、松香等制成的基质中，制成涂料，进行涂膏；盖衬，切片，或收卷，即得。

【性状】本品为黄白色至灰黄色的片状橡胶膏；具烟熏气。

【功能与主治】活血，化瘀，止痛。用于软组织闭合性急性损伤和慢性劳损。

【用法与用量】贴患处。

【注意】局部皮肤破损或过敏者禁用。

【规格】（1）每贴5 cm×7 cm；（2）每贴6 cm×10 cm；（3）每贴7 cm×10 cm；（4）每贴7 cm×100 cm。

【贮藏】密封。

【检查】

1. 含膏量：取本品，用乙醚作溶剂，依法检查（通则0122第一法）。每100 cm^2含膏量不得少于1.6 g。

2. 黏附力：剪取长70 mm、宽25 mm的本品5片作为供试品，照贴膏剂黏附力试验（通则0952第二法）测定，取供试品固定于试验板表面，沿供试品长度方向加载200 g砝码，30分钟后取出，测量供试品在试验板上的位移值，即得。

本品平均位移值不得大于2.5 mm。

3. 其他：应符合贴膏剂项下橡胶膏剂有关的各项规定（通则 0122）。

【制备过程注意事项】制备过程中，应控制好膏料的搅拌速度。搅拌时的温度约以 50 ℃为宜。

思考与练习

1. 单项选择题

（1）药物与橡胶等基质混匀后涂布于背衬材料上制成的贴膏剂是（　　）。

A. 黑膏药　B. 橡胶膏剂　C. 巴布膏剂　D. 乳膏剂

（2）以下不是凝胶膏剂的特点的是（　　）。

A. 载药量小　B. 药物释放性能好

C. 与皮肤生物相容性好　D. 使用方便

2. 多项选择题

（1）中药贴膏剂包括（　　）。

A. 黑膏药　B. 橡胶膏剂　C. 巴布膏剂　D. 乳膏剂

E. 白膏药

（2）橡胶膏剂的制法为（　　）。

A. 溶剂法　B. 研合法　C. 熔合法　D. 热压法

E. 压制法

3. 简答题

（1）橡胶膏剂的主要基质有哪些？

（2）橡胶膏剂的制法有几种？画出各种制法的生产工艺流程图。

第八章

其他制剂制备技术

中药制剂除液体制剂、固体制剂、半固体制剂之外，还有气体制剂；除口服、注射、外用等给药方式外，还有气道给药、黏膜给药等。本章主要介绍气雾剂、喷雾剂、膜剂、胶剂等其他制剂制备技术及质量控制。

§8-1 气体制剂

学习目标

1. 掌握气体制剂的定义、特点及组成；
2. 掌握气体制剂的制备技术；
3. 熟悉气体制剂的质检项目。

课堂导入

大家生活中比较熟悉的给药方式有口服、注射、外用、直肠等方式，而对慢性呼吸道疾病患者而言，除常规用药方式外，还有一项特殊的治疗方式——气道给药途径。该方式可以帮助药物迅速、直接地到达呼吸道，对于呼吸道疾病的治疗具有不可替代的优势。

一、气体制剂概述

气体制剂是一类气体分散型制剂。即将原料药物经过加工后包装于特殊的装置中，以雾化方式通过呼吸道（包括口腔、鼻腔）、皮肤及阴道多途径给药，起局部或全身的治疗作用，包括气雾剂、喷雾剂。《中国药典》（2020 年版，一部）收载了麝香祛痛气雾剂等 4 种气体制剂。

1. 气雾剂的定义与特点

气雾剂是指原料药物或原料药物和附加剂与适宜的抛射剂共同装封于具有特制阀门系统

的耐压容器中，使用时借助抛射剂的压力将内容物呈雾状物喷至腔道黏膜或皮肤的制剂。内容物喷出后呈泡沫状或半固体状，则称之为泡沫剂或凝胶剂/乳膏剂。

气雾剂作为一种现代剂型，具有以下优点：

（1）具有速效和定位作用，气雾剂可使药物直接到达作用或吸收部位，分布均匀，奏效快。

（2）药物密闭于不透明的容器内能保持药物清洁无菌，避免了与空气中的氧气或水分接触，可增加药物的稳定性。

（3）使用方便，药物可避免胃肠道的破坏和肝脏首过作用。

（4）可以用定量阀门准确控制剂量。

但气雾剂也存在以下缺点：

（1）气雾剂因使用耐压容器、阀门系统和特殊生产设备，故生产成本高。

（2）气雾剂如封装不严密，可因抛射剂的泄漏而失效。另外，容器内具有一定的压力，遇热或受撞击也可能发生爆炸。

（3）吸入气雾剂因肺部吸收干扰因素多，往往吸收不完全且变异性较大。

【知识链接】

气雾剂的速释原理

气雾剂主要通过肺部吸收，吸收的速度很快，不亚于静脉注射，如宽胸气雾剂吸入后5分钟内即可缓解胸痹、心绞痛等症状。肺部吸收迅速的原因主要是由于肺部吸收面积巨大。肺由气管、支气管、细支气管、肺泡管和肺泡囊组成。肺泡囊的数目估计达3亿～4亿，总表面积可达70～100 m^2，为体表面积的25倍。肺泡囊壁由单层上皮细胞所构成，这些细胞紧靠着致密的毛细血管网（毛细血管总表面积约为90 m^2，且血流量大），细胞壁或毛细血管壁的厚度只有0.5～1.0 μm，因此肺泡囊是气体与血液进行快速扩散交换的部位，药物到达肺泡囊即可迅速吸收显效。

2. 气雾剂的分类与组成

（1）气雾剂的分类

气雾剂的分类详见表8－1－1。

表8－1－1　　气雾剂的分类

分类依据	类型	特点
按给药途径	吸入气雾剂	呼吸道给药，既能起局部治疗作用，又可起全身治疗作用
	非吸入气雾剂	皮肤、黏膜给药，用于口腔溃疡，烧烫伤或跌打瘀肿等
按处方组成	二相气雾剂	气相为抛射剂产生的蒸气，液相为药物溶解在抛射剂中所形成的均相液体
	三相气雾剂	包括混悬液型气雾剂（气相、液相、固相）或乳状液型气雾剂（气相、液相、液相）

续表

分类依据	类型	特点
按给药定量与否	定量气雾剂	每次启闭只能喷出一定剂量的药物，用于治疗呼吸道或心血管系统疾病的气雾剂，一般制成定量吸入气雾剂
	非定量气雾剂	任意连续喷雾，多见于外用的气雾剂

吸入气雾剂是指经口吸入沉积于肺部的制剂，通常也被称为压力定量吸入剂。揿压阀门可定量释放活性物质。

鼻用气雾剂是指经鼻吸入沉积于鼻腔的制剂。揿压阀门可定量释放活性物质。

（2）气雾剂的质量要求

1）溶液型气雾剂的药液应澄清；吸入气雾剂的雾滴（粒）大小应控制在 10 μm 以下，其中大多数应为 5 μm 以下，一般不使用饮片细粉。

2）气雾剂的容器应能耐受气雾剂所需的压力，阀门各部件的尺寸精度和溶胀性必须符合要求，并不得与药物发生反应。

3）定量阀门气雾剂每揿压一次应喷出准确的剂量，喷出雾滴（粒）应均匀。非定量阀门气雾剂喷射时应能持续喷出均匀的剂量，喷出量均不得少于标示装量的 85%。

4）用于烧伤［除程度较轻的烧伤（Ⅰ°或浅Ⅱ°外）］、严重创伤或临床必需无菌的气雾剂，应符合无菌检查法规定。

5）气雾剂须用适宜方法进行泄漏和爆破检查，以确保使用安全。吸入气雾剂的递送剂量均一性、每瓶总揿次、微细粒子剂量、微生物限度均符合《中国药典》（2020 年版）的规定。

（3）气雾剂的组成

气雾剂主要由抛射剂、耐压容器、阀门系统、药物与附加剂四部分组成，其结构如图 8－1－1 所示。

1）抛射剂

抛射剂是提供气雾剂动力源泉，同时可兼作药物的溶剂或稀释剂。抛射剂是低沸点的液态气体，常温下蒸气压大于 1 个标准大气压，阀门系统开放时，抛射剂迅速汽化产生压力，将容器内药液分散成极细的雾状微粒或泡沫状、干粉状喷出。常用抛射剂有氢氟烷烃类（如四氟乙烷、七氟丙烷）、碳氢化合物（如丙烷、正丁烷）及惰性气体（如压缩 N_2、CO_2）、二甲醚等。

2）耐压容器

耐压容器必需性质稳定、耐压、价廉、轻便。常用玻璃（外搪有塑料防护层）容器、塑料容器、金属容器。玻璃容器化学性质稳定、耐腐蚀、不易泄漏，但耐压和耐撞击性差，适用于压力和容积都不大的气雾剂；塑料容器质轻且耐压，抗撞击性和耐腐蚀性较好，但通透性较大，会影响药物的稳定性；金属容器常用铝、不锈钢等材料制作，耐压性强，但稳定性不够理想，需要在内壁涂上聚乙烯或环氧树脂材料以增加防腐能力。

3）阀门系统

控制药物和抛射剂从容器射出量及速度的主要部件，其精密程度直接影响气雾剂给药剂量的准确性。目前药用气雾剂大多选用能控制剂量的定量阀门，也有使用非定量的普通阀门。阀门系统应坚固、耐用，与内容物不发生反应。阀门材料有塑料、橡胶、铝和不锈钢等，非定量气雾剂的阀门系统由喷头、阀杆、固定盖、橡胶垫圈、弹簧、阀体、引液管等组成，如图 8－1－2 所示。

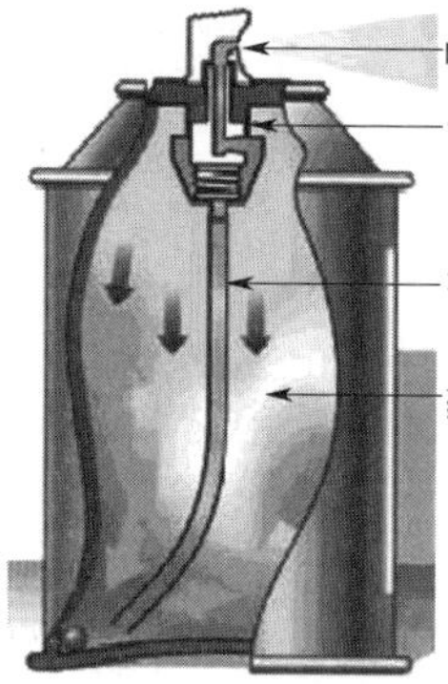

图 8－1－1　气雾剂结构示意图

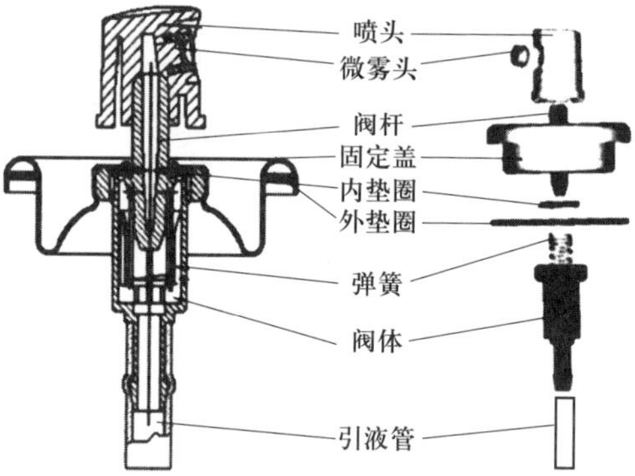

图 8－1－2　非定量气雾剂阀门系统

定量吸入气雾剂的阀门系统与非定量吸入气雾剂的阀门系统的构造相仿，不同之处是还有一个塑料或金属制得定量室或定量杯，用以保证每次用药的剂量，定量气雾剂的阀门示意图和阀门系统使用示意图分别如图 8－1－3、图 8－1－4 所示。定量气雾剂阀门系统主要部件及作用见表 8－1－2。

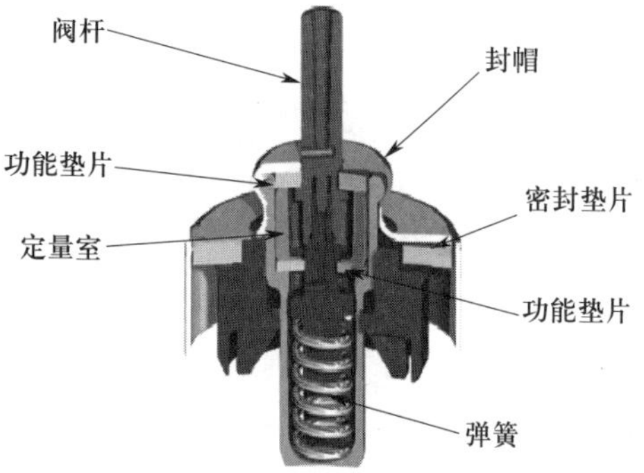

图 8－1－3　定量气雾剂的阀门示意图

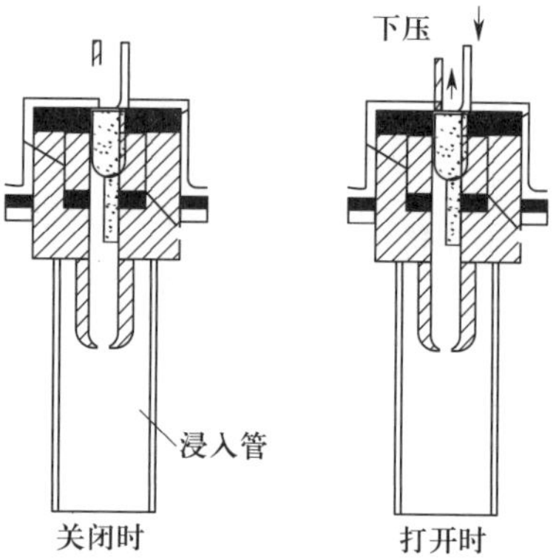

图 8－1－4　定量气雾剂的阀门系统使用示意图

混悬型气雾剂的阀门系统应当考虑到固体微粒可能造成阻塞的问题，设计和制作过程中应考虑增加润滑性。

表 8－1－2　定量气雾剂阀门系统主要部件及作用

构成部分	作用
阀杆（轴芯）	连接阀与制动器，为定量室提供进出口，重复加入或喷出一定的剂量
封帽	杯状铝制品，将阀各部分固定在一起，以卷边寄固定容器上

续表

构成部分	作用
密封垫片	用于容器与阀之间的密封；通常由橡胶制成
弹簧	在喷雾后，固定阀主杆，并使复位于静置时的位置，可位于定量室内或室外
定量杯（室）	确定喷出液体的体积，常规体积有 25 μL、50 μL、100 μL 等
功能垫片	提供绕阀主杆的主要密封，通常由橡胶制成
浸入管	容器内药物向上输送到阀门系统的通道，容器内压是溶液向上的动力

4）药物与附加剂

中药气雾剂中药物可以是饮片经提取分离制成的总提取物、有效部位、有效成分或饮片微粉。

气雾剂的处方组成，除选择适宜的抛射剂外，主要根据药物的理化性质，选择适宜附加剂（如溶剂、助溶剂、抗氧剂、防腐剂、表面活性剂等，见表 8－1－3），配制成一定类型的气雾剂，以满足临床用药的要求。另吸入气雾剂中所有附加剂均应对呼吸道黏膜和纤毛无刺激性、无毒性，非吸入气雾剂中所有附加剂均应对皮肤或黏膜无刺激性。

表 8－1－3　　气雾剂的附加剂种类及常用物质

附加剂种类		常用物质
溶剂		水、甘油或氢氟烷烃、植物油
助溶剂		丙二醇、乙醇
表面活性剂	乳化剂	硬脂酸三乙醇胺、聚山梨酯类
	助悬剂	月桂醇、司盘类
抗氧剂		维生素 C、亚硫酸钠等
防腐剂		苯甲酸钠、尼泊金类等

3. 喷雾剂的定义与特点

喷雾剂系指原料药物或与适宜辅料填充于特制的装置中，使用时借助手动泵的压力、高压气体、超声振动或其他方法将内容物呈雾状物释出，直接喷至腔道黏膜及皮肤等的制剂。由于喷雾剂雾粒粒径较大，不适用于肺部吸入，一般以局部应用为主，多用于舌下、鼻腔黏膜和体表的喷雾给药比较多。当然，喷雾剂也可以通过肺部、鼻黏膜等给药方式起到全身治疗作用。此外，喷雾剂无需抛射剂作动力，无大气污染，生产处方与工艺简单，产品成本较低，可作为非吸入用气雾剂的替代形式，具有很好的应用前景。

4. 喷雾剂的分类与组成

（1）喷雾剂的分类

喷雾剂按用药途径可分为吸入喷雾剂、鼻用喷雾剂及用于皮肤、黏膜的非吸入喷雾剂；按内容物组成分为溶液型、乳状液型、混悬型；按给药定量与否，喷雾剂还可分为定量喷雾剂和非定量喷雾剂。

定量喷雾剂是指通过定量雾化器产生供吸入用气溶胶的溶液、混悬液或乳液。

（2）喷雾剂质量要求

1）溶液型喷雾剂的药液应澄清；乳状液型喷雾剂的液滴在液体介质中应分散均匀；混悬型喷雾剂应将原料药物细粉和附加剂充分混匀、研细，制成稳定的混悬液。经雾化器雾化后供吸入用的雾滴（粒）大小应控制在 10 μm 以下。

【知识拓展】

气溶胶

气溶胶是由固体或液体小质点分散并悬浮在气体介质中形成的胶体分散体系，又称气体分散体系。其分散相为固体或液体小质点，其大小为 0.001 ~ 100 μm，分散介质为气体。天空中的云、雾、尘埃，工业上和运输业上用的锅炉和各种发动机里未燃尽的燃料所形成的烟，采矿、采石场磨材和粮食加工时所形成的固体粉尘，人造的掩蔽烟幕和毒烟等都是气溶胶的具体实例。

2）定量阀门喷雾剂每揿压一次应喷出准确的剂量，非定量阀门气雾剂喷射时应能持续喷出均匀的剂量。

3）用于烧伤、严重创伤或临床时必须使用无菌的喷雾剂，应符合无菌检查法规定。

4）吸入喷雾剂的每瓶总喷次、每喷喷量、每喷主药含量、递送剂量均一性、微细粒子剂量、装量与装量差异、微生物限度均符合《中国药典》（2020 年版）规定；鼻用喷雾剂还应符合鼻用制剂（通则 0106）相关项下要求。

（3）喷雾剂的组成

常见喷雾剂一般由容器、手动泵、药物与附加剂构成，其中手动泵又分为定量型与非定量型。

喷雾剂须在喷雾装置的配合下完成给药来治疗疾病。目前常用的有普通喷雾装置和新型喷雾装置：普通喷雾装置是手动（喷雾）泵进行喷雾给药的，主要由泵杆、泵体、支持体、活塞、弹簧、弹簧帽、固定杯、密封垫、活动垫或舌状垫和浸入管组成，具有使用方便、无须预压、很小的触动力就可将药物喷出、使用范围广等特点；新型喷雾剂目前有智能型喷射雾化器、超声波雾化器、Respimat 喷雾器。

【知识拓展】

粉雾剂

粉雾剂是指一种或一种以上的药物粉末装填于特殊的给药装置，以干粉形式将药物喷雾于给药部位，发挥全身或局部作用的一种药物剂型，俗称干粉吸入剂。

粉雾剂是在传承气雾剂优点的基础上，综合粉体学技术而发展起来的新剂型，由于其使用方便、不含抛射剂、药物呈粉状稳定性好、干扰因素少等优点，而日益受到人们的重视。常见干粉吸入装置一般包括粉末雾化器和碟式吸纳器（见图 8 - 1 - 5）。

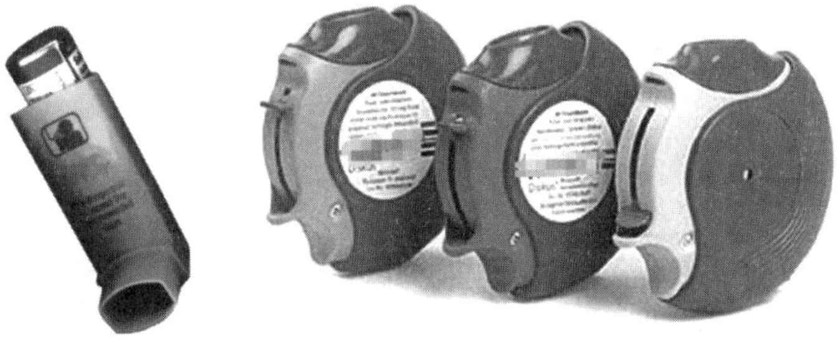

图 8－1－5　常见干粉吸入装置

二、气体制剂的制备

1. 气雾剂的制剂工艺

气雾剂的制备工艺流程如图 8－1－6 所示。

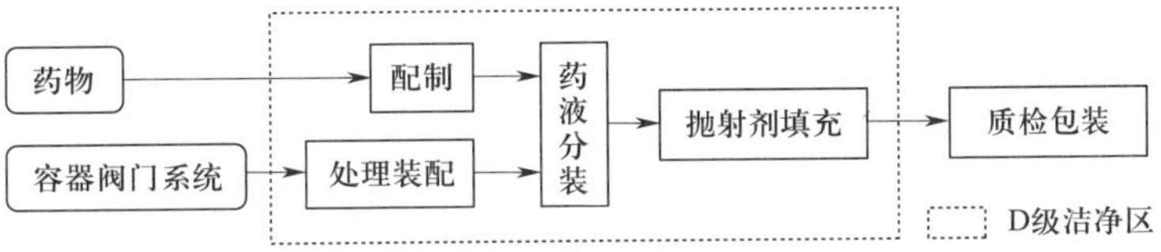

图 8－1－6　气雾剂制备工艺流程

2. 气雾剂的制备要点

（1）气体制剂的制备应符合相关品种的要求，如洁净度、灭菌条件和低温环境等。

（2）应将阀门的各种零件分别处理：橡胶部件可在 75% 乙醇中浸泡 24 小时，以除去色泽并消毒，干燥备用；塑料、尼龙部件洗净后浸在 95% 乙醇中备用；不锈钢弹簧在 1% ~ 3% 碱液中煮沸 10 ~ 30 分钟，用水洗涤数次，然后用蒸馏水洗 2 ~ 3 次，直至无油腻为止，浸泡在 95% 乙醇中备用。

（3）应按处方组成及气雾剂类型进行配制：溶液型气雾剂须将药物制成澄明溶液，因为很多药物不能完全溶解在抛射剂中，所以在制备时可加入适量助溶剂以改善药物的溶解度；混悬型气雾剂须将药物粉碎成 5 ~ 10 μm 的微粉并保持干燥，同时与助悬剂、抛射剂等充分混合；乳浊液气雾剂须将药物的水溶液与液化抛射剂（油相）加乳化剂制成乳浊液，定量分装在容器中。

（4）抛射剂的填充有压灌法和冷灌法两种。压灌法（设备示意图如图 8－1－7 所示）是先将配好的药液在室温下灌入容器内，再将阀门装上并轧紧，然后通过压装机压入定量的抛射剂，半自动灌装生产线如图 8－1－8 所示。该法不需要低温，抛射剂损耗少，且设备简单，我国气雾剂的生产多采用此法。冷灌法是将药液冷却（－20 ℃左右）后灌入容器中，随后加入已冷却的抛射剂，立即将阀门装上并轧紧，加铝盖轧口封固，经质检合格后包装。

（5）喷雾剂装置中各组成部件均应采用无毒、无刺激性、性质稳定、与原料药物不起作用的材料制备。

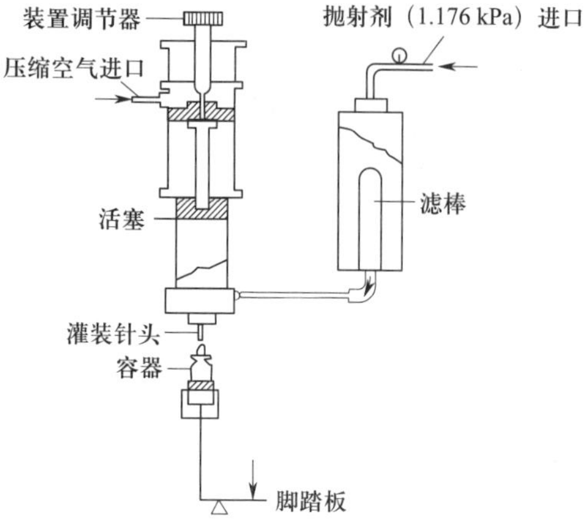

图 8-1-7　压灌法设备示意图

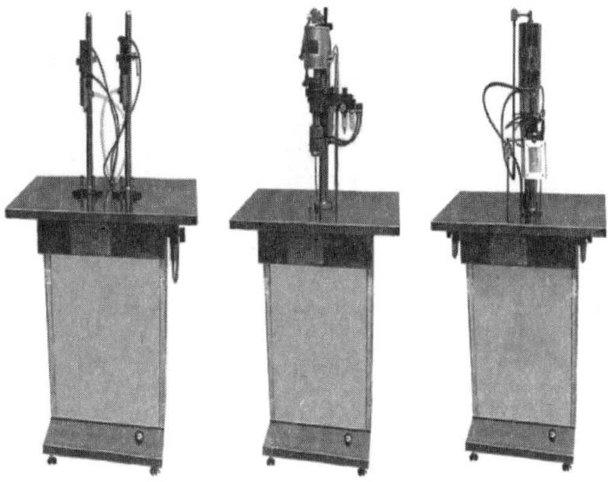

图 8-1-8　气雾剂半自动灌装生产线

3. 喷雾剂的制备要点

喷雾剂的制备要点与气雾剂相近，应注意以下几点：应符合相关品种要求的环境配制，如一定的洁净度、灭菌条件和低温环境等，喷雾剂制备施加压力较液化气体高，容器牢固性的要求较高；根据需要可加入溶剂、助溶剂、抗氧剂、抑菌剂、表面活性剂等附加剂，所加附加剂对皮肤或黏膜应无刺激性；溶液型喷雾剂的药液应澄清，乳状液型喷雾剂的液滴在液体介质中应分散均匀，混悬型喷雾剂应将药物细粉和附加剂充分混匀、研细，制成稳定的混悬液，吸入喷雾剂的雾滴（粒）大小应控制在 10 μm 以下，其中大多数应为 5 μm 以下；喷雾剂应避光密封贮存。

三、气体制剂的生产过程质量控制与质量评定

1. 生产过程质量控制

（1）气雾剂应在 D 级洁净度环境下配制，并及时灌封于灭菌的干燥洁净容器中。气雾剂生产岗位操作要求室内相对室外呈正压。

（2）气雾剂制备的过程中，必要时应严格控制水分，防止水分混入避免对成品稳定性产生影响。温度 18～26 ℃，相对湿度小于 45%。因为多数吸入型气雾剂中的药物具有较强的水溶性，环境湿度大时易吸湿，而吸湿后的药物粒子聚集或沉降，使药物的均匀度降低，导致剂量不准。

（3）吸入用气雾剂的药粉粒度应控制在 10 μm 以下，其中大多数应在 5 μm 以下，一般不使用饮片细粉。

（4）气雾剂常用的抛射剂为适宜的低沸点液体。根据气雾剂所需压力，可将两种或几种抛射剂以适宜比例混合使用。

（5）气雾剂的容器，应能耐受气雾剂所需的压力，各组成部件均不得与原料药物或附加剂发生理化作用，其尺寸精度与溶胀性必须符合要求。

除另有规定外，气雾剂应置晾暗处贮存，避免曝晒、受热、撞击；喷雾剂应避光密封处贮存。

2. 质量评定

按照《中国药典》（2020 年版，四部）通则气雾剂和喷雾剂项下的有关规定，需要进行如下方面的质量检查。

【每罐总揿次】定量气雾剂照下述方法检查，应符合规定。

检查法：取气雾剂 1 罐，揿压阀门，释放内容物到废弃池中，每次揿压间隔不少于 5 秒。每罐总揿次应不少于标示总揿次（此检查可与递送剂量均一性测定结合）。

【每瓶总喷次】多剂量定量喷雾剂照下述方法检查，应符合规定。

检查法：取供试品 4 瓶，除去帽盖，充分振摇，照使用说明书操作，释放内容物至收集容器内，按压喷雾泵（注意每次喷射间隔 5 秒并缓缓振摇），直至喷尽为止，分别计算喷射次数，每瓶总喷次均不得少于其标示总喷次。

【递送剂量均一性】气雾剂、喷雾剂均需此项检查。定量气雾剂和定量喷雾剂应照吸入制剂（通则 0111）相关项下方法检查，递送剂量均一性应符合规定。

【每揿主药含量】定量气雾剂、定量喷雾剂照下述方法检查，应符合规定。

检查法：取供试品 1 瓶，充分振摇，除去帽盖，按产品说明书规定，弃去若干揿次，用溶剂洗净套口，充分干燥后，倒置于已加入一定量吸收液的适宜烧杯中，将套口浸入吸收液液面下（至少 25 mm），揿射 10 次或 20 次（注意每次揿射间隔 5 秒并缓缓振摇），取出供试品，用吸收液洗净套口内外，合并吸收液，转移至适宜量瓶中并稀释至刻度后，按各品种含量测定项下的方法测定，所得结果除以取样揿射次数，即为平均每揿主药含量。每揿主药含量应为每揿主药含量标示量的 80% ~120% 。

【喷射速率】非定量气雾剂照下述方法检查，喷射速率应符合规定。

检查法：取供试品 4 罐，除去帽盖，分别喷射数秒后，擦净，精密称定，将其浸入恒温水浴（25 ℃ ±1 ℃）中 30 分钟，取出，擦干，除另有规定外，连续喷射 5 秒钟，擦净，分别精密称重，然后放入恒温水浴（25 ℃ ±1 ℃）中，按上法重复操作 3 次，计算每罐的平均喷射速率（g/s），均应符合各品种项下的规定。

【喷出总量】非定量气雾剂照下述方法检查，喷出总量应符合规定。

检查法：取供试品 4 罐，除去帽盖，精密称定，在通风橱内，分别连续喷射于已加入适量吸收液的容器中，直至喷尽为止，擦净，分别精密称定，每罐喷出量均不得少于标示装量的 85% 。

【每揿喷量】定量气雾剂照下述方法检查，应符合规定。

检查法：取供试品 1 罐，振摇 5 秒，按产品说明书规定，弃去若干揿次，擦净，精密称定，揿压阀门喷射 1 次，擦净，再精密称定。前后两次重量之差为 1 个喷量。按上法连续测定 3 个喷量；揿压阀门连续喷射，每次间隔 5 秒，弃去，至 $n/2$ 次；再按上法连续测定 4 个喷量；继续揿压阀门连续喷射，弃去，再按上法测定最后 3 个喷量。计算每罐 10 个喷量的平均值。再重复测定 3 罐。除另有规定外，应为标示喷量的 80% ~120% 。

凡进行每揿递送剂量均一性检查的气雾剂，不再进行每揿喷量检查。

【粒度】除另有规定外，中药吸入用混悬型气雾剂若不进行微细粒子剂量测定，应作粒度检查。

检查法：取供试品 1 罐，充分振摇，除去帽盖，试喷数次，擦干，取清洁干燥的载玻片一块，置距喷嘴垂直方向 5 cm 处喷射 1 次，用约 2 mL 四氯化碳或其他适宜溶剂小心冲洗载玻片上的喷射物，吸干多余的四氯化碳，待干燥，盖上盖玻片，移置具有测微尺的 400 倍或以上倍数显微镜下检视，上下左右移动，检查 25 个视野，计数应符合各品种项下规定。

【装量】非定量气雾剂照最低装量检查法（通则 0942）检查，应符合规定。

【无菌】除另有规定外，用于烧伤［除程度较轻的烧伤（Ⅰ°或浅Ⅱ°外）］、严重创伤或临床必需无菌的气雾剂和喷雾剂，照无菌检查法（通则 1101）检查，应符合规定。

【微生物限度】除另有规定外，照非无菌产品微生物限度检查：微生物计数法（通则 1105）和控制菌检查法（通则 1106）及非无菌药品微生物限度标准（通则 1107）检查，应符合规定。

除另有规定外，喷雾剂的【每喷喷量】、【微细粒子剂量】、【装量差异】检查应符合《中国药典》（2020 年版，四部）喷雾剂项下（通则 0112）规定。

四、实例解析

1. 宽胸气雾剂

【处方】檀香油 70 mL　荜茇油 15 mL　高良姜油 32 mL　细辛油 23 mL　冰片 22.5 g

【制法】以上五味，除冰片外，其余细辛油等四味，混匀，置 40 ℃水浴上，加入冰片，微热使溶解，以无水乙醇调整总量至 625 mL，混匀，过滤，灌封，压入抛射剂，即得。

【性状】本品为定量阀门气雾剂，在耐压容器中的药液为浅黄色的澄清液体；喷出时具特异香气，味苦、微辛辣。

【检查】乙醇量

照乙醇量测定法（通则 0711）测定。本品乙醇量应为 27%（mL/g）~42%（mL/g）。其他应符合气雾剂项下有关的各项规定（通则 0113）。

【含量测定】照气相色谱法（通则 0521）测定。本品每 1 mL 含冰片以龙脑（$C_{10}H_{18}O$）计，不得少于 18.0 mg。

【功能与主治】辛温通阳，理气止痛。用于阴寒阻滞、气机郁痹所致的胸痹，症见胸闷、心痛、形寒肢冷；冠心病心绞痛见上述证候者。

【用法与用量】将瓶倒置，喷口对准舌下喷，一日 2~3 次。

【规格】（1）每瓶含内容物 5.8 g，其中药液 2.7 mL（含挥发油 0.6 mL），每瓶 60 揿，每揿重 69 mg；（2）每瓶装 20 mL，内含挥发油 2 mL。

【贮藏】密封，置凉暗处。

2. 麝香祛痛气雾剂

【处方】人工麝香 0.33 g　红花 1 g　樟脑 30 g　独活 1 g　冰片 20 g　龙血竭 0.33 g

薄荷脑 10 g　地黄 20 g　三七 0.33 g

【制法】以上九味，取人工麝香、三七、红花，分别用 50% 乙醇 10 mL 分三次浸渍，每次 7 天，合并浸渍液，滤过，滤液备用；地黄用 50% 乙醇 100 mL 分三次浸渍，每次 7 天，合并浸渍液，滤过，滤液备用；龙血竭、独活分别用乙醇 10 mL 分三次浸渍，每次 7 天，合并浸渍液，过滤，滤液备用；冰片、樟脑加乙醇 100 mL，搅拌使溶解，再加入 50% 乙醇 700 mL，混匀；加入上述各浸渍液，混匀；将薄荷脑用适量 50% 乙醇溶解，加入上述药液中，加 50% 乙醇至总量为 1 000 mL，混匀，静置，滤过，灌装，封口，充入抛射剂适量，即得。

【性状】本品为非定量阀门气雾剂，在耐压容器中的药液为橙红色澄清液体；气芳香。

【功能与主治】活血祛瘀，舒经活络，消肿止痛。用于各种跌打损伤，瘀血肿痛，风湿瘀阻，关节疼痛。

【检查】乙醇量应为 47% ~ 57%（通则 0711）。喷射速率应不低于 0.8 g/s（通则 0113）。其他应符合气雾剂项下有关的各项规定（通则 0113）。

【含量测定】照气相色谱法（通则 0521）测定。本品每 1 mL 中含樟脑（$C_{10}H_{16}O$）应为 25.5 ~ 34.5 mg；含薄荷脑（$C_{10}H_{20}O$）应为 8.5 ~ 11.5 mg；含冰片（$C_{10}H_{18}O$）应为 17.0 ~ 23.0 mg。

【用法与用量】外用。喷涂患处，按摩 5 ~ 10 分钟至患处发热，一日 2 ~ 3 次；软组织扭伤严重或有出血者，将药液喷湿的棉垫敷于患处。

【注意】孕妇慎用；乙醇过敏者慎用。

【规格】每瓶内容物重 72 g，含药液 56 mL。

【贮藏】遮光，30 ℃以下密封贮存。

§8－2　膜剂

学习目标

1. 掌握膜剂的特点及分类；
2. 掌握膜剂的制备技术；
3. 熟悉膜剂的质检项目。

一、膜剂概述

1. 膜剂的定义与特点

膜剂系指原料药物与适宜的成膜材料经加工制成的膜状制剂，可广泛用于口腔科、眼科、耳鼻喉科、创伤、烧伤、皮肤科及妇科等，供口服、口含、舌下、眼结膜囊内、阴道内、皮肤或黏膜创伤表面的贴敷给药等。

膜剂的厚度和面积视用药部位的特点和含药量而定。膜剂的厚度一般为0.1～0.2 mm，通常不超1 mm，分透明状和着色不透明状两类。膜面积因临床用途而异，如眼用膜剂通常面积为0.5 cm^2，呈椭圆形或长方形。口服膜剂通常为1 cm^2，阴道用膜剂可达5 cm^2，其他部位应用者可根据需要剪成适宜大小。

膜剂的主要特点有：质量轻，体积小，便于携带、运输和贮存，使用方便，适用于多种给药途径；可制成具有不同释药速率的膜剂，多层复合膜剂便于解决药物间的配伍禁忌以及对药物分析上的干扰等问题；制备工艺较简单，成膜材料用量小，可以节约大量辅料和包装材料；制备过程中无粉尘飞扬，有利于劳动保护；含量准确，稳定性好，吸收快，疗效好，但是，膜剂由于载药量较小，一般仅只限于小剂量药物，因此在品种的选择上有一定的限制。

2. 膜剂的分类

（1）按剂型特点分类

1）单层膜剂

药物分散于成膜材料中所形成的膜剂，分为水溶性膜剂和水不溶性膜剂两类。单层膜剂应用较多。

2）多层膜剂

由几种单层膜叠合而成，便于解决药物间的配伍禁忌和分析上的相互干扰问题。

3）复合膜剂

在两层不溶性的高分子膜中间，夹着含有药物的药膜，以零级速度释放药物。这种膜剂实际属于控释膜剂。

（2）按给药途径分类

1）口服膜剂

口服膜剂是指供口服、口含、舌下给药的膜剂，如口服地西洋膜剂（多层型包衣膜剂）、丹参膜剂、口含度米芬膜剂、舌下含服万年青苷膜剂等。

2）口腔用膜剂

口腔用膜剂是当前医院用得最多的一种膜剂，常用于口腔溃疡和牙周疾病，如口腔溃疡双层膜剂、甲硝唑牙用膜剂、乙酷螺旋霉素牙用膜剂（用于牙周脓肿等症）、克霉唑口腔膜剂、养阴生肌膜剂等。

3）眼用膜剂

眼用膜剂用于眼结膜囊内，能克服滴眼液及眼药膏作用时间短及影响视力的缺点，以较少的药物达到局部高浓度，可维持较长的作用时间，如毛果芸香碱眼用膜剂、槟榔碱眼用膜剂等。眼用膜剂有单层膜和复合膜两种。

4）阴道用膜剂

阴道用膜剂包括局部治疗用和避孕的药膜，如避孕膜剂（壬苯基聚乙二醇醚膜剂）、芫花萜药膜、阴道溃疡膜剂等。

5）皮肤、黏膜用膜剂

皮肤、黏膜用膜剂外用作皮肤和黏膜创伤、烧伤或炎症表面的覆盖，可节省大量纱布等棉织物，如冻疮药膜、利多卡因外用局麻膜、鼻用止血消炎膜、慢性过敏性鼻炎药膜等。

【知识拓展】

涂膜剂

涂膜剂系指原料药物溶解或分散于含成膜材料的溶剂中，涂搽患处后形成薄膜的外用液体剂型，由药物、成膜材料和挥发性有机溶剂三部分组成。涂膜剂用时涂于患处，有机溶剂挥发后形成薄膜，对患处有保护作用，同时能逐渐释放出所含药物而起治疗作用，例如，伤湿涂膜剂，冻疮、烫伤涂膜剂等（见图8－2－1）。常用的成膜材料有聚乙烯醇缩甲乙醛、聚乙烯醇缩甲丁醛、聚乙烯醇、火棉胶等；挥发性溶剂有乙醇、丙酮、乙酸乙酯、乙醚等，或将上述成分以不同比例混合后使用。

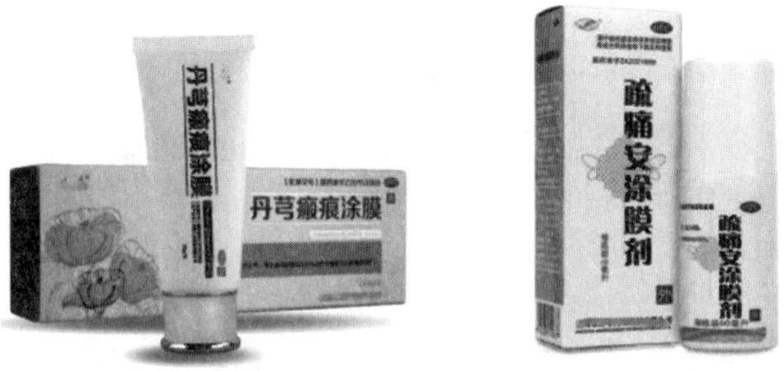

图8－2－1　中药涂膜剂

3. 膜剂原辅料的选择

（1）原料的要求

原料药物如为水溶性，应与成膜材料制成具有一定黏度的溶液；如为不溶性原料药物，应粉碎成极细粉，并与成膜材料等混合均匀。

（2）辅料的要求

膜剂的常用辅料有成膜材料、着色剂、增塑剂、填充剂、表面活性剂、脱膜剂等，成膜材料及其辅料应无毒、无刺激性、性质稳定、与原料药物兼容性良好。薄膜是药物的载体，作为成膜材料，其性能和质量对膜剂的成型、成品的质量及药效的发挥有重要的影响，下面重点介绍成膜材料。

1）成膜材料的要求

成膜材料是膜剂的重要组成部分，较好的成膜材料应符合以下要求：无毒、无刺激性、无生理活性、无不良臭味，不干扰免疫功能，外用不妨碍组织愈合，不致敏，长期使用无致畸、致癌、致突变等有害作用；性质稳定，与药物不起作用，不干扰药物的含量测定；成膜、脱膜性能好，成膜后有足够的强度和柔韧性；用于口服、腔道、眼用膜剂的成膜材料应具有良好的水溶性，能逐渐降解、吸收或排泄，外用膜剂应能迅速、完全地释放药物；来源广、价格低廉。

2）常用的成膜材料

常用的成膜材料是一些高分子物质，按来源不同可分为两类：一类是天然高分子物质，如明胶、虫胶、阿拉伯胶、琼脂、淀粉、糊精等，其中多数可降解或溶解，但成膜、脱膜性能较差，故常与其他成膜材料合用；另一类是合成高分子物质，如聚乙烯醇类化合物、丙烯酸类共聚物、纤维素衍生物等，这类成膜材料成膜性能优良，成膜后强度与柔韧性均较好。

① 聚乙烯醇（PVA）为白色或淡黄色粉末或颗粒，由醋酸乙烯在甲醇溶剂中进行聚合反应生成聚醋酸乙烯，再与甲醇发生醇解反应而得。其性质主要取决于相对分子质量和醇解度，相对分子质量越大，水溶性越小，水溶液的黏度大，成膜性能好。一般认为醇解度为88%时，水溶性最好，在冷水中能很快溶解；当醇解度为99%以上时，在温水中只能溶胀，在沸水中才能溶解。目前国内常用两种规格的PVA，即PVA 05－88和PVA 17－88，其平均聚合度分别为500～600和1 700～1 800（前两位数字用05和17表示），醇解度均为88%（后两位数字用88表示），相对分子质量分别为22 000～26 200和74 800～79 200。这两种PVA均能溶于水，但PVA05－88聚合度小、水溶性大、柔韧性差；PVA 17－88聚合度大、水溶性小、柔韧性好。常将二者以适当比例（如1∶3）混合使用，能制成很好的膜剂。

PVA是目前较理想的成膜材料，它对眼结膜及皮肤无毒性、无刺激性，眼用时能在角膜表面形成一层保护膜，且不阻碍角膜上皮再生，是一种安全的外用辅料；口服后在消化道吸收很少，80%的PVA在48小时内由直肠排出体外。

② 乙烯－醋酸乙烯共聚物（EVA）为无色粉末或颗粒，是乙烯和醋酸乙烯在过氧化物或偶氮异丁腈引发下共聚而成的水不溶性高分子聚合物，其性能与相对分子质量及醋酸乙烯含量关系很大，当相对分子质量相同时，醋酸乙烯含量越高，溶解性、柔韧性、弹性和透明性也越大。按醋酸乙烯的含量可将EVA分成多种规格，其释药性能各不相同。

EVA无毒性、无刺激性，对人体组织有良好的适应性；不溶于水，溶于有机溶剂，熔点较低，成膜性能良好，成膜后较PVA有更好的柔韧性。

③ 聚乙烯吡咯烷酮（PVP）为白色或淡黄色粉末，微臭，无味；在水、乙醇、丙二醇、甘油中均易溶解；常温下稳定，加热至150 ℃时变色；无毒性和刺激性；水溶液黏度随相对分子质量增加而增大，可与其他成膜材料配合使用；易霉变，应用时需加入防腐剂。

④ 羟丙基甲基纤维素（HPMC）为白色粉末，是应用最广泛的纤维素类成膜材料。本品在60 ℃以下的水中膨胀溶解，超过60%时则不溶于水，在纯的乙醇、氯仿中几乎不溶，能溶于乙醇－二氯甲烷（1∶1）或乙醇－氯仿（1∶1）的混合液中。其成膜性能良好，坚韧而透明，不易吸湿，高温下不易黏着，是抗热抗湿的优良材料。

二、膜剂的制备

1. 膜剂的处方组成

膜剂一般组成如下：

（1）主药　　　　<70%（质量分数）

(2) 成膜材料（如 PVA 等）　30% ~100%（质量分数）
(3) 增塑剂（如甘油、山梨醇等）　0% ~20%（质量分数）
(4) 表面活性剂（如聚山梨酯 80 等）　1% ~2%（质量分数）
(5) 填充剂（如 $CaCO_3$、SiO_2、淀粉等）　0% ~20%（质量分数）
(6) 着色剂（如色素、TiO_2 等）　0% ~2%（质量分数）
(7) 脱膜剂（如液体石蜡等）　适量

2. 膜剂的制备方法

(1) 匀浆制膜法

匀浆制膜法又称涂膜法、流延法，是目前国内制备膜剂常用的方法。这种方法是将成膜材料溶解于适当溶剂中，再将药物及附加剂溶解或分散在上述成膜材料溶液中制成均匀的药浆，静置除去气泡，经涂膜、干燥、脱膜、主药含量测定、剪切包装等，最后制得所需膜剂。

大量生产时用涂膜机（见图 8-2-2）涂膜，小量制备时可将药浆倾倒于平板玻璃上，经振动或用推杆涂成厚度均匀的薄层。涂膜后烘干，根据药物含量确定单剂量的面积，再按单剂量面积切割、包装。

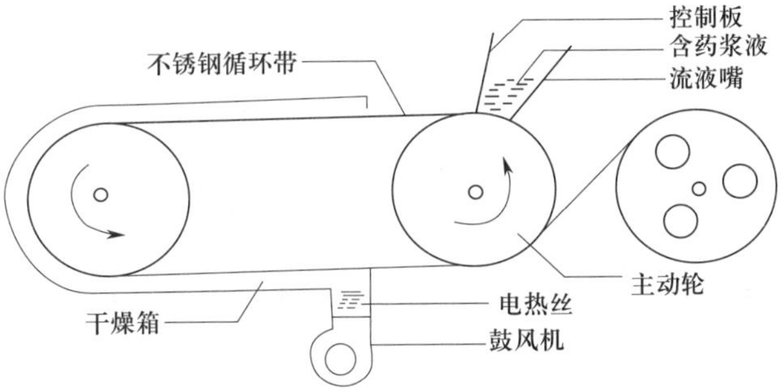

图 8-2-2　涂膜机示意图

此法适合于制备极薄的药膜，但要求成膜材料应完全溶于溶剂中。用涂膜机制膜时，应注意料斗的保温和搅拌，使匀浆温度一致和避免含不溶性药粉在匀浆中沉降，保证剂量准确性。

(2) 热塑制膜法

此法是将药物细粉和成膜材料（如 EVA 颗粒）相混合，用橡皮滚筒混碾，热压成膜，随即冷却、脱膜即得。或将成膜材料（如聚乳酸、聚乙醇酸）加热熔融，在热熔状态下加入药物细粉，使二者均匀混合，在冷却过程中成膜。

(3) 复合制膜法

此法是以不溶性的热塑性成膜材料（如 EVA）为外膜，分别制成具有凹穴的底外膜带和上外膜带，另用水溶性成膜材料（如 PVA 或海藻酸钠）以匀浆制膜法制成含药的内膜带，剪切后置于底外膜带凹穴中，也可用易挥发性溶剂制成含药匀浆，定量注入到底外膜带凹穴中，经吹风干燥后，盖上上外膜带，热封即得。这种方法需一定的机械设备，一般用于缓释膜剂的制备，如毛果芸香碱眼用膜剂（缓释一周）在国外即用此法制成。与单用匀浆制膜法制得的毛果芸香碱眼用膜剂相比具有更好的控释作用。复合膜的简便制备方法是先将PVA制成空白覆盖膜后，将覆盖膜与药膜用50%乙醇粘贴，加压，60 ℃ ±2 ℃烘干即可。

三、膜剂的生产过程质量控制与质量评定

1. 生产过程质量控制

（1）应选择合适的膜剂材料或附加剂，成膜材料的性能和质量对膜剂的成型工艺、成品的质量及药效发挥起重要作用，必要时可采用复合成膜材料或加入合适的附加剂，以克服单一成膜材料的不足，如甘油可以增加膜的可塑性，也能保湿，使膜剂柔软不容易割伤黏膜。

（2）制备成膜材料时，给予充足的时间让其自然溶胀充分，加速溶解时避免搅拌，亦让其自然溶解完全；加药物进成膜材料中时，搅拌要缓慢，以免产生气泡；涂膜时用力要均匀，以保证膜表面完整光洁，厚度一致；膜剂制备过程中温度要控制好，干燥时间要适宜。

（3）制备膜剂时，不溶于水的主药应预先制成微晶或粉碎成细粉，再均匀分散于成膜材料中；应根据主药剂量，将膜剂剪成单剂量小格以分剂量。

（4）膜剂的内包装材料常为纸或聚乙烯薄膜，包装材料应无毒、能够防止污染、方便使用，并不能与原料药或成膜材料发生理化作用。

（5）除另有规定外，膜剂应密封贮存，防止受潮、发霉和变质。

2. 质量评定

膜剂外观应完整光洁、厚度一致、色泽均匀、无明显气泡。多剂量的膜剂，分格压痕应均匀清晰，并能按压痕撕开。

【重量差异检查】照下述方法检查，应符合规定。

检查法：除另有规定外，取供试品20片，精密称定总重量，求得平均重量，再分别精密称定各片的重量。每片重量与平均重量相比较，按表8－2－1中的规定，超出重量差异限度的不得多于2片，并不得有1片超出限度1倍。

表8－2－1　膜剂的重量差异限度

标示装量	装量差异限度
0.02 g以下至0.02 g	±15%
0.02 g以上至0.20 g	±10%
0.20 g以上	±7.5%

【微生物限度】除另有规定外，按照非无菌产品微生物限度检查：微生物计数法（通则1105）和控制菌检查法（通则1106）及非无菌药品微生物限度标准（通则1107）检查，应符合规定。

四、实例解析

1. 硝酸甘油膜

【处方】硝酸甘油乙醇溶液（10%）100 mL　PVA（17－88）78 g　聚山梨酯 80 5 g　甘油 5 g　二氧化钛 3 g　纯化水 400 mL

【制法】取 PVA（17－88）、聚山梨酯 80、甘油、纯化水于水浴上加热搅拌使溶，然后加入二氧化钛研磨，过 80 目筛，放冷。在搅拌下逐渐加入硝酸甘油乙醇溶液，放置过夜。次日用涂膜机在 80 ℃下制成厚 0.05 mm、宽 10 mm 的膜剂即得。每 1 cm 长膜重 5 mg，含主药 0.5 mg，用铝箔包装。

【功能与主治】本品为舌下片，用于治疗心绞痛。使用时置于舌下，药物由舌下黏膜直接吸收，可避免硝酸甘油口服首过效应而失活。

2. 复方庆大霉素膜

【处方】硫酸庆大霉素 80 万单位　醋酸强的松 1.6 g　鱼肝油 13.2 g　盐酸丁卡因 2.8 g　羧甲基纤维素钠 14.8 g　PVA（17－88）33.2 g　甘油 20 g　聚山梨酯 80 40 g　淀粉 40 g　糖精钠 0.4 g　蒸馏水 1 000 mL

【制法】取羧甲基纤维素钠加适量水浸泡，放置过夜，制成胶浆，取醋酸强的松、聚山梨酯 80、鱼肝油研磨混匀，加入胶浆中。另取 PVA（17－88），加适量水浸泡，置水浴上加热溶解，制成胶浆；再取盐酸丁卡因、糖精钠溶于水，加入甘油和硫酸庆大霉素混匀，加入此胶浆中。将上述两种胶浆混匀，加入用水湿润的淀粉，加水至足量，搅匀，涂于 12 000 cm^2 的玻璃板上，控制膜厚度 0.15～0.2 mm，自然干燥后，脱膜，切成 4 cm×5 cm 的面积小块，装塑料袋密封即得。聚乙烯醇使用前要预先用 85% 的乙醇浸泡处理，干燥后使用。

§8－3　胶剂

学习目标

1. 掌握胶剂的定义与特点、分类；
2. 掌握胶剂的制备技术；
3. 熟悉胶剂的质量检查项目。

一、胶剂概述

1. 胶剂的定义与特点

胶剂系指动物皮、骨、甲或角用水煎取胶质，浓缩成稠胶状，经干燥后制成的固体块状内服制剂。其主要成分为动物胶原蛋白及其水解产物，其中含有多种微量元素。我国应用胶剂治疗疾病已有悠久的历史。《神农本草经》载有的“白胶”和“阿胶”，在广大群众中享有较高的声誉，至今仍在广泛使用。胶剂多具有补血、止血、祛风、调经、滋补强壮作用，用于治疗虚劳羸弱、吐血、衄血、崩漏、腰腿酸软等症，如图 8－3－1 所示。

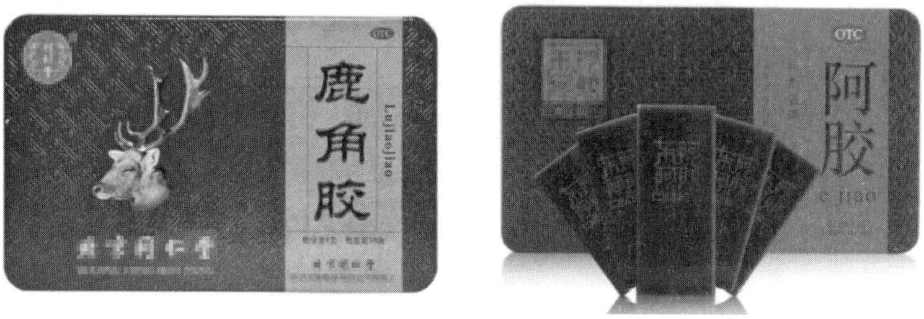

图 8－3－1　胶剂

2. 胶剂的分类

按原料来源不同，胶剂可分为以动物皮为原料制成的皮胶，以动物骨化的角为原料制成的角胶，以动物的骨骼为原料制成的骨胶，以动物的甲壳为原料制成的甲胶等。

（1）皮胶类系用动物的皮为原料经熬炼制成。常用的有驴皮及牛皮，古代文献记载，唐代以前的阿胶，系以牛皮作之，之后开始选用驴皮。现在以驴皮为原料者习称阿胶，以猪皮为原料者称新阿胶，用牛皮为原料的则称为黄明胶。

（2）角胶类主要指鹿角胶，其原料为雄鹿骨化的角。鹿角胶应呈白色半透明状，但目前制备鹿角胶时往往掺入一定量的阿胶，因而呈黑褐色。熬胶所剩的角渣，也供药用，称为鹿角霜。

（3）骨胶类以动物的骨骼熬炼而成，有虎骨胶、豹骨胶、狗骨胶等，后二者皆为虎骨胶之代用品。

（4）甲胶类以乌龟或其近缘动物之背甲或腹板熬炼而成，如龟板胶、鳖甲胶等。

（5）其他胶类。凡含有蛋白质的动物药材，经水煎熬炼，一般均可制成胶剂，如霞天胶是以牛肉经熬炼而成的胶剂；龟鹿二仙胶，是以龟板和鹿角为原料，共同熬炼而成的混合胶剂；也有以龟板胶和鹿角胶混合而成的。

3. 胶剂原辅料的选择

（1）原料的选择

胶剂原料的优劣会直接影响产品的质量和产量，应严格选择。

1）皮类

驴皮以张大、毛色灰黑、质地肥厚、伤少无病为佳。其中最佳为冬季宰杀者称为“冬板”；春秋季剥取者称为“春秋板”，质量次之；夏季剥取者称为“伏板”，质量最差。制备黄明胶所用的黄牛皮以毛色黄、皮张厚大、无病的北方黄牛为佳。制备新阿胶所用的猪皮，以质地肥厚、新鲜者为宜。

2）骨类

以骨骼粗大，质地坚实者为优；从外观看，一般以质润色黄之新品为佳，陈久者产胶量低。

3）甲类

龟甲为乌龟的背甲及腹甲，其腹甲俗称“龟板”；以板大质厚、颜色鲜明者为佳，称为“血板”；产于洞庭湖一带之龟甲最为著名，俗称“汉板”；对光照之微呈透明，色粉红，故又称“血片”。鳖甲也以个大、质厚、未经水煮者为佳。

4）角类

分砍角（人工锯下）与脱角两种。以砍角为佳。砍角表面呈灰黄色或灰褐色，质重坚硬有光泽，角中含有血质，角尖对光照射呈粉红色者质优。春季鹿自脱之角称为脱角，表面灰色，质轻无光泽，质量较次。野外自然脱落之鹿角，多经风霜侵蚀，质白有裂纹者称为“霜脱角”，质量差，不宜采用。

（2）辅料的选择

1）冰糖

以色白洁净无杂质者为佳。冰糖能够增加胶剂的硬度和透明度，同时具有矫味作用。

2）酒类

一般用黄酒，以绍兴黄酒为佳。加入黄酒可矫臭矫味。

3）植物油类

常用花生油、豆油、麻油三种，以纯净新鲜者为佳，酸败者禁用。植物油可降低胶剂黏性，便于切胶；浓缩收胶时，有消泡作用；晾胶时起润滑作用。

4）明矾

以白色纯净者为佳。明矾可沉淀胶液中的泥土等杂质，以保证胶块成型后具有洁净的澄明度。

5）水

一般应选择纯净、硬度较低的淡水，或用离子交换树脂处理过的水。水主要用于熬炼胶汁，避免过多的杂离子引起胶体聚沉，产生浑浊状态。

二、胶剂的制备

1. 胶剂的制备工艺

胶剂制备工艺流程如图 8 -3 -2 所示。

（1）原料的处理

胶剂原料上附有的毛、脂肪、筋、膜和血等杂质，必须处理除去，才能用于熬胶。

（2）煎取胶液

一般采用蒸球加压煎煮法。蒸球加压提取工艺的操作关键是控制适宜的压力、时间和水量。压力一般以 0.08 MPa 蒸气压力（表压）为佳。煎提时间和加水量随胶剂原料的种类而定，一般加水量应浸没原料，煎提 8 ~48 小时，反复 3 ~7 次，至煎出液中胶质甚少为止，

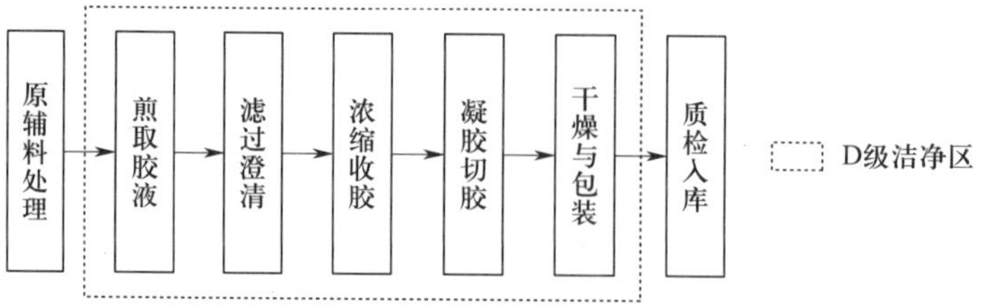

图 8-3-2　胶剂制备工艺流程

最后一次可将原料残渣压榨，收集全部煎液。为了降低挥发性盐基氮的含量，生产中除应严格控制原料的质量、煎提蒸气压力和加水量外，还应定期减压排气。如用 0.08 MPa 蒸气压力（表压）煎煮驴皮，每隔 60 分钟排气 1 次。

（3）滤过澄清

每次煎出的胶液，应趁热用六号筛滤过，再在胶液中加 0.05% ~0.1% 明矾（先用水将其溶解后加入），使杂质容易沉降，搅拌后静置数小时，待细小杂质沉降后，分取上层胶液，再用板框压滤机滤过，滤液即可进行浓缩。

（4）浓缩收胶

将所得澄清胶液，先除去大部分水分，再移至蒸气夹层锅中，继续浓缩直至胶液不透纸（将胶液滴于滤纸上，四周不见水迹）、含水量 26% ~30%、相对密度为 1.25 左右时，加入豆油，搅匀，再加入糖，搅拌使全部溶解，减弱火力，继续浓缩，再用棒挑起胶液则黏附棒上呈片状不坠落即“挂旗”时，在强力搅拌下加入黄酒，此时锅底产生大气泡，俗称“发锅”，待胶液无水蒸气逸出时即可出锅。

各种胶剂的浓缩程度应适当，如鹿角胶应防止“过老”，否则不易凝成胶块；浓缩程度不够，含水量过高，成品胶块在干燥后常出现四周高、中间低的“塌顶”现象。

（5）凝胶与切胶

胶液浓缩至适宜的程度后，趁热倾入已涂有少量麻油的凝胶盘内，置空调室中，调至室温 8 ~12 ℃，静置 12 ~24 小时，胶液即凝固成胶块，此过程称为胶凝，所得到的固体胶称凝胶，俗称“胶坨”。切胶多用自动切胶机，将凝胶切成一定规格的小片，此过程俗称“开片”。

（6）干燥与包装

胶片切成后，置于有空调防尘设备的晾胶室内，摊放在晾胶床上，也可分层摊放在竹帘上，使其在微风阴凉的条件下干燥。一般每隔 48 小时或 3 ~5 日翻面 1 次，使两面水分均匀散发，以免成品弯曲变形。数日之后（一般 7 ~10 天），待胶片干燥至胶片表面干硬，装入木箱内，密闭闷之。使内部水分向胶片表面扩散，称为“闷胶”，也称“伏胶”。2 ~3 天后，将胶片取出，用布拭去表面水分，然后再放到竹帘上晾之。数日后，又将胶片置木箱中闷胶 2 ~3 天，如此反复操作 2 ~3 次至胶片充分干燥。将胶片用纸包好，置于石灰干燥箱中，也可以适当缩短干燥时间。

胶片充分干燥后，在紫外线灭菌车间包装。包装前用酒精微湿的布或新沸过的 60 ℃左右微湿的布拭胶片表面，使之有光泽。然后晾至表面干燥，用紫外线消毒，再用朱砂或金箔印上品名，装盒。胶片应贮存于密闭容器内，置阴凉干燥处，防止受潮、受热、发霉、软化、黏结及变质等，但也不可过分干燥，以免胶片碎裂。

2. 胶剂的制备要点

（1）原料应经漂洗或浸洗以除去附着的毛、肉、血及污物。

（2）火候控制应为武火至沸，文火保持微沸，一般煎熬 8 ~ 48 小时，反复 3 ~ 7 次，至胶质全部煎出。

（3）胶汁应趁热用 100 目筛网过滤，并可加入明矾促使细小杂质沉淀。

（4）凝胶时应在凝胶盘内涂油防止粘连，干燥时切忌烘干。

三、胶剂的生产过程质量控制与质量评定

1. 生产过程质量控制

（1）生产操作室内压力应大于室外压力；煎煮浓缩岗位操作室要求洁净度达 D 级；凝胶切胶及包装岗位操作室要求洁净度达 C 级，控制温度 18 ~ 26 ℃，相对湿度 45% ~65%。

（2）严格控制原料的质量、煎提蒸气压力、时间和加水量，定期减压排气，以降低挥发性盐基氮的含量。

（3）生产过程中的物料应有标示。

（4）操作完毕应按 GMP 要求进行清场处理。

【知识拓展】

挥发性盐基氮

挥发性盐基氮（TVB-N）是指动物性食品由于酶和细菌的作用，在腐败过程中，使蛋白质分解而产生氨以及胺类等碱性含氮物质。此类物质具有挥发性，其含量越高，表明氨基酸被破坏的越多，特别是蛋氨酸和酪氨酸，因而营养价值大受影响。

2. 质量评定

按照《中国药典》（2020 年版）胶剂项下的有关规定，需要进行如下方面的质量检查。

【水分】取供试品 1 g，置扁形称量瓶中，精密称定，加水 2 mL，置水浴上加热使溶解后再干燥，使厚度不超过 2 mm，照水分测定法（通则 0832 第二法）测定，不得过 15.0%。

【微生物限度】照非无菌产品微生物限度检查：微生物计数法（通则 1105）和控制菌检查法（通则 1106）及非无菌药品微生物限度标准（通则 1107）检查，应符合规定。

四、实例解析

1. 阿胶

【处方】驴皮 5 000 g　冰糖 150 g　豆油 75 g　黄酒 100 g

【制法】将驴皮浸泡去毛，切块洗净，分次水煎，滤过，合并滤液，浓缩（可分别加入适量的黄酒、冰糖及豆油）至稠膏状，冷凝，切块，晾干，即得。

【性状】本品呈长方形块、方形块或丁状。棕色至黑褐色，有光泽。质硬而脆，断面光亮，碎片对光照视呈棕色半透明状。气微，味微甘。

【功能与主治】补血滋阴，润燥，止血。用于血虚萎黄，眩晕心悸，肌痿无力，心烦不眠，虚风内动，肺燥咳嗽，劳嗽咯血，吐血尿血，便血崩漏，妊娠胎漏。

【用法用量】3～9 g。烊化兑服。

【贮藏】密闭。

【处方工艺分析】在原料驴皮处理时需加入2%的碳酸钠以除去脂肪等杂质，降低挥发性盐基氮含量，消除腥臭气味。

2. 鹿角胶

【处方】鹿角5 000 g　冰糖200 g　豆油25 g　黄酒75 g

【制法】将鹿角锯段，漂泡洗净，分次水煎，滤过，合并滤液（或加入白矾细粉少量），静置，滤取胶液，浓缩（可加适量黄酒、冰糖和豆油）至稠膏状，冷凝，切块，晾干，即得。

【性状】本品呈扁方形块或丁状。黄棕色或红棕色，半透明，有的上部有黄白色泡沫层。质脆，易碎，断面光亮。气微，味微甜。

【功能与主治】温补肝肾，益精养血。用于肝肾不足所致的腰膝酸冷，阳痿遗精，虚劳羸瘦，崩漏下血，便血尿血，阴疽肿痛。

【用法用量】3～6 g。烊化兑服。

【规格】每块重6 g。

【贮藏】密闭。

思考与练习

1. 单项选择题

（1）下列关于气雾剂的叙述中错误的是（　　）。

A. 气雾剂喷射的药物均为气态

B. 吸入气雾剂的吸收速度快，但肺部吸收的干扰因素多

C. 气雾剂具有速效和定位作用

D. 并非所有气雾剂每次开启都只喷出固定剂量的药物

（2）气雾剂抛射药物的动力是（　　）。

A. 推动钮　　B. 内孔　　C. 抛射剂　　D. 定量阀门

（3）不属于吸入气雾剂压缩气体类的抛射剂有（　　）。

A. 氟利昂　　B. 二氧化碳　　C. 氮气　　D. 一氧化氮

(4) 下述不属于气体剂型的是（　　）。

A. 气雾剂　　B. 喷雾剂　　C. 粉雾剂　　D. 吸入剂

(5) 经口吸入沉积于肺部的制剂称为（　　）。

A. 吸入气雾剂　　B. 鼻用气雾剂

C. 腔道黏膜用气雾剂　　D. 皮肤用气雾剂

(6) 下列关于膜剂特点的叙述错误的是（　　）。

A. 含量准确　　B. 适用于剂量大的药物

C. 成膜材料用量少　　D. 起效快且可控速释药

(7) 在膜剂处方中作增塑剂的是（　　）。

A. 甘油　　B. SiO_2　　C. 乙醇　　D. EVA

(8) 下列有关涂膜剂的叙述错误的是（　　）。

A. 涂膜剂系用高分子化合物为载体所制得的薄膜状半固体制剂

B. 涂膜剂的处方组成为药物、成膜材料及挥发性溶媒

C. 涂膜剂是硬膏剂、火棉胶基础上发展起来的新剂型

D. 制备工艺简单

(9) 下列有关成膜材料 PVA 的叙述中错误的是（　　）。

A. 具有良好的成膜性及脱膜性

B. 其性质主要取决于相对分子质量和醇解度

C. 醇解度 88% 的水溶性较醇解度 99% 的好

D. PVA 是来源于天然高分子化合物

(10) 下列选项中，不属于胶剂的原料的是（　　）。

A. 驴皮　　B. 龟甲　　C. 黄酒　　D. 鹿角

(11) 宰杀的驴皮质量最佳季节是（　　）。

A. 春季　　B. 夏季　　C. 秋季　　D. 冬季

(12) “汉板”指的是产于（　　）一带的龟甲。

A. 鄱阳湖　　B. 长江　　C. 洞庭湖　　D. 阳澄湖

(13) 制备胶剂的过程中，加入绍兴黄酒的目的是（　　）。

A. 矫臭矫味　　B. 增加胶剂的硬度和透明度

C. 沉淀胶液中的泥土等杂质　　D. 降低胶剂黏性，便于切胶

2. 多项选择题

(1) 气雾剂按医疗用途可分为（　　）。

A. 吸入用气雾剂　　B. 黏膜用气雾剂

C. 鼻用气雾剂　　D. 皮肤用气雾剂

(2) 气雾剂的组成部分有（　　）。

A. 耐压容器和阀门系统　　B. 着色剂

C. 抛射剂　　D. 附加剂

(3) 定量阀门气雾剂常见的质检项目包括（　　）。

A. 每瓶总揿次　　B. 每揿喷量　　C. 每揿主药含量　　D. 喷射物粒度

(4) 气雾剂制备时，填充抛射剂的方法有（　　）。

A. 压灌法　　B. 冷灌法　　C. 灌注法　　D. 喷灌法

(5) 喷雾剂按分散系统可分为（　　）。

A. 溶液型喷雾剂　　B. 乳剂型喷雾剂　　C. 混悬型喷雾剂　　D. 定量喷雾剂

(6) 下列关于膜剂的表述，正确的是（　　）。

A. 由高分子材料与药物制成

B. 无粉尘飞扬，材料用量大

C. 含量准确，稳定性好

D. 吸收起效快

E. 载药量小，适用于小剂量药物

(7) 下列表述正确的是（　　）。

A. 膜剂是指药物与适宜的成膜材料经加工制成的膜状制剂

B. PVA 对眼黏膜无刺激性，可制成眼用控释膜

C. PVA 与 EVA 均为天然膜材

D. PVA 醇解度为 88% 时水溶性最好

E. 膜剂制备方法有匀浆制膜法、热塑制膜法和复合制膜法

(8) 膜剂制备方法有（　　）三种。

A. 匀浆制膜法　　B. 热塑制膜法　　C. 复合制膜法　　D. 溶解法

(9) PVA 国内常用的规格有（　　）。

A. 04－88　　B. 05－88　　C. 17－88　　D. 18－88

(10) 作为成膜材料，应具备良好的特性有（　　）。

A. 脱膜性　　B. 稳定性　　C. 生理活性　　D. 成膜性

(11) 胶剂的原料主要有（　　）。

A. 驴皮　　B. 鹿角　　C. 狗皮　　D. 虎骨

E. 龟甲

(12) 胶剂的制备过程中，常加入的辅料有（　　）。

A. 冰糖　　B. 黄酒　　C. 明矾　　D. 小苏打

E. 豆油

(13) 胶剂制备时加油类辅料的目的是（　　）。

A. 降低胶块的黏度　　B. 沉淀胶液中的泥沙杂质

C. 在浓缩收胶时，起消泡作用　　D. 有矫味作用

3. 简答题

（1）请解释气雾剂的速释原理。

（2）阐述膜剂的特点和常用成膜材料。

（3）胶剂的原辅料如何选择？

第九章

中药新技术与新剂型

随着科技革命、技术创新和中医药产业发展，我国对中药新药已经做出了大量有意义的研究和探索，并取得了重要的成就，各种新剂型、新制剂、新工艺、新技术不断涌现。中药新剂型与新技术的发展成为中药现代化的核心内容，是中药国际化的关键。本章立足技术前沿，针对固体分散技术、包合技术、微囊化技术、缓控释制剂和靶向制剂等方面进行介绍。

§9－1 中药新技术

学习目标

1. 熟悉固体分散技术、包合技术、微型包囊技术的特点；
2. 了解固体分散技术、包合技术、微型包囊技术的应用现状。

我国中医药文化源远流长，古籍经典的名方被广为流传。由于中药传统制剂的固有缺陷，如液体制剂稳定性较差、固体制剂吸湿性强等，中药制剂临床应用颇受限制。随着科学技术的进步，中药制剂新技术不断开发和应用，逐渐打开了中药制剂发展新思路。

课堂导入

固体与固体分散体是一样的吗？请找找生活中常见的固体分散体。

一、固体分散技术

1. 概述

固体分散体是指难溶性药物以分子、胶态、微晶等状态均匀分散在某一固态载体物质中所形成的分散体系。将药物制成固体分散体所采用的制剂技术称为固体分散技术。

2. 载体材料

固体分散体的载体材料可分为水溶性载体材料、难溶性载体材料和肠溶性载体材料。

（1）水溶性载体材料

常见的有高分子聚合物，如聚乙二醇（PEG），最常用的是 PEG4000、PEG6000，除此之外，还有表面活性剂，如泊洛沙姆 188。

（2）难溶性载体材料

常用脂质体作为材料，如乙基纤维素（EC）固体分散体，它常采用溶剂蒸发法制备，将药物与乙基纤维素溶解或分散于乙醇等有机溶剂中将溶剂蒸发除去后干燥即得，一般用聚丙烯酸树脂作阻滞剂，十二烷基硫酸钠（SLS）作释药调节剂。

（3）肠溶性载体材料

常用的有醋酸纤维素酞酸酯（CAP）、羟丙甲纤维素酞酸酯（HPMCP）、聚丙烯酸树脂等。

3. 固体分散技术在中药制剂中的作用

（1）高度分散达到不同的药用目的

利用高分子载体的特性，亲水性载体可增加难溶性药物的溶解度和溶出速率，有助于提高药物的生物利用度，难溶性载体可延缓或控制药物释放，肠溶性载体可控制药物于小肠释放。

（2）利用载体的包蔽作用

可延缓中药酯类、酚类等成分水解和氧化，可掩盖药物的不良气味和降低刺激性，如牡荆油滴丸，实现液体药物固体化。

固体分散技术为新剂型的开发奠定了良好的基础，以新型的载体作为媒介，通过控制药物的释放，使得药物可以发挥更大的作用，为中药新剂型的开发提供了新的机遇。

【知识拓展】

制备固体分散体的方法

固体分散体的制备方法有熔融法、溶剂法、研磨法、溶剂－熔融法和溶剂－喷雾（冷冻）干燥法等。熔融法是将药物与载体材料混匀，加热至熔融，在剧烈搅拌下迅速冷却成固体，或将熔融物倾倒在不锈钢板上成薄层，用冷空气或冰水使骤冷成固体。溶剂法则是将药物与载体材料共同溶解于有机溶剂中，蒸去有机溶剂后使药物与载体材料同时析出，即可得到药物载体材料混合而成的共沉淀物，经干燥即得。研磨法是将药物与较大比例的载体材料混合后，强力持久地研磨一定时间，不需加溶剂而借助机械力降低药物的粒度，或使药物与载体材料以氢键相结合，形成固体分散体。

二、包合技术

1. 概述

包合物是由主分子和客分子两种化合物组成的一类有机晶体。主分子能将客分子囚禁在结构骨架空穴里而形成的化合物，可分为单分子包合物、多分子包合物和大分子包合物，按照包合物的几何形状可分为管状包合物、笼状包合物和层状包合物。包合技术是指将具有空穴结构主分子包嵌客分子后形成包合物的技术。

2. 包合材料

包合物常用的材料有环糊精（CD）、β-环糊精衍生物等。

（1）环糊精（CD）

环糊精是一类有 6～12 个 D-葡萄糖分子，以 1,4-糖苷键连接而成的环状低聚糖化合物。常用于作为包合材料的为 6、7、8 个葡萄糖分子的环糊精，分别为 α-、β-和 γ-环糊精，其中 β-环糊精由于空穴大小适合药物分子，应用最为广泛。

（2）β-环糊精衍生物

水溶性环糊精衍生物可增大难溶性药物的溶解度，促进药物的吸收，常见的有糖基-β-环糊精、羟丙基-β-环糊精、甲基-β-环糊精等。疏水性环糊精衍生物主要使水溶性药物的溶解度降低，具有缓释作用，常用的有乙基-β-环糊精，它微溶于水，吸湿性较小，酸性条件下较为稳定。

包合材料可增加药物溶解度和生物利用度；掩盖药物的不良气味，降低药物的刺激性；减少挥发性成分的损失，使液体药物粉末化；对易受热、湿、光等影响的药物，包合后可提高稳定性。

3. β-环糊精包合技术在中药制剂中的作用

（1）增加药物的溶解度及稳定性

6-O-(4-二甲氨基乙氧基）肉桂酰烟曲霉酯作为新型的血管生成抑制剂，可以有效抑制肿瘤生长，但其水溶性差和在室温下化学性质不稳定，而经羟丙基-β-环糊精包合后，溶解度和稳定性得到了显著改善。

（2）促进药物吸收，减轻药物对机体的刺激

许多药物因自身或受环境影响，在生物体内会发生理化反应，无法发挥期望的疗效，或因溶解度小、生物利用率低、对皮肤与黏膜有刺激性、有苦味、易挥发、吸湿、与配方不可相容等特点，通过 β-环糊精对药物包合，可促进药物的吸收、减少刺激性，提高药物的靶点作用，降低药物毒副作用。

三、微囊化技术

1. 概述

微囊是指利用天然或合成高分子材料，将固体或液体药物包裹形成由囊心物和囊材构成的微小囊体。微囊化技术是指利用合适的高分子聚合物材料为载体，把固体、液体或气体材料包覆在一层半透膜中形成微粒分散系统的技术。

2. 微囊化的材料

常用囊材按来源可分为天然高分子材料、半合成高分子材料和合成高分子材料三类。囊材性质稳定、无毒、无刺激，成膜性好，有一定的强度和可塑性，还具有生物相容性与生物降解性。

（1）天然高分子材料

常用的有明胶、阿拉伯胶、白蛋白、淀粉、壳聚糖、海藻酸盐等，具有良好的生物相容性和生物降解性。

（2）半合成高分子材料

有甲基纤维素、乙基纤维素、羧甲基纤维素盐、羟丙甲纤维素等，为不可生物降解的高分子材料。

（3）合成高分子材料

分为体内可生物降解材料和不可生物降解材料两类。可生物降解材料应用较广的是聚酯类，如聚糖脂、聚氨基酸、聚乳酸、聚乳酸-羟基乙酸共聚物等；不可生物降解的材料有聚酰胺、聚乙烯醇、聚丙烯酸树脂等。

【知识拓展】

微囊制备方法

（1）物理化学法

在液相中进行凝聚固化成囊。其主要步骤有囊心物的分散囊材的加入、囊材的沉积和囊材的固化。物理化学法可分为凝聚法、溶剂－非溶剂法、改变温度法和液中干燥法等。

（2）物理机械法

将固态或液态药物在气相中进行微囊化的方法，制备方法有喷雾干燥法、喷雾凝结法、多孔离心法及锅包衣法等，其中以喷雾干燥法最常用。

（3）化学法

由单体或高分子通过聚合反应或缩合反应产生囊膜或基质，从而制成微囊，特点是不加凝聚剂，先制成 W/O 型乳浊液，再利用化学反应交联固化。

3. 微囊化技术在中药制剂中的作用

（1）掩盖药物不良气味

通过微囊化技术，可以一定程度上掩盖制剂的不良气味，如大蒜素、鱼肝油等。

（2）提高药物稳定性

中药有效成分包裹一层高分子膜后，减少了与外界接触的机会，对于遇空气氧化易挥发有禁忌的药物起到稳定作用，如易氧化的胡萝卜素。

（3）缓释药物作用

药物经过高分子包裹后，根据囊材性质的不同，微囊膜可以对药物的释放起到不同的阻滞作用，从而达到缓释长效的目的，同时降低胃肠道刺激，提高胃内药物活性。

§9－2　中药新剂型

学习目标

1. 掌握缓释控释制剂、靶向制剂的特点；
2. 熟悉缓释控释制剂、靶向制剂的常用辅料及释药原理。

随着制药工业和新药研究的发展，中药新剂型越来越呈现出新的特点，一批批现代中药新剂型在中医药发展中发挥着重要的作用。

课堂导入

缓控释制剂在治疗慢性病等方面的优越性非常突出，是不是所有的中药都可以做成缓释制剂？想想这些中药具备哪些特点？

一、缓控释制剂

1. 概述

缓释制剂是指药物在规定的释放介质中，较长时间内持续释放药物，以达到延长药效目的的制剂；控释制剂是指药物在规定的释放介质中，能在设定时间内以设定速度释放，来确保药物浓度长时间恒定维持在治疗窗内的制剂。缓控释制剂可以增加药物疗效，减少胃肠道刺激的作用；同时可以减少服药频次和用药总剂量，提高了患者的依从性；但对剂量调节的灵活性差，如出现副作用时不能立即停止治疗，所用的设备及工艺费用较普通制剂昂贵。

2. 缓释、控释制剂的常用辅料

缓释、控释制剂的常用辅料见表9－2－1。

表9－2－1　　缓释、控释制剂的常用辅料

类型	特点	常用材料
阻滞剂	脂肪与蜡类	动物脂肪、蜂蜡、巴西棕榈蜡、氢化植物油、硬脂酸、单硬脂酸甘油酯
骨架材料	亲水凝胶	天然胶（藻琼）、纤维素衍生物（CMC-Na、MC、HPMC、HEC）、非纤维素多糖类（甲壳素、卡波姆）、高分子聚合物（PVP、PVA）
	生物溶蚀	动物脂肪、蜂蜡、巴西棕榈蜡、氢化植物油、硬脂醇、单甘油酯
	不溶性	乙基纤维（EC）、聚甲基丙烯酸酯、无毒聚氯乙烯（PVC）、乙烯一醋酸乙烯共聚物、硅橡胶
包衣材料	不溶性	醋酸纤维素（CA）、乙基纤维素（EC）
	肠溶性	邻苯二甲酸醋酸纤维素（CAP）、羟丙甲纤维素酞酸酯（HPMCP）、醋酸羟丙甲纤维素琥珀酸酯（HPMCAS）、聚丙烯酸树脂

续表

类型	特点	常用材料
增稠剂	胃溶性	羟丙基甲基纤维素（HPMC）、羟基丙基纤维素（HPC）、丙烯酸树脂Ⅳ号
	水溶性高分子	明胶、聚维酮（PVP）、羧甲基纤维素（CMC）、聚乙烯醇（PVA）、右旋糖酐

在上述材料中，阻滞剂可以利用其溶解特性产生缓释作用；增稠剂可以根据药物被动扩散吸收规律，增加药物黏度，减慢扩散速率，延缓吸收，主要用于延长液体药剂的药效。

3. 缓释、控释制剂的释药原理

缓控释制剂分为骨架型和贮库型两种，其原理主要通过控制溶出、扩散、溶蚀或扩散与溶出相结合，也可利用渗透压或离子交换机制来实现。释放过程可以用不同方程（如一级方程、扩散方程、零级方程等）进行曲线拟合。缓释与控释的主要区别在于缓释制剂是按时间变化先多后少地非恒速释放，而控释是按零级速率规律释放，即其释药是不受时间影响的恒速释放，可以得到更为平稳的血药浓度，“峰谷”波动更小，直至基本吸收完全。

（1）溶出原理

通过减少药物的溶解度，溶解固体的表面积，降低药物的溶出速率，达到缓慢释放药物的目的。例如，制成溶解度小的盐或酯（如穿心莲内酯缓释滴丸），与高分子化合物生成盐（如鱼精蛋白锌胰岛素）。

（2）扩散原理

以扩散为主的缓释、控释制剂，药物首先溶解成溶液后再从制剂中扩散出来进入体液，如图9-2-1所示，其释药受扩散速率的控制。骨架型缓释剂释放过程符合扩散方程。

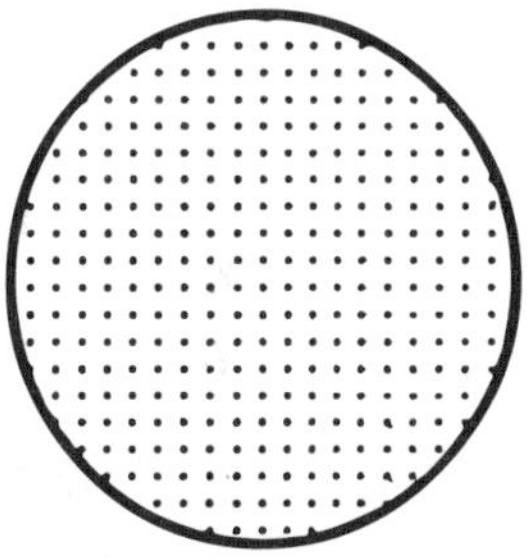

图9-2-1　扩散示意图

（3）溶蚀或扩散与溶出相结合原理

生物溶蚀型骨架系统、亲水凝胶骨架系统不仅药物可从骨架中扩散出来，而且骨架本身也处于溶蚀的过程，通过化学键将药物和聚合物直接结合制成的骨架型缓释制剂，药物通过水解或酶反应从聚合物中释放出来；膨胀型控释骨架，药物溶于聚合物中，水进入骨架，药物溶解，从膨胀的骨架中扩散出来。

4. 缓释、控释制剂技术应用

随着缓释、控释制剂辅料的广泛应用，适宜于制成缓释、控释制剂的药物种类日趋增多。

（1）膜控型缓释、控释制剂

在颗粒、片心或小丸等表面用一种或多种材料进行包衣处理，以控制药物的释放速度、时间或部位的制剂，如图9-2-2所示，有微孔膜包衣片、膜控释小片、肠溶膜控释片、膜控释小丸。

（2）渗透泵型控释制剂

渗透泵型控释制剂是利用渗透压原理能均匀恒速地释放药物的制剂。例如，渗透泵片是

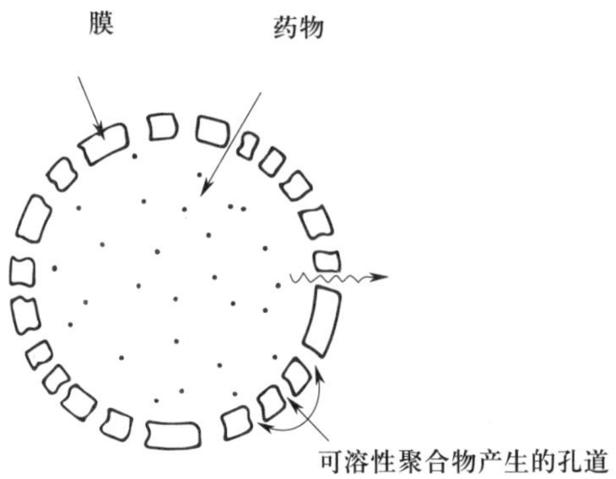

图 9－2－2　膜控型缓释、控释制剂

在片芯外包一层半透膜性的聚合物衣膜，用激光在片剂衣膜层上开大小适宜的释药小孔，口服后胃肠道的水分通过半透膜进入片芯，使药物溶解为饱和溶液，因渗透压活性物质使膜内溶液成高渗溶液，从而使水分继续进入膜内，药物溶液从小孔泵出。口服渗透泵片根据结构特点分为单室渗透泵型片剂、多室渗透泵型片剂，如图 9－2－3 所示。

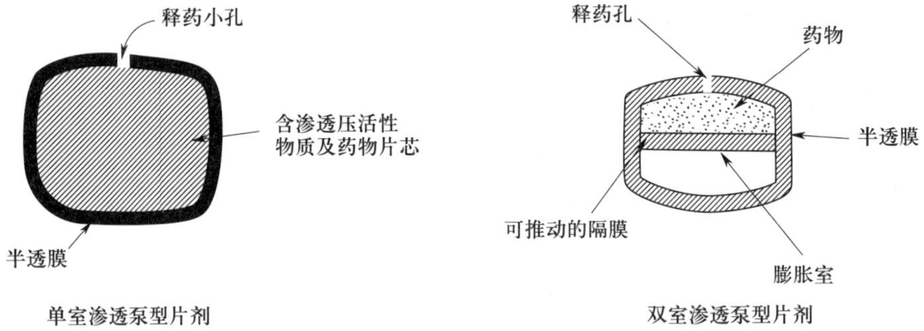

图 9－2－3　口服渗透泵片构造和释药示意图

渗透泵型控释制剂主要由药物、半透膜材料、渗透压活性物质和助推剂组成。醋酸纤维素、乙基纤维素等常作半透膜材料；氯化钠、乳糖、果糖、甘露醇常作为渗透压活性物质；聚维酮（PVP）常作为助推剂。

二、靶向制剂

1. 概述

靶向制剂是指载体通过局部或全身血液循环将药物选择性的浓集于靶组织、靶器官的给药系统，又称为靶向给药系统（TDDS）。靶向制剂具备定位浓集、控制释药、无毒可生物降解三个要素，可以提高用药的安全性、有效性、可靠性和患者的顺应性。

2. 靶向制剂的分类、释药原理

（1）被动靶向制剂

被动靶向制剂是指载药微粒被单核－巨噬细胞系统的巨噬细胞自然吞噬，通过正常生理过程运送至肝、脾等器官的制剂，即自然靶向制剂。常用脂质体、乳剂、微球和纳米粒等作为载体。

1）脂质体

脂质体采用类脂质双分子层将药物包封于内而形成的超微型球状制剂，主要成分由磷脂和胆固醇等组成，具有优良的生物相容性和生物可降解性、靶向性和淋巴定向性、缓释和长效性、细胞亲和性与组织相容性，可以降低药物毒性，提高药物稳定性。脂质体因与细胞之间存在吸附、脂交换、内吞、融合、渗漏和扩散等相互作用而达到释放药物疗效。

2）乳剂

乳剂是液体以液滴状态分散于另一种液体中形成的非均匀分散体系，按照粒径可分为普通乳（1～100 μm）、亚微乳（100～1 000 nm）、纳米乳或微乳（1～100 nm）。按照乳化剂的类型可分为 W/O 型、O/W 型、O/W/O 和 W/O/W 型等，四种乳剂都比较稳定。乳剂对淋巴系统具有亲和性，经肌内或皮下注射后有浓集于淋巴系统的倾向。透过油膜扩散 W/O 型乳剂，药物在油相中有一定的溶解度，脂溶性药物更容易溶解于油相故可透过油膜扩散，其释药通常符合一级动力学规律。

3）微球

微球是指药物溶解或分散在载体中形成的微小骨架型球体，粒径通常在 1～250 μm 之间。材料分为生物降解与不可生物降解两类，微球可以缓慢释药，从而减少给药次数，降低血药浓度的波动，发挥长期治疗效果，还可掩盖药物的不良气味，降低刺激性，提高药物的稳定性。粒径小于 7 μm 微球通常被网状内皮系统巨噬细胞吞噬而达到肝、脾等器官，通过表面蚀解、骨架扩散、整体崩解、酶降解、水合膨胀、药物扩散和解吸附等完成药物释放。

4）纳米粒

纳米粒是一类由天然或合成的高分子材料制成的纳米级固态胶体颗粒，粒径为 10～1 000 nm，又称毫微粒，分为纳米球和纳米囊。纳米粒是一种新型的药物定向传递和控释载体，具有载药量大、在病灶部位停留时间长、药物在聚合物纳米粒子内能通过扩散或聚合物自身的降解达到缓释或可控释放等优点。以抗癌药物的载体为例，如聚氰基丙烯酸酯纳米球易于浓集在病灶，可能是因为许多肿瘤细胞吞噬活性增强，具有生物黏附性纳米球能从肿瘤的有隙漏的内皮组织血管中逸而滞留于肿瘤，黏附于其血管壁，释放药物。

（2）主动靶向制剂

主动靶向制剂是指对药物载体进行修饰，改变其在体内自然分布，将药物定向地运送到靶区发挥药效，可分为经过修饰药物载体和靶向前体药物。

1）经过修饰药物载体

药物载体修饰后，将疏水表面变为亲水表面，就可避免或减少单核－巨噬细胞系统的吞噬作用，又称为反向靶向。经过特殊修饰的药物载体可以把药物定向的运送到病变区而发挥靶向治疗的作用。例如，把修饰的纳米球静脉注射到 SCID 裸鼠体内，2 小时以后大部分超微子集中到肿瘤部位。

2）靶向前体药物

以靶向性为目的将活性药物经过结构修饰形成药理惰性物质，在体内经过酶的催化生化反应，恢复药物活性发挥治疗作用的药物。可分为抗癌前体药物、脑部靶向前体药物和结肠靶向前体药物。靶向前体药物前体仅在靶部位才存在或表现出活性，当前体药物与药物的受体充分接近，产生足够的活性物质，并在靶部位滞留，在特定的部位释放，达到靶向给药的目的。

（3）物理化学靶向制剂

物理化学靶向制剂是指应用某些物理化学方法使靶向制剂在特定部位发挥药效的制剂。可分为磁性靶向制剂、栓塞靶向制剂和 pH 敏感靶向制剂。

1）磁性靶向制剂

磁性靶向制剂是将药物与磁性物质共同包裹于高分子聚合物载体中服用，在体外磁场的作用下，引导药物在体内定向移动至靶区，使药物定位释放的剂型。磁性物质通常是超细磁流体如 $FeO \cdot Fe_2O_3$ 或 Fe_2O_3。磁性靶向制剂目前主要着重于肿瘤的化疗，体外磁场引导制剂，定位于肿瘤部位，释放药物，增加病灶部位的药物浓度，有效杀伤癌细胞，避免伤害正常细胞。

2）栓塞性靶向制剂

栓塞性靶向制剂是通过插入动脉导管将栓塞物输送到靶组织或靶器官的技术，目的是阻断对靶区的血供和营养，主要包括栓塞微球和栓塞复乳。该制剂利用栓塞使靶区的肿瘤细胞缺血坏死，具有栓塞和靶向性化疗双重作用。

3）pH 敏感靶向制剂

pH 敏感靶向制剂利用病变部位与正常组织的 pH 间差异而设计的一类靶向制剂，一般采用 pH 敏感性材料作为载体，常用的有 pH 敏感脂质体、丙烯酸树脂类结肠定位给药系统。pH 敏感靶向制剂在 pH 变化时，可导致脂肪酸羧基的质子化形成六方晶相的非相层结构而使膜融合加速释药。

3. 靶向制剂技术应用

随着研究领域的不断拓宽，靶向制剂已有原来狭隘的抗癌制剂，逐步实现向临床特殊部位多种器官的靶向传输，如肝靶向、肺靶向、肾靶向、脑靶向等，研究领域都有了长足的进步。同时大大改革了传统中药制剂工艺及剂型，加快了中药制剂现代化的进程。

三、实例解析

左金缓释胶囊

左金丸是一种常用中成药。目前主要以水为黏合剂泛制成丸，每天需要服药 3 ~ 4 次，为方便使用，提高疗效，现将其改为缓释胶囊。

【处方】黄连 600 g　吴茱萸 100 g

【制法】

1. 药物的提取

（1）黄连的提取

称取处方规定重量的黄连粗粉，加 0.5% H_2SO_4 1 800 mL 浸泡过夜，用纱布过滤。药渣加0.5% H_2SO_4 1 200 mL，60 ~ 70 ℃热浸1小时，同法过滤。第3次加0.5% H_2SO_4 1 200 mL，热浸0.5小时，同法过滤。合并3次滤液，用浓HCl调pH值2 ~ 3，再加入适量NaOH，放置过夜。减压抽滤，沉淀物在80 ℃以下干燥。

（2）吴茱萸的提取

称取处方规定重量的吴茱萸，分别加8倍、6倍和4倍量水煎煮45分钟、30分钟和30分钟，双层纱布过滤，合并3次滤液，浓缩，静置过夜，抽滤后取滤液备用。

2. 缓释胶囊的制备

（1）空白丸心的制备

取糊精置于高速搅拌制粒机中，加蒸馏水制成细小颗粒，将此颗粒置于包衣锅中滚动约45分钟，取出烘干，过20目筛即得丸心。

（2）素丸制备

在黄连提取物中加入硬脂酸后混匀，置于烘箱中加热至70 ℃使硬脂酸融化，均匀分布在黄连提取物中，粉碎后过100目筛，备用；以空白丸心为模子，5%聚乙烯吡咯烷酮乙醇液和吴茱萸提取液混合后作为黏合剂，在包衣锅中泛制成丸，取出，70 ℃以下烘干即得素丸。

（3）包衣

将素丸置于干净包衣锅内，以5%乙基纤维为包衣材料滚转包衣。

（4）填充胶囊

将以上包衣小丸装入胶囊壳中即得。

【功能与主治】泻火，疏肝，和胃，止痛。用于肝火犯胃，脘胁疼痛，口苦嘈杂，呕吐酸水，不喜热饮。

思考与练习

1. 单项选择题

（1）以下应用固体分散技术的剂型是（　　）。

A. 散剂　　B. 胶囊剂　　C. 微丸　　D. 滴丸

（2）属于固体分散体的材料的是（　　）。

A. 明胶　　B. 环糊精　　C. PEG　　D. 可可豆酯

（3）下列关于药物微囊化后特点的叙述中错误的是（　　）。

A. 微囊化可提高药物的稳定性

B. 通过微囊制备技术可使液体药物固体化

C. 减少药物的配伍禁忌

D. 微囊化后可使药物起速释作用

(4) 关于包合物的叙述错误的是（　　）。

A. 包合物是一种分子被包藏在另一种分子的空穴结构内的复合物

B. 包合物是一种药物被包裹在高分子材料中形成的囊状物

C. 包合物能增加难溶性药物溶解度

D. 包合物能使液态药物粉末化

(5) 以下不属于靶向制剂的是（　　）。

A. 药物－抗体结合物　　B. 纳米囊、微球

C. 脂质体　　D. 环糊精包合物

2. 多项选择题

(1) 固体分散体载体材料包括（　　）。

A. 水溶性　　B. 水不溶性　　C. 肠溶性　　D. 酸性

E. 碱性

(2) 药物微囊化的特点是（　　）。

A. 使液体药物固体化，便于应用与贮存

B. 使药物浓集于靶区

C. 减少复方药物的配伍变化

D. 调节药物的释放速度，提高药物的稳定性

E. 可通过非胃肠道给药起缓释作用

(3) 下列属于天然高分子材料的囊材是（　　）。

A. 明胶　　B. 羧甲基纤维素　　C. 阿拉伯胶　　D. 聚维酮

E. 蔗糖

(4) 缓控释制剂的辅料包括（　　）。

A. 增黏剂　　B. 骨架材料　　C. 乳化剂　　D. 阻滞剂

E. 包衣材料

(5) 下列可作为微囊囊材的有（　　）。

A. 羧甲基纤维素　　B. 甲基纤维素　　C. 乙基纤维素　　D. 聚乙二醇

E. 阿拉伯胶

3. 简答题

(1) 简述包合物的组成。

(2) 按照构成包合物可分为哪些类型？

(3) 缓释、控释制剂的常用辅料有哪些？

第十章

中药制剂稳定性和安全性研究

中药制剂最基本的要求是安全、有效、稳定。其中中药制剂的稳定性和安全性研究是保证药物有效的前提，如中药制剂在临床使用前不具备一定的稳定性和安全性，药物会发生化学降解，不但药物含量下降，还可能产生有毒物质，药物有效性降低，毒副作用增大，从而不能保证药物的安全和有效。另外，对于生产企业来说，药品出现质量问题，会造成巨大的经济损失。因此，中药制剂的稳定性和安全性研究具有重要的意义。

§10－1　中药制剂稳定性研究

学习目标

1. 掌握中药制剂稳定性的考察方法及有效期的含义与计算方法；
2. 熟悉影响中药制剂稳定性的主要因素及改善中药制剂稳定性的措施；
3. 了解研究中药制剂稳定性的意义。

课堂导入

师问：同学们知道药品有效期是怎么确定的吗？

生答：不知道。

师答：药品的有效期是根据药品的稳定性不同，通过稳定性实验研究和留样观察而制定的。

一、概述

1. 中药制剂稳定性研究的意义

中药制剂的稳定性是指中药制剂从制备到临床应用过程中物理、化学及生物学特性发生变化的程度，是评价中药制剂质量的重要指标。通过稳定性研究，考察中药制剂在不同环境条件下（如湿度、温度、光照等）药品特性随时间变化的规律，以认识和预测药品的稳定趋势，为药品生产、包装、贮藏、运输条件的确定和有效期的建立提供科学依据，中药制剂稳定性研究作为评价药品质量的主要内容之一，对保证用药的安全性、有效性，避免药品变质，减少损失，推动中药制剂的整体提高有重要意义，在药品的研究、开发和注册管理中占有重要地位。

2. 中药制剂稳定性的研究范围

中药制剂的原料主要来源于生物体（植物或动物），本身存在许多不稳定因素，加上外界环境因素的影响，常会加速质量变化，中药制剂稳定性变化一般包括物理学稳定性、化学稳定性和生物学稳定性三个方面，具体研究范围可归纳为以下几个方面：

（1）物理学稳定性变化

物理学稳定性变化是指制剂的物理性状发生变化，如挥发油的逸散，散剂的吸湿，片剂的崩解时间延长，混悬液中的微粒沉降、结块，乳浊液的分层、破裂，溶液剂出现浑浊、沉淀等。制剂物理性能的变化，不仅使药剂原有质量下降，而且还可以引起化学变化和生物学变化。

（2）化学稳定性变化

化学稳定性变化是指药物由于发生水解、氧化、聚合等化学反应而使药物降解，使药物的含量（或效价）下降，产生有毒或副作用的降解产物、色泽变化，产生气体或其他新的物质，导致制剂变质。

（3）生物学稳定性变化

生物学稳定性变化是指中药制剂受微生物污染，引起药品发霉、腐败、变质或微生物总数超标，另外，某些药材的自身活性酶对活性成分也会产生催化酶解作用。

通过中药制剂稳定性试验，研究稳定性变化的实际原因，探讨其影响因素，并采取相关措施避免或延缓制剂的改变，是中药制剂稳定性研究的范畴。

二、影响中药制剂稳定性的因素及改善中药制剂稳定性的措施

1. 影响中药制剂稳定性的因素

影响中药制剂稳定性的因素包括化学因素和物理因素。化学因素包括成分化学结构、溶液 pH 值、广义的酸碱催化、溶剂、离子强度、药物间相互影响、赋形剂与附加剂等；物理因素包括温度、空气、湿度、水分、金属离子、光线、包装材料等。这些因素对于中药制剂处方设计、剂型选择、生产工艺和贮存条件的确定及包装设计等都是十分重要的。

（1）化学因素

1）溶媒的影响

溶媒的极性和介电常数均能影响药物的降解反应，尤其对药物的水解反应影响很大。溶媒对稳定性的影响比较复杂，含有酯类、酰胺类、苷类结构有效成分的制剂，当以水为提取溶剂或配制溶液时，有效成分易水解。所以，要先用适宜的方法杀酶或采用非水溶剂减小水解程度。

2）pH 值的影响

被 H^+ 和 OH^- 催化的反应，其降解反应速度在很大程度上随 pH 值而改变，在 pH 值较低时，主要是 H^+ 的催化作用；在 pH 值较高时，主要是 OH^- 的催化作用；pH 值在中间时，降解反应速度可能与 pH 无关或由 H^+ 和 OH^- 共同催化。许多药物的水解反应或氧化反应均受 pH 值的影响。中药制剂中的酯类、酰胺类、苷类等有效成分常受 H^+ 或 OH^- 催化水解，这种催化作用称为专属酸碱催化或特殊酸碱催化，其水解速度主要由 pH 值决定。所以，在配制药物溶液，特别是配制注射液时，就要慎重考虑 pH 值的调节问题，以延缓药物水解、氧化等，增加药物的稳定性。

3）金属离子

金属离子常是某些药物自动氧化反应的催化剂。中药制剂中微量金属离子来源甚广，可能来自原辅料、包装容器，以及制备过程中使用的器械、设备等，所以含易氧化药物的中药制剂应尽可能避免与金属器械接触，并严格控制原辅料的质量。

（2）物理因素

1）温度的影响

根据范特霍夫规则，温度每升高 10 ℃，反应速度增加 2 ~4 倍，所以中药制剂制备过程中，提取、浓缩、干燥、灭菌等操作对热敏性有效成分的稳定性影响较大。因此，要根据药物性质，合理地设计处方，生产中可采取特殊工艺，如无菌操作、冷冻干燥、低温贮存等，以确保制剂质量。

2）水分和湿度的影响

水是中药制剂化学反应的重要媒介，微量的水分可加速许多药物成分的水解、氧化等降解反应。在进行中药制剂制备时，当周围环境中相对湿度较高时，药物就可能从环境吸收较多水分，较容易发生变质。在使用过药物后，对于容器中剩下的药物会和空气有一定接触，受空气湿度水分的影响而受潮变软，从而严重影响中药制剂的作用。

3）空气（氧）的影响

少部分的药物只要极少的氧就能够产生反应。在一般的空间内，很难存在真空的条件，不管是药物制剂所存放的容器内或者是容器外，都会存在氧，痕量的氧含量就足够引起这些药物的反应，使得药物制剂变得不稳定，从而影响药物的疗效。因此，为了减小药物的氧化降解，目前生产上常采用惰性气体（如 N_2或 CO_2）驱除氧，以及加抗氧剂来消耗氧的方法。

4）光线的影响

光线是一种能量，具有辐射作用，光线具有的能量能够使得中药制剂发生氧化反应，在中药制剂开发过程中，药物受光线辐射作用使分子活化而产生分解反应，有些药物制剂的贮存容器上会标注避免光线照射，那么这一类的药物稳定性就会受到光线的影响。因此，含光敏性成分的中药制剂，在生产过程和贮存过程中，都应尽量避免光线的照射，有些应使用有色遮光容器保存。

5）包装材料的影响

中药制剂都需要存放在一种包装材料中，不适宜的包装可使稳定性好的制剂失效，包装材料恰当与否、质量好坏对药品受外界环境的影响及药物自身的稳定都有直接关系，特别是直接接触药品的包装材料。故在给产品选择包装材料时，必须以实验结果和实践经验为依据，经过“装样试验”，确定合适的包装材料。

2. 改善中药制剂稳定性的措施

（1）调节 pH 值

为了防止药物的水解或氧化，可查阅资料或通过实验找出药物最稳定的 pH 值，用酸、碱或适当的缓冲液使药物溶液处于稳定的 pH 值范围。

（2）降低温度

温度升高，药物的化学反应速度加快，降低温度有利于药物的稳定。对于热敏感性中药制剂制备，必须考虑温度对于药物稳定性的影响，在提取、浓缩、干燥、灭菌、贮存等过程中可以适当降低温度、缩短受热时间，以减少药物受温度影响的化学降解。

（3）湿度控制

水分可以被固体制剂吸收，固体制剂吸湿后会结块、潮解，进一步可能发霉、水解、变质等，为避免吸湿引起固体制剂含水量增加，应严格控制生产与贮存环境的临界相对湿度，密封包装，或加入干燥剂及改善包装。

（4）改变制剂工艺

对于极易水解的药物，可制成干燥的固体剂型。例如，制作成无菌粉末、微囊或包封物、采用粉末直接压片等，并尽量避免与水分的接触；中药片剂、丸剂等固体制剂通过包衣可降低吸湿性，如甲基丙烯酸树脂和羟丙基纤维素薄膜衣；还可以使用环糊精包合，当药物分子被包含在环糊精分子中，可防止药物氧化、水解或挥发性药物损失。

（5）改变溶剂

在水溶液中易水解的药物，可采用适当浓度的非水溶剂，如乙醇、丙二醇、甘油等极性较小的溶剂，以避免或延缓水解反应的发生。

（6）避光

对光敏感的药物，在制备全过程严格避免光照射，并选用适宜的遮光容器包装，如棕色瓶、橙色或褐色软胶囊，做到避光贮藏。

（7）驱逐氧气

用煮沸法、超声法驱除蒸馏水中的氧气；在容器空隙、溶液中通入惰性气体驱氧；采用真空包装，驱逐固体制剂中的氧气。

（8）添加抗氧剂

抗氧剂本身大多为强还原剂，当与药物同时存在时，抗氧剂首先被氧化，从而防止或延缓药物的氧化。常用的抗氧剂可分为水溶性和油溶性两大类，可根据制剂的类型、药液的酸碱性来选用。焦亚硫酸钠、亚硫酸氢钠常用于弱酸性药液，亚硫酸钠、硫代硫酸钠则用于偏碱性药液。

（9）控制微量金属离子

金属离子主要有 Cu^{2+}、Fe^{3+}、Pb^{2+}、Mn^{2+} 等，微量金属离子可以加快药物的自动氧化反应速度。这些金属离子可能来自原料、辅料、溶剂及包装材料，制备过程中尽可能减少金属离子的带入，必要时加入0.005% ~0.05%的金属络合剂依地酸（EDTA），以减少游离的微量金属离子，消除对自氧化反应的催化作用。

三、中药制剂稳定性研究方法

1. 中药制剂稳定性的考察项目

中药制剂稳定性的考察项目（或指标）应根据所含成分和/或制剂特性、质量要求设置，应选择在药品保存期间易于变化，可能会影响到药品的质量、安全和有效性的项目，以便客观、全面地评价药品的稳定性，一般以质量标准及《中国药典》（2020年版，三部）制剂通则中与稳定性相关的指标为考察项目，必要时，应超出质量标准的范围选择稳定性考察指标。

2. 中药制剂稳定性研究实验方法

稳定性研究的目的是考察中药制剂在温度、湿度、光线的影响下随时间变化的规律，为药品的生产、包装、贮存、运输条件提供科学依据，同时通过试验建立药品的有效期。根据研究目的和条件的不同，稳定性研究考察内容可分为影响因素试验、加速试验和长期试验等，影响因素试验可采用一批小试规模样品进行；加速试验和长期试验应采用3批中试以上规模样品进行。

（1）影响因素试验

影响因素试验是指为了探讨影响中药制剂稳定性的因素及所含成分的变化情况在剧烈条件下进行的稳定性研究，为处方设计、工艺筛选、生产条件、包装材料和容器的选择、贮存条件的确定、有关物质的控制提供依据，并为制剂的加速试验和长期试验应采用的温度和湿度等研究条件提供参考。主要包括高温、高湿、强光照射试验或根据制剂特性确定的其他特殊条件下的稳定性研究。

1）高温试验

主要用于评价药物对温度的敏感性。将供试品置于适宜的洁净容器中，60 ℃温度下放置10天，于0、5、10天取样检测，若供试品发生显著变化，则在40 ℃下同法进行试验，如60 ℃无显著变化，则不必进行40 ℃试验。

2）高湿试验

用于评价药物对湿度的敏感性。将供试品置恒湿密闭容器中，在25 ℃、相对湿度90% ±5%条件下放置10天，在0、5、10天取样，检测项目应包括吸湿增重等，若吸湿增重5%以上，则应在25 ℃、相对湿度75% ±5%条件下，同法进行试验；若吸湿增重在5%以下，且其他考察项目符合要求，则不再进行此项试验。

恒湿条件可以通过恒温湿箱或在密闭容器中放置饱和盐溶液来实现。根据不同的湿度要求，选择NaCl饱和溶液（15.5 ~60 ℃，相对湿度75% ±1%）或KNO_3饱和溶液（25 ℃，相对湿度92.5%）。

3）强光照射试验

考察药物对光线的敏感性，为制剂包装和储运条件提供依据。将供试品开口置于装有日光灯的光照箱或其他适宜的光照装置中，于照度为 4 500 lx ±500 lx 的条件下放置 10 天，在 0、5、10 天取样检测，试验中应注意控制温度，与室温保持一致，并注意观察供试品的外观变化。

此外，还可根据药物性质设计必要的其他试验，如探讨 pH 值、氧、冷冻条件下的稳定性。

（2）加速试验

加速试验是指在加速条件下进行的稳定性试验，其目的是在较短时间内，了解制剂的化学、物理学和生物学方面的变化，为制剂设计、质量评价和包装、运输、贮存条件等提供试验依据，并初步预测样品的稳定性。

加速试验一般应在 40 ℃ ±2 ℃、相对湿度 75% ±5% 的条件下进行试验，在试验期间第 0、1、2、3、6 个月末取样检测。若供试品经检测不符合质量标准要求或发生显著变化，则应在中间条件下，即 30 ±2 ℃、相对湿度 65% ±5% 条件下（可用 Na_2CrO_4 饱和溶液，30 ℃，相对湿度 64.8%）进行试验。

对采用不可透过性包装的液体制剂，如合剂、乳剂、注射液等的稳定性研究中可不要求相对湿度。对采用半通透性的容器包装的液体制剂，如多层共挤 PVC 软袋装注射液、塑料瓶装滴眼液、滴鼻液等，加速试验应在 40 ℃ ±2 ℃、相对湿度 20% ±5% 的条件下进行。

对于膏药、胶剂、软膏剂、凝胶剂、眼膏剂、栓剂、气雾剂等制剂可直接采用 30 ℃ ±2 ℃、相对湿度 65% ±5% 的条件进行试验。

对温度敏感的药物（需在 4 ~8 ℃冷藏保存）的加速试验可在温度 25 ℃ ±2 ℃，相对湿度 60% ±5% 条件下同法进行，需要冷冻保存的药品可不进行加速试验。

（3）长期试验

长期试验是指在接近制剂实际贮存条件下进行的稳定性试验，其目的是为制定制剂的有效期提供依据。建立在温度 25 ℃ ±2 ℃、相对湿度 60% ±10% 的条件下，分别于 0、3、6、9、12、18 个月取样检测，也可在常温条件下进行。对温度特别敏感药物的长期试验可在温度 6 ℃ ±2 ℃条件下进行试验，取样时间点同上。

（4）药品上市后的稳定性考察

稳定性研究具有阶段性特点，不同阶段具有不同的目的，一般始于药品的临床前研究，贯穿药品研究与开发的全过程，在药品上市后还要继续进行稳定性研究。药品注册申请后单位应在药品获准生产上市后，采用实际生产规模的药品进行留样观察，以考察上市药品的稳定性。根据考察结果，对包装，贮藏条件进行进一步的确认或改进，并进一步确定有效期。

【知识链接】

药品贮存与保管的基本要求

制剂除在生产、包装环节有较多的稳定性影响因素外，贮存、运输不当也会对其稳定性产生影响。《中国药典》（2020 年版）规定了药品贮存与保管的基本要求，主要方式有：

(1) 遮光系指用不透光的容器包装，例如棕色容器或黑色包装材料包裹的无色透明、半透明容器；

(2) 密闭系指将容器密闭，以防止尘土及异物进入；

(3) 密封系指将容器密封，以防止风化、吸潮、挥发或异物进入；

(4) 熔封或严封系指将容器熔封或用适宜的材料严封，以防止空气与水分的侵入并防止污染；

(5) 阴凉处系指不超过 20 ℃；

(6) 凉暗处系指避光并不超过 20 ℃；

(7) 冷处系指 2 ℃ ~10 ℃；

(8) 常温（室温）系指 10 ℃ ~30 ℃。

应严格按照稳定性研究结果，制定切实可行的制剂贮存和保管条件，并在质量标准及说明书中注明。

四、中药制剂稳定性研究结果评价

中药制剂稳定性的评价是对有关试验（如影响因素、加速试验、长期试验）的结果进行的系统分析和判断，其相关检测结果不应有明显变化。

1. 贮存条件的确定

新药研究应综合加速试验和长期试验的结果，结合药品在流通过程中可能遇到的情况进行综合分析。选定的贮存条件应按照规范术语描述，已有国家标准药品的贮存条件，应根据所进行的稳定性研究结果，并参考已上市同品种的国家标准确定。

2. 包装材料/容器的确定

一般先根据影响因素试验结果，初步确定包装材料或容器，结合稳定性研究结果，进一步验证采用的包装材料和容器的合理性。

3. 有效期的确定

药品有效期应根据加速试验和长期试验的结果分析确定，一般情况下，以长期试验的结果为依据，取长期试验中与 0 月数据相比无明显改变的最长时间点为有效期。

§10－2　中药制剂安全性研究

学习目标

1. 了解中药制剂安全性研究的意义；
2. 了解中药制剂安全性研究的内容。

一、中药制剂安全性研究的意义

中药在我国已有几千年的应用历史，有丰富的临床应用经验，多数中药、天然药物作用温和，且相对化学药而言具有毒性较低的特点，中药复方制剂通过合理的配伍，也可能使毒性减轻。多数中药制剂其处方来源有些是古方、有些是医院制剂或临床经验方，有一定的临床应用基础。但是，中药的低毒和无毒是相对的，当前各种新技术、新工艺不断应用于中药新药的开发，而且从中药、天然药物中提取的有效成分、有效部位及其制剂日益增多，与传统中药相比，这些新型中药制剂的物质基础和给药方式可能有明显改变，而有些改变带来的结果又是未知的，特别是当某些成分的含量明显提高后，其药理作用可能会明显增强，毒性反应也可能明显增大。因此，对中药制剂进行安全性研究十分必要。

二、中药制剂安全性研究的内容

中药制剂安全性研究是药物研发过程中不可或缺的一个重要环节，是判断药物是否具有开发价值、能否进入临床研究的关键步骤，主要包括急性毒性试验、长期毒性试验、免疫毒性试验、刺激性试验、溶血性试验等，开展中药制剂安全性研究的实验室应符合国家药品监督管理局《药物非临床研究质量管理规范》的要求，全身性用药和局部用药，其试验内容和要求有所不同，用于育龄人群并可能对生殖系统产生影响的中药制剂，需进行生殖毒性试验。中药新药结构与已知致癌物质有关，代谢产物与已知致癌物质相似，在长期毒性试验中发现有细胞毒作用或对某些脏器、组织细胞生长有异常显著促进的中药制剂，致突变试验结果为阳性的中药制剂，须进行致癌试验。

1. 急性毒性试验

急性毒性试验是研究动物一次或 24 小时内多次接受一定剂量的受试物，在一定时间内出现的毒性反应。其主要目的可以概括为 5 个方面，即了解受试药物毒性的强度，为药效学研究提供剂量参考，为临床毒副反应的监测及解救提供参考依据，为长期毒性、蓄积毒性试验选择剂量提供依据以及用于质量控制等。急性毒性试验处在药物毒理研究的早期阶段，对阐明药物的毒性作用和了解其毒性靶器官具有重要意义。

2. 长期毒性试验

长期毒性试验是重复给药的毒性试验的总称，描述动物重复接受受试物后的毒性特征，是非临床安全性研究的重要内容。其主要目的应包括 5 个方面：预测受试物可能引起的临床不良反应，包括不良反应的性质、程度、剂量 – 反应关系和时间 – 反应关系、可逆性等；判断受试物反复给药的毒性靶器官或靶组织；推测临床试验的起始剂量和重复用药的安全剂量范围；提示临床试验中需重点监测的指标；为临床试验中的解毒或解救措施提供参考信息。长期毒性试验结果的分析和评价是长期毒性试验的必要组成部分。分析长期毒性试验结果的目的是判断动物是否发生毒性反应，描述毒性反应的性质和程度（包括毒性起始时间、程度、持续时间以及可逆性等）和靶器官，确定安全范围，并探讨可能的毒性作用机制。根据长期毒性试验结果，分析讨论需在临床、质量可控性研究中注意的问题。长期毒性试验结果还应结合其他相关安全性试验及药/毒代动力学的结果进行分析。

3. 免疫毒性研究过敏反应、光过敏反应

中药作为一种外源性物质，可能作为过敏原引发机体产生过敏反应，因此可选择性地对某些受试物特别是以免疫系统为靶器官的药品进行研究，用于某些适应证的药物，因其作用机制的特殊性，对人体免疫系统可能产生影响；另外，当受试物是已知的免疫调节剂的情况，或在安全性评价过程中初步发现对免疫系统明显影响的药物也应进行免疫毒性的评价。在免疫毒性评价中，应重视给药剂量和给药速度对动物过敏反应发生的影响。

（1）过敏反应试验

过敏反应指变态反应，又称超敏反应，是指机体受同一抗原再次刺激后产生的一种异常或病理性免疫反应。中药制剂应进行何种过敏反应研究可根据药物自身特点、临床适应证和给药方式确定，通常局部给药发挥全身作用的药物（如注射剂和透皮吸收剂等）需考察Ⅰ型过敏反应；Ⅱ型和Ⅲ型过敏反应可在进行长期毒性试验中选择相关指标进行观察，如观察动物的体征、一般表现及免疫系统损伤的评价指标等。经皮给药制剂（包括经皮给药发挥全身作用或局部作用的药物）应进行Ⅳ型过敏反应试验。具体试验方法的选择应根据给药途径、过敏反应发生机制、影响因素和临床意义等为基础进行选择，如皮肤主动过敏试验、全身主动过敏试验、皮肤被动过敏试验、Buehler 分析法（BT）、豚鼠最大值法（GPMT）等。

（2）光过敏反应（光变态反应）试验

光过敏反应为Ⅳ型过敏反应的特殊类型，是局部给药和全身给药后，分布在皮肤的药物中所含的感光物质与光线产生复合作用使得用药后皮肤对光线产生的不良反应。光过敏反应试验的目的是观察受试物接触皮肤或应用后遇光照射是否有光过敏反应，包括光毒反应和光变态反应或光过敏反应两类，均由受试物所含的感光物质引起，但两者机制不同，实验方法、临床表现及意义亦不同。光过敏反应可由局部给药和系统给药诱发，并不仅限于局部给药。因此，原则上所有给药途径的药物，只要有皮肤分布，则均应进行光敏检测。

4. 刺激性、溶血性试验

刺激性是指中药制剂经皮肤、黏膜、腔道、肌肉、血管等非口服途径给药，经局部吸收或注射后对血管、肌肉、黏膜及全身产生的毒性作用。溶血性是指中药制剂产生的溶血或红细胞凝聚等反应。对于非口服途径给药的中药制剂如中药注射剂及局部用药制剂，其活性成分或组分、配伍后产生的新成分、体内代谢物、制备过程中的杂质、辅料及制剂的理化性质（如 pH、渗透压等）等均可能导致给药部位刺激性或溶血性反应。因此，为了临床安全用药，对于非口服途径给药中药制剂应进行刺激性及溶血性试验。

不同于化学药物和生物制剂的安全性评价，中药制剂安全性研究的难点主要来自中药的复杂性和药物－机体相互作用的不可预测性，因此，中药安全性研究仍有很长的路要走。需要建立一套重视中药安全性评价的科学体系，特别是需要更深入地研究通过中药配伍和加工降低毒性。需要进一步讨论中药配伍和加工中化合物变化的规律以及中药配伍、加工和毒性效应之间的关系，对于经常使用的中药和其他化合物，应逐步开展创新的、精心设计的和系统的安全性研究。

此外，中药制剂上市后还应进一步积累安全性信息，以观察在实际应用条件下更大范围人群的安全性信息、长期用药的安全性信息（如抽动症）、联合用药的安全性信息等。搜集分析上市后不良反应与注册临床试验期间发现的不良反应特征，如是否增加新风险、严重程度等。根据以上分析结果，及时提出修订说明书中安全性风险内容的申请，进一步完善风险控制措施。

思考与练习

1. 单项选择题

（1）下列不影响中药制剂稳定性的因素的是（　　）。

A. 湿度　B. 温度　C. 包装风格　D. 空气

（2）下列不是加速试验法所采用的超常条件的是（　　）。

A. 高压　B. 高湿　C. 高温　D. 强光

（3）中药固体制剂的防湿措施不正确的是（　　）。

A. 减少水溶性杂质　B. 制成颗粒　C. 调节 pH　D. 采用防湿包衣

（4）下列剂型安全性研究需要做刺激性、溶血性试验的是（　　）。

A. 片剂　B. 丸剂　C. 胶囊剂　D. 注射剂

（5）光过敏反应（光变态反应）试验属于（　　）类过敏反应类型。

A. Ⅰ型过敏反应　B. Ⅱ型过敏反应　C. Ⅲ型过敏反应　D. Ⅳ型过敏反应

2. 多项选择题

（1）处方因素对稳定性的影响有（　　）。

A. 制备工艺　B. 溶剂　C. pH　D. 表面活性剂

E. 基质或赋形剂

（2）改进药物剂型或生产工艺以增加制剂稳定性的方法有（　　）。

A. 液体制剂固体化　B. 制成注射用无菌粉末

C. 制成微囊或用环糊精制成包合物　D. 可采用直接压片、干法制粒等

E. 包衣工艺

（3）防止氧化的方法有（　　）。

A. 降低温度　B. 避光　C. 通入惰性气体　D. 加热煮沸驱氧

E. 调节 pH

（4）急性毒性试验的主要目的包括（　　）。

A. 了解受试药物毒性的强度
B. 为药效学研究提供剂量参考
C. 为临床毒副反应的监测及解救提供供参考依据
D. 为长期毒性、蓄积毒性试验选择剂量提供依据
E. 用于质量控制
（5）稳定性试验包括（　　）。
A. 影响因素试验　B. 室温试验　C. 加速试验　D. 长期试验
E. 恒温试验

3. 简答题

（1）试述影响中药制剂稳定的因素。
（2）简述中药制剂稳定性研究在中药新药研究中的地位和作用。
（3）中药制剂安全性研究包括哪些内容？